新 弾性ストッキング・コンダクター 第2版 増補版

静脈疾患・リンパ浮腫における圧迫療法の基礎と臨床応用

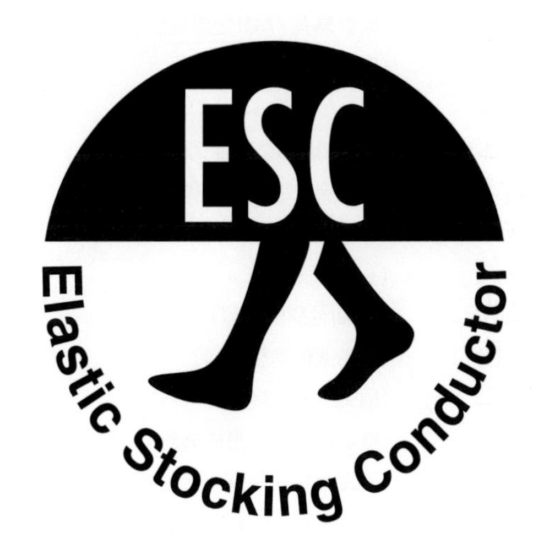

監修：岩井　武尚
編集：孟　真／佐久田　斉

へるす出版

執筆者一覧

監修

岩井　武尚　（日本静脈学会理事長／慶友会つくば血管センター）

編集

孟　　　真　（横浜南共済病院心臓血管外科）
佐久田　斉　（AOI国際病院心臓・血管外科）

執筆者（弾性ストッキング・圧迫療法コンダクター養成委員会）

孟　　　真　（委員長／横浜南共済病院心臓血管外科）
佐久田　斉　（副委員長／AOI国際病院心臓・血管外科）
今井　崇裕　（西の京病院血管外科）
岩田　博英　（いわた血管外科クリニック）
小川　佳宏　（リムズ徳島クリニック）
近藤　克洋　（健和会大手町病院循環器内科）
齊藤　幸裕　（旭川医科大学外科学講座血管外科）
椎名　昌美　（しいな医院）
菅原　弘光　（JR仙台病院外科）
杉山　　悟　（広島逓信病院外科）
星野　祐二　（福岡山王病院血管外科）
松原　　忍　（横浜市立大学形成外科）
八杉　　巧　（愛媛大学大学院心臓血管・呼吸器外科学）
保田　知生　（JCHO星ヶ丘医療センター血管外科）
山田　典一　（桑名市総合医療センター循環器内科）

各章執筆担当（執筆順）

第1章	孟　　　真
第2章	佐久田　斉，岩田　博英，椎名　昌美，八杉　　巧，近藤　克洋，孟　　　真，今井　崇裕，山田　典一
第3章	齊藤　幸裕，松原　　忍，小川　佳宏
第4章	岩田　博英，八杉　　巧，杉山　　悟，松原　　忍，保田　知生，佐久田　斉，孟　　　真
第5章	佐久田　斉，山田　典一，小川　佳宏，星野　祐二
第6章	孟　　　真
第7章	杉山　悟，菅原　弘光，小川　佳宏
第8章	弾性ストッキング・圧迫療法コンダクター養成委員会事務局
第9章	菅原　弘光

●日本静脈学会推薦

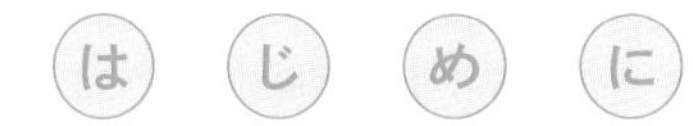

Hugo Partsch教授は，「圧迫学」の世界的権威で日本をたびたび訪れている。ご高齢である。今年（2018年）は多分最後の日本訪問ということで，はるばるウィーンから日本静脈学会総会に来ていただいた。僕と彼とは会えば挨拶程度の付き合いだが，今回は彼の講演の司会を仰せつかった。講演に先立って，日本の圧迫療法の歴史という紹介スピーチをさせてもらった。日本では，下肢の圧迫兼防御の目的から脚絆（きゃはん）が発達しており，平安時代から，室町さらに江戸時代をピークに使われてきた。侍や町人，飛脚など浮世絵にたびたび登場する。それが軍隊のゲートルに引き継がれていくのである。その紹介の中で，わが国の圧迫の歴史が，しっかりと浮世絵に描写されていることにPartsch教授は驚きの声をあげたのである。そして，彼に頼まれて，脚絆を履いた侍，飛脚，町人たちの浮世絵3枚を送ることになった。学会後4，5日してから送ったら，すぐに返事が来た。「今，成田空港です。感謝・感謝」ということになった。北海道に行っていたのである。かくして，圧迫療法が，古くから日本でも普及して，美しく描写されていたことがヨーロッパに伝えられたと思っている。

さて，弾性ストッキングそのものに話を戻すと，今いろいろな会社から販売されているがまったく問題がないわけではない。一つはアレルギーと思われる反応である。ポリエステル，ポリウレタン，ナイロンの皮膚アレルギーや防腐剤アレルギーもあるとされ，さらにストッキングを上に引っ張ったりするためのこすれや，ゴムの部分の反応など意外と不満を訴える患者は少なくない。せっかくの弾性ストッキング（ハイソックス）がタンスの中にねむらないでほしいと思っている。

次が，虚血肢がある場合のストッキングの対応である。手術時の深部静脈血栓症（ＤＶＴ）予防のために履かせたストッキングで足切断，スポーツ店の弾性ストッキング着用で足切断などの報告がある。これは足の病気がみえていない人や，体力のない高齢者に，何でもかんでもストッキングを履かせるべきではないということである。よく血管外科医や脈管専門医と相談すべきであろう。履く前に動脈拍動をよく触れるか，足関節/上腕血圧比（ＡＢＩ）0.75程度あれば問題はない。うっ滞による皮膚病変があればストッキングは有効であるが，うっ滞によらない皮膚病変はちゃんと鑑別する必要がある。バージャー病のように，動脈閉塞と静脈病変が混在する例では注意を要する。

もっと重大な問題は，どうやってきつい弾性ストッキングなりハイソックスを履いてもらうかである。足が非常に楽になるグループ，たとえば1日8時間以上の立ち仕事で足が疲れる人，かゆいところの出てきた静脈瘤患者，色素沈着の強い静脈血栓後症候群の患者などは無理してもしっかり履くので問題ない。軽いむくみや静脈瘤，また，スポーツ人間ではきついと履かないので，はじめは緩めから履くべきと思われる。何しろ圧迫になじんでくれないと仕方ないのである。

弾性ストッキング・コンダクターの資格は，誕生してから10年以上経つことになるが，圧迫療法が必要とされる患者，または健康志向で圧迫療法を日常生活に取り入れようとする人たちのために生まれてきた。まず下肢静脈瘤患者であるが，静脈瘤手術の改良や硬化療法・血管内焼灼術（レーザーや高周波）の普及によって下肢静脈瘤の診断・治療が細分化される過程で誕生してきている。静脈瘤の治療を希望する人々は，数百万人単位でおり，重症化も，また高齢化も目立つようになった。細かい注意，観察が一人ひとりになされなくては，治療結果につなげることはできないところにこの資格の意味がある。また，ＤＶＴでは，肺血栓塞栓症という致命的な合併症が起こり得るために国民的な関心が高い。その予防的見地からの高リスク患者はもちろんのこと，とくに術前・術中・術後，さらに旅行中・避難中に弾性ストッキング（ハイソックス）の着用が有用である。また，慢性化した場合は，弾性ストッキングは手放せないことになる。静脈瘤やＤＶＴの浮腫の治療の三原則は「体重を増やさない。運動で足を常に動かす。圧迫療法を行う」である。これを守り抜くことは「静脈生活を送る」と同義語であるといえる。

リンパ浮腫は，種々の要因で発症して，はっきりした解決法がないきわめて難渋する疾患である。がん手術との関連性が深く，がんを扱う外科医も大いに関心を持つべきであろう。原発性リンパ浮腫も含めて患者の治療意欲や情報への関心も高い。日常的には，白癬菌（水虫）患者が蜂窩織炎を伴い，リンパ浮腫が悪化する例も少なくないので足趾間の観察は大切である。また，この浮腫は，乳がん術後など上肢にもみられることから，弾性スリーブについても知識が要求される。

弾性ストッキングの使用範囲はすでに述べてきたが，主として静脈系，次にリンパ管，さらにまれに先天性脈管異常の病態に使用されている。予防的使用を含めると広範囲に及ぶことは間違いない。クリッペル・トレノウネイ症候群は先天例の代表であるが，大いに対象となる。したがって，関係臓器は骨盤内臓器，上肢，下肢，乳腺，など全身的である。

人的バランスでは，コンダクターは弾性ストッキングをオーダーする医師の近くにいることであり，それは主として外来であり，時に病棟である。医師は2009年に誕生した脈管専門医，2006年誕生の血管診療技師（ＣＶＴ），同じころ誕生の弾性ストッキング・コンダクターの3つが診断，治療，時に予防の3本の柱となっている。より密なる関係が期待されている。関係学会は，日本静脈学会のほか，日本脈管学会，日本血管外科学会，日本リンパ浮腫治療学会などがある。そこでは，コンダクターの資格で発表，発言などができるし，入会していれば学会誌に投稿もできる。

弾性ストッキング・コンダクターに要求される資質は，履きやすさへのこだわり，材質への強い関心，患者の満足度中心の考え，治療効果の追求であろう。そして，弾性ストッキングという姑息的治療の一面を，安心治療，予防医学の最前線へと位置づける度量が必要であろうと考えている。

2018年12月
岩井　武尚

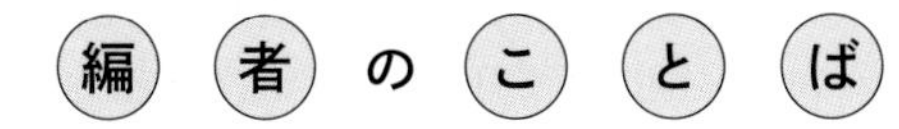

編者のことば

本書の前身となる「弾性ストッキング・コンダクター；静脈疾患・リンパ浮腫患者さんへの適切なアドバイスのために」は2000年12月に平井正文/岩井武尚/星野俊一著により発刊されました。2回の改訂を経て，2010年6月に「新 弾性ストッキング・コンダクター；静脈疾患・リンパ浮腫における圧迫療法の基礎と臨床応用」として刊行されました。新版は平井先生をはじめとする弾性ストッキング・コンダクター養成委員会の委員が分担で執筆しました。今回，約8年半の間をおき，ようやく第2版を出版することができました。改訂が遅れたのは，それまで中心的な役割を果たしてこられた平井正文先生が2013年1月ご逝去された影響が大きかったのは否めません。その間，日本循環器学会刊行の静脈血栓塞栓症ガイドラインが改訂され，また多くの研究が進み，エビデンスの蓄積がありました。本書は日本静脈学会弾性ストッキング・コンダクター講習会の公式テキストであると同時に，圧迫療法の基本と応用を系統的に網羅し，日本の圧迫療法の標準を示した教科書になります。

その大きな責任を果たすべく，あらゆる医療関係者の圧迫療法の理解と実務に役立つように平易かつ実践的な記載を踏襲しつつ，最新のエビデンスや研究成果を積極的に取り入れました。各章を大幅に書き換え，また近年注目されている，あるいは進歩の著しい分野を11個のトピックスとして追加しました。

本書は圧迫療法およびその関連疾患のテキストとして通読することはもちろん，日常臨床で困ったときに実践的な知識や情報を得ることができるように，第6章「患者さんからの苦情，質問に答える」，第8章「各種製品の特徴」の充実も図っております。

今回の改訂で大きく変更したポイントを分野ごとに列記します。

下肢静脈瘤分野では患者数の急激な増加に伴い弾性ストッキングを使用する頻度が増えています。弾性ストッキングは浮腫などのうっ血症状の改善にきわめて有効です。しかし，弾性ストッキングによる静脈瘤の予防や悪化防止のエビデンスが乏しいため，無症状患者への予防的着用は推奨しないことにしました。また周産期・産褥期の弾性ストッキング着用もうっ血症状のある場合や，血栓性静脈炎など静脈瘤に伴う合併症を防止する目的に限定しました。そのほか，超音波診断法の大きな進歩があり，静脈瘤に対する低侵襲治療法が広く普及しましたのでトピックスにまとめました。

静脈血栓塞栓症分野では，2004年の肺血栓塞栓症予防管理料の保険収載後に周術期肺血栓塞栓症の発症が急激に減少したことから，わが国では早期離床と弾性ストッキングや間欠的空気圧迫法（IPC）による圧迫療法の有効性と重要性が十分に確立したといえます。医療事故調査支援センターの「肺血栓塞栓症の再発防止に向けた提言」や各科ガイドラインでも圧迫療法を推奨しております。また静脈性潰瘍に対する圧迫療法の治療効果は海外においてエビデンスが確立しており，よりいっそうの普及と保険収載が望まれます。今回の改訂でこれらの内容を取り入れました。一方で，深部静脈血栓症後の静脈血栓後症候群予防のための弾性ストッキングの効果に関しては，相反する研究報告があることから，画一的な長期間の使用でなく症状改善を目的とする着用を奨励することにしました。また，静脈血栓塞栓症の治療の主流となりつつある直接作用型経口抗凝固薬（DOAC），最近注目され治療の選択肢が増えた慢性血栓塞栓性肺高血圧症（CTEPH）をトピックスに取り上げました。

リンパ浮腫分野では診断手技，圧迫療法を中心とする理学療法，外科治療，保険制度など大きな進歩がありました。国内外のガイドラインの紹介を含め旧版よりはるかに内容を充実させ，さらにやや専門的になりますが，用手的リンパドレナージとリンパ管静脈吻合術をトピックスとして取り上げました。それゆえ本書はリンパ浮腫の基本的かつ実践的な教科書にもなっています。

本書の中心をなす圧迫療法の分野では，最大の重要事項である「圧迫圧の区分と選択」に関して，近年のエビデンスと養成委員の臨床経験を加味し，より実践的になるよう見直しました。圧迫圧を新たに軽度圧迫圧，弱圧，中圧，強圧の4段階に分け，対象となる主な疾患と重症度の目安を提示しました。圧迫圧の区分は国際的にもまだ混乱している状況ですが，本教科書の記載はわが国のスタンダードを示しました。

弾性ストッキングは常に履きにくさ，脱ぎにくさが問題になります。正しい，より効率のよい着脱法を詳しく解説し，またわかりやすいイラストをトピックスとしてまとめ，いろいろな場面で活用していただけるようにしてあります。

近年，多発する災害では，日本静脈学会が中心となって静脈血栓塞栓症予防の活動を行っています。災害時における弾性ストッキングの役割や静脈血栓塞栓症の予防法についてもトピックスで解説しました。

一方で，弾性ストッキングの普及に伴いその合併症，とくに医療関連機器圧迫創傷（MDRPU）が問題とされるようになりました。合併症の内容やその予防法について詳細にまとめました。IPCについては正しい使用法を普及させる観点から系統的記述を追加しました。「患者さんからの苦情，質問に答える」の章では講習会での質問などを踏まえ，内容の大幅な修正と項目の追加を行いました。最後に，われわれ弾性ストッキング・コンダクター養成委員会が行っている業務，とくに弾性ストッキング・コンダクター認定制度や平井圧迫療法賞を紹介しました。

本書の刊行が日本の圧迫療法の立ち位置の再確認と将来に向けての礎となることを心より祈ります。

2018年12月

故・平井正文先生に捧ぐ

孟　真，佐久田　斉

目　次

第4章 圧迫療法を理解する 66

第6章 慢性静脈不全症による静脈性下肢潰瘍 140

第7章 患者さんからの苦情，質問に答える 150

CONTENTS

第8章 日本静脈学会 弾性ストッキング・圧迫療法コンダクター養成委員会 175

第9章 各種製品の特徴 183

第1章 圧迫療法の役割

高齢化社会の現在，血管疾患がますます増えてきています。動脈の狭くなる閉塞性疾患である脳卒中，心筋梗塞，手足の動脈硬化症である閉塞性動脈硬化症，そして，動脈がもろくなり拡張してしまう大動脈瘤の患者が急増しています。

一方で，静脈・リンパ管も，動脈と同様に身体のいたるところにあるわけですから，全身のどこにでも静脈・リンパ管の病気が起こり得ます。また，これらの病気も年齢が進むにつれて多くなることが知られています。静脈の病気やリンパ管の病気は重力の影響を受けるので下肢にもっとも起こりやすいという特徴があります。静脈やリンパ管は，血液・リンパ液を心臓へと輸送する役目をもっています。下肢は心臓からもっとも遠くにあり，血液・リンパ液は重力に逆らって上昇し，心臓に戻らなければなりません。下肢の血液・リンパ液が心臓に戻るのには大きなエネルギーが必要で，それだけ静脈やリンパ管の負担も多くなります。このため少しのバランスの崩れで下肢に病気が起きてしまうのです。**図1-1**は古代ギリシャの石像[1)]で，男性がかかえた下肢に静脈瘤が彫られています。世界最古の静脈瘤の記録として有名ですが，この静脈瘤も，ほとんどが下肢だけに起こります。また，静脈の中に血の塊ができる深部静脈血栓症の90%以上も下肢に発生します。じっと立っていたり，座っていたりすると下肢にむくみが生じます。これは重力により静脈の血液やリンパ液が下肢にうっ滞しやすいためです。むくみが出ると，下肢が重く，だるくなってきます。静脈疾患，リンパ疾患には有効な外科的治療がありますが，適応が決まっており，また薬物治療も限られ，下肢や腕をストッキング，スリーブ，包帯で圧迫する圧迫療法はもっとも基本的治療となります。静脈やリンパ管に病気がなくとも下肢がむくんでしまう高齢の人も増えており，これらの人たちの生活の質（quality of life；QOL）を上げるのにも圧迫療法は有用です。

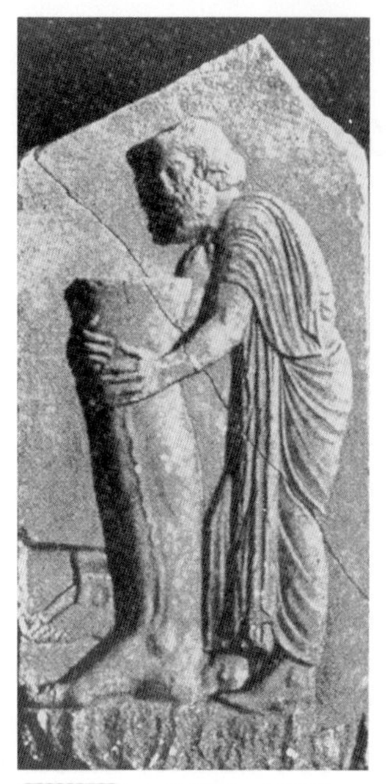

図1-1 古代ギリシャの石像

〔Bergan JJ, Yao JST: Venous Disorders, Philadelphia, 1991, W. B. Saunders. より引用〕

イザヤの預言

[5,6] ああ、わたしの国民よ、もう十分に罰を受けたではないか。それなのになぜ、わたしをけしかけ、なおもむちで打たれようとするのか。 いつまでも反逆するつもりか。 頭のてっぺんから足のつま先まで病気にかかり、弱り果て、今にも倒れそうではないか。 体じゅう切り傷と打ち身だらけで、傷口はひどく化膿している。 しかも、薬はおろか包帯も巻いてもらえない。 [7] 国は荒れほうだい、町々は焼け落ちた。 外国人がおまえたちの見ている前で、目につく物は手

図1-2 旧約聖書の一部

〔リビングバイブル. 東京, 1978, いのちのことば社. より引用〕

1 弾性ストッキング，弾性スリーブの歴史

下肢の静脈・リンパ液還流をよくするための圧迫の大切さは，ずいぶんと昔から知られていました。包帯の最古の記録は4000年前にさかのぼります。サハラ砂漠でみつかった石に，包帯を巻いた踊り子が刻まれていました。ただし，この包帯は治療のためか，何らかの儀式のためのものであったのかは不明です。包帯が治療に使われたという最古の記載は，旧約聖書のイザヤ書（Isaiah，1：6）に書かれています（**図1-2**）。

「……傷口はひどく化膿している。しかも，薬はおろか包帯も巻いてもらえない。……」の部分です。

静脈の病気に圧迫が大切だということを最初に指摘したのは，有名な医聖ヒポクラテス（460 ～ 377 B.C.，**図1-3**）です。彼は，静脈性潰瘍の治療に包帯とスポンジによる圧迫の重要性を説いています。

現在のようにファッション性も加味したストッキングは，15 ～ 16世紀にヨー

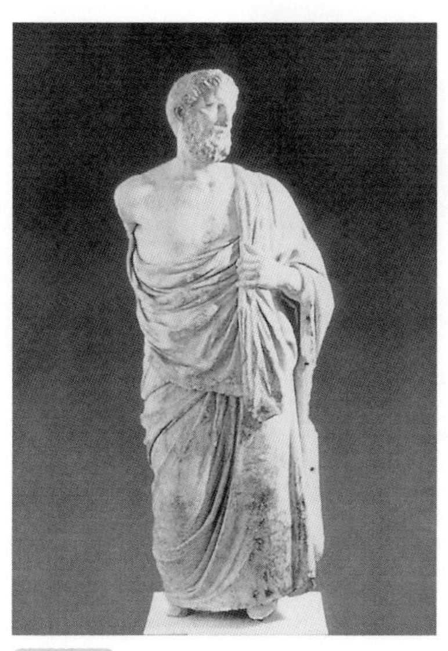

図1-3 ヒポクラテス

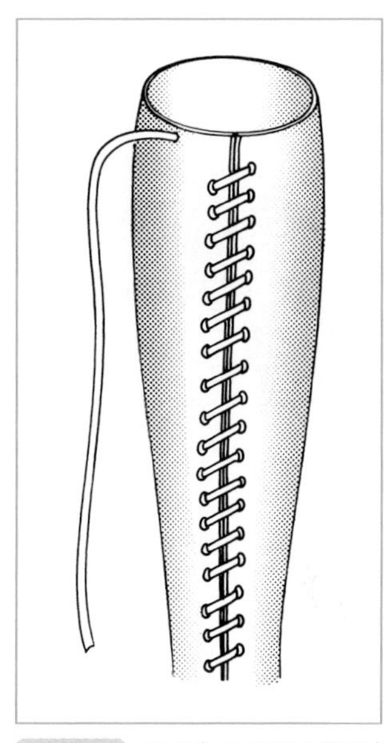

図1-4 ワイズマンのひも付き皮ストッキング
〔Bergan JJ, Yao JST: Venous Disorders, Philadelphia, 1991, W. B. Saunders. より引用〕

ロッパの貴族階級の男性が短い胴衣の下にホースと呼ばれる靴下を履いたのが始まりといわれています。医療に使われる弾性ストッキングは，足首の圧迫圧がもっとも高く，上にいくほど低くなる段階的圧迫法（graduated compression）が応用されていますが，血液を心臓方向へと流れやすくする工夫です。この圧迫の概念を取り入れた最初のストッキングは，17世紀にWiseman（ワイズマン）が犬の皮で作ったひも付き皮ストッキングといわれています（**図1-4**）。ひもを強く締めることにより，足を圧迫させるものです。なお，最近では圧迫の効果を発揮するのに，従来からの段階的圧迫法が必ずしも必須でないとの意見もあります。

現在の弾性ストッキングの原型は，1839年のグッドイヤー（Goodyear）によるゴムの発見がきっかけです。そして，1848年10月26日，Brown（ブラウン，イギリス）がゴムを用いて最初の弾性ストッキングを作りました。それゆえ，この10月26日を弾性ストッキングの誕生日と呼ぶ人もいます。わが国でも，弾性ストッキング・コンダクター養成委員会が中心となって「弾性ストッキングの日」を一般社団法人日本記念日協会へ登録しました（**図1-5**）。

しかし，ゴムだけで作られた弾性ストッキングは不快感が強く，広く普及する

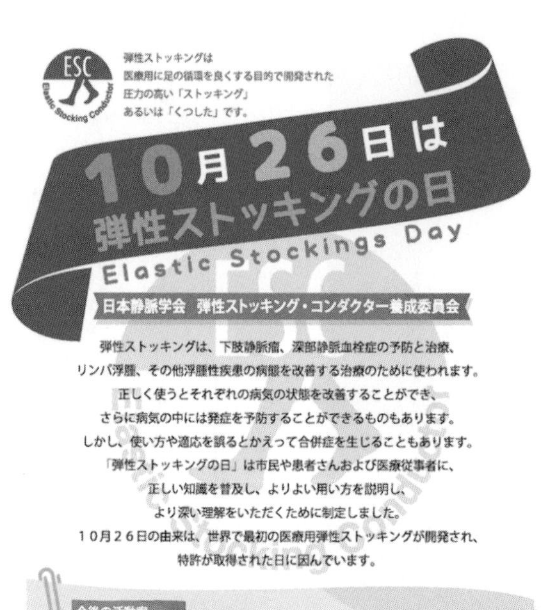

図1-5　弾性ストッキングの日（10月26日）

ようになったのは1851年，Sparks（スパークス）が綿や絹をゴムに混ぜ合わせ，弾性ストッキングを作ってからです。20世紀になると，ナイロン，ポリウレタン，ポリエステルなどの合成繊維が開発され，耐久性，ファッション性にも優れた弾性ストッキングの製作が続き，1950年代には，シームレスストッキングも作られるようになりました。現在は，ゴムを使用しない合成繊維だけの弾性ストッキングが主流となっています。

2　圧迫療法の種類と役割

下肢や上肢を圧迫する方法には弾性ストッキング・スリーブ，弾性包帯，マジックテープ®を用いた調節可能な弾性圧迫装具，空気を送り空気カフを膨らませることによる間欠的空気圧迫法（intermittent pneumatic compression；IPC）があります。弾性ストッキング・スリーブは装着すると圧迫圧が足首・手首で圧がもっとも強く，中枢に向かうに従って圧が弱くなるように作られています。弾性包帯と異なりすでに形ができているので，誰にでも適切に使用しやすくなっています。

弾性包帯は弾力，伸縮性のある包帯で，患者さんや医療者が巻く強さ・厚さを調節することができるので，いろいろな形の上肢・下肢や形や大きさの変化にも対応ができます。包帯の材質・幅，巻き方により圧迫圧，硬さを細かく調節できますが，その一方で適切に巻くには訓練が必要です。訓練なく簡便に正しく巻ける印付きの弾性包帯やマジックテープ®を用いた圧調節可能な圧迫装具も開発されてきています。

IPCは下肢，上肢にカフを巻き，チューブでつながった電動のポンプから空気を送ることにより下肢，上肢を空気カフで圧迫します。通常は１分間に数回の頻度で50 ～ 60mmHgの圧を加えます。カフは全体を一度に圧迫するものと末梢から順番にもみ上げるように圧迫する方法があります。

圧迫療法の効能は大きく３つあります。もっとも古くから行われているのは下肢静脈瘤や静脈血栓後症候群（血栓後症候群，静脈血栓後遺症）の下肢の疼痛・潰瘍など静脈疾患の治療です。圧迫を加えることで静脈還流が改善し，潰瘍の治癒や下肢症状を軽減することができます。静脈瘤の治療である外科手術，血管内焼灼術，硬化療法の後療法にも使用されます。

次は，手術後や入院加療中の患者さんにおける肺塞栓症，深部静脈血栓症（deep vein thrombosis; DVT）の予防です。手術後は安静や血液凝固の亢進により深部静脈に血栓が形成されるDVTが起こりやすくなります。その血栓が遊離して肺動脈を閉塞すると肺塞栓症が起こり術後の突然死の原因となります。一般の人には飛行機の中で安静にしていると発生するいわゆる“エコノミークラス症候群”として知られています。従来はわが国では数が少ないといわれていましたが，徐々に患者数が増えてきました。しかし，2004年より弾性ストッキングやIPC装置を使用して肺塞栓症を予防するようになると，肺塞栓症の発症率が約半数に減少し，また肺塞栓症予防管理料が保険で算定されることも相まって，多くの病院で圧迫療法を用いた肺塞栓症の予防が積極的に行われるようになりました。疾患認識が高まったため肺塞栓症と診断される症例は増加しているにもかかわらず，周術期における重症肺塞栓症の発症数は明らかに減少しました。

３番目は下肢や上肢に間質液が溜まるむくみ，浮腫の治療です。浮腫には心疾患，腎疾患，肝疾患など全身的な原因で起こる浮腫とリンパ管の輸送障害で起こるリンパ浮腫があります。全身的な原因の浮腫は原因治療が基本ですが，浮腫自体の症状の改善は圧迫療法で可能です。リンパ浮腫は原因不明の人もいますが，多くはリンパ節郭清を伴う子宮がん，卵巣がん，直腸がん，前立腺がん，乳がんの術後にリンパ管の損傷によって発生します。主な治療は圧迫療法，リンパドレ

表1-1 下肢の静脈還流

- 下肢の筋ポンプ作用
- 静脈の弁による逆流の防止
- 呼吸による胸腔内圧，腹圧の変化
- 流入する動脈血の押し上げ
- 下肢の高さの変化による影響

ナージというマッサージ，日常生活指導の組み合わせである複合的治療で，このうち圧迫療法はもっとも大切な治療法です（p.49「第３章　リンパ浮腫を知ろう」参照）。多くの場合は生涯にわたる圧迫治療が必要となります。それに加えて明らかな全身的な原因や静脈リンパ疾患がないものの活動性が低い高齢者の廃用症候群（生活不活発病，ロコモティブシンドローム）による浮腫（廃用性浮腫）に対しても，QOLを上げるために圧迫療法の応用が求められています。

圧迫療法がなぜ有効なのかについては，その詳細な作用機序はいまだ不明です。十分な証明がなされていませんが，静脈還流の改善と微小循環改善の増強によるものと考えられています。

1） 静脈還流の改善

下肢に溜まった静脈血を心臓まで返す機序（**表1-1**）の重要なものは，主にふくらはぎの筋肉の収縮が下肢の静脈を圧迫して血液をしぼり出す筋ポンプ作用（**図1-6**）と静脈弁の逆流防止作用（**図1-7**）です。圧迫療法はその両方の機能を増強することができます。

筋ポンプ作用とは筋肉が収縮・弛緩することでそばの静脈を圧迫し収縮させて血液を心臓のほうへ還流させる機能です（**図1-6**）。弾性ストッキング・包帯など圧迫療法を行うと，圧迫装具の弾性で，安静時でも下腿の筋肉と静脈は常に圧迫される状態になります。さらに運動時に下腿の筋肉が収縮したときには，伸びにくい圧迫装具の筋肉に対する反発力で圧迫装具から圧迫される力が加わります。これは柔らかい暖簾を手で押しても“暖簾に腕押し”で手に圧迫した力はかかりませんが，コンクリートの硬い壁を手で押すと壁は動かない代わりに手に圧迫力を感じることと一緒と考えればわかりやすいと思います。すなわち静脈が筋肉と弾性ストッキング・包帯に“まるで挟まれて圧迫されて”筋ポンプ作用が増強するのです（**図1-8**）。また圧迫療法は皮膚の外から圧迫するので皮膚の外にもう一つ筋膜ができたのと同じになり，通常は少ししか筋ポンプ作用を受けない表在静脈も筋ポンプ作用を強く受けることになります（**図1-8**）。

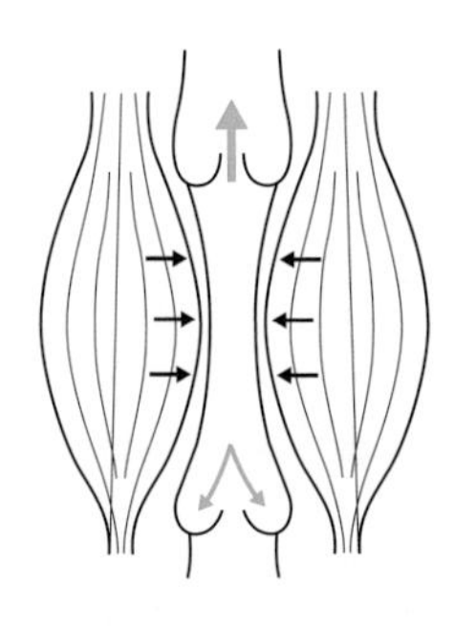
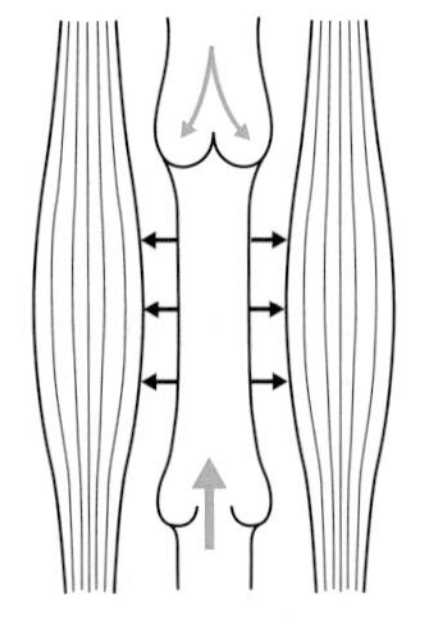

筋収縮時　筋弛緩時

図1-6　筋ポンプ作用

筋収縮時には静脈は圧迫され，血液がしぼり出される。弛緩時には，下方より血液が静脈内に再充満する

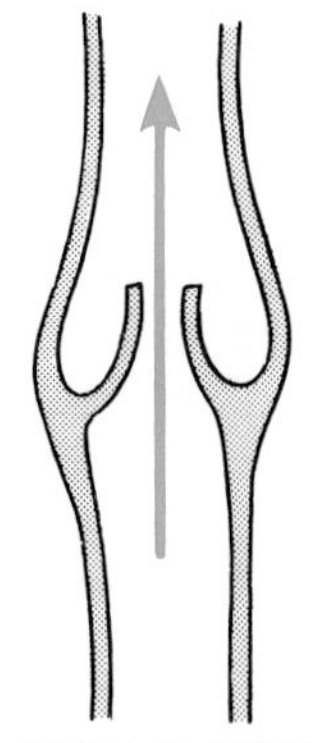
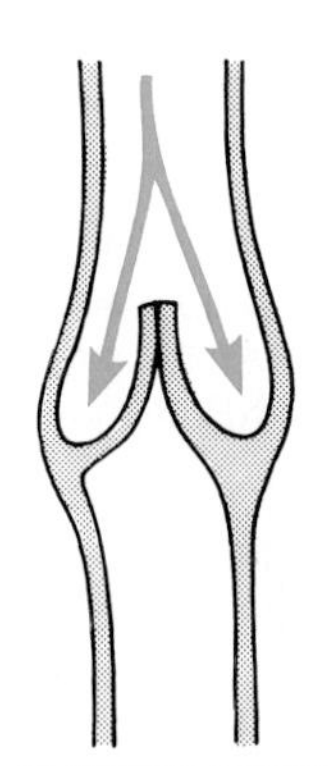

収縮時弁の開放　弛緩時弁の閉鎖

図1-7　静脈の弁

弁は，血液が心臓方向へと流れるときには開き，下方へ流れようとするときには閉じる逆流防止弁になっている。交通枝の弁は，表在静脈から深部静脈へと血液を流す役目をもっている

一方，圧迫療法は静脈弁機能も改善させます。一次性静脈瘤や静脈血栓後症候群など静脈逆流が起こる疾患では，静脈弁のかみ合わせが悪くなるため逆流が生じ下肢に血液が溜まります。弾性ストッキング着用などの圧迫療法を行うと逆流が生じている静脈径が細くなり逆流量が減ります。また径が小さくなるので静脈弁のかみ合わせが改善する可能性もあります（**図1-9**）。拡張した静脈や静脈瘤も圧迫されるので，その中に貯留する血液量も少なくなります。結果的に静脈還

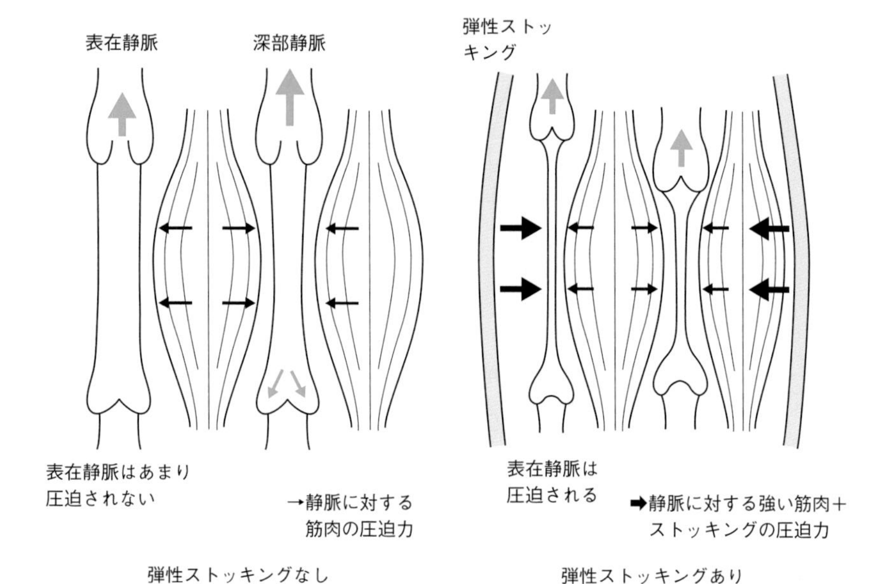

図1-8　弾性ストッキングの筋ポンプ増強作用

弾性ストッキングを着用しながら筋肉が収縮すると，深部静脈が筋肉と弾性ストッキングの両方の力で圧迫され筋ポンプ作用が増強される。また，通常はあまり筋ポンプ作用を受けない表在静脈も筋肉と弾性ストッキングの間に挟まれ圧迫されるので筋ポンプ作用を受けることになる

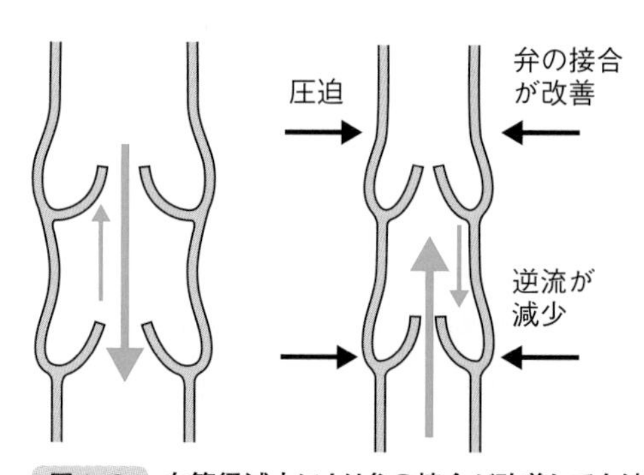

図1-9　血管径減少により弁の接合が改善して血液逆流が減少

流が改善します。DVTなど静脈が閉塞している疾患では，通常は表在静脈から深部静脈に向かって流れる血液が，深部静脈の圧の上昇によって深部静脈から表在静脈に逆流してしまいます。圧迫療法で表在静脈を圧迫すると深部静脈から表在静脈への逆流を減らすことができます。

DVT，肺塞栓症予防に圧迫療法が有効なのは筋ポンプ作用の増強，弁機能の改

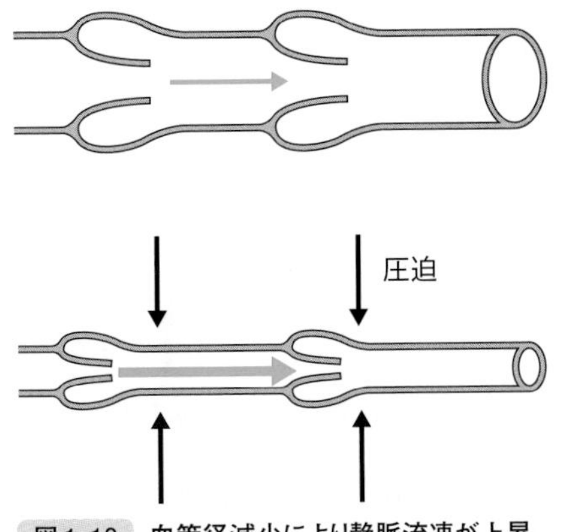

図1-10　血管径減少により静脈流速が上昇

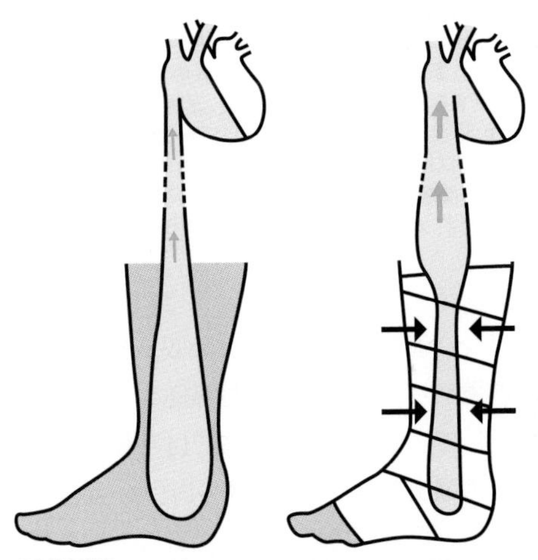

図1-11　圧迫により末梢静脈から中枢静脈への血液移動が生じ心拍出量が増加

善による静脈血流速の増加が関与していると思われます。また十分に証明されていませんが，圧迫による静脈径の減少が得られることから相対的に血液流速の上昇が得られ血栓形成を減少させる可能性（**図1-10**）や，末梢静脈の圧迫により心臓に戻る血流が増え相対的に心拍出量が増加する可能性も指摘されています（**図1-11**）。

2）微小循環の改善

毛細血管レベルの微小循環は，動脈側の毛細血管からの水分の漏出（濾過）と，

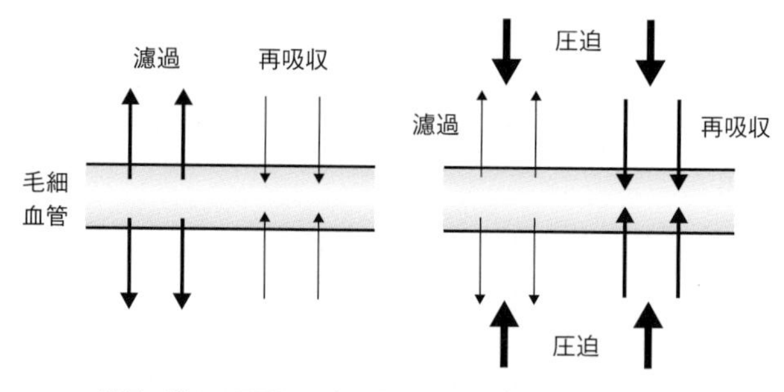

図1-12　微小循環改善による浮腫の軽減

毛細血管の動脈側では血管内から水を濾過し，静脈側では組織側から血管内に水を再吸収している。スターリングは，この毛細血管壁を介する水の移動は，血管内と組織間液との間の静水圧と膠質浸透圧のバランスによって決まると報告している（スターリングの法則）。静脈還流障害が存在すると，静脈内の血液量増加と静脈圧上昇によって，主として再吸収が減少するため組織間液が貯留し浮腫が生じる。つまり浮腫は，この濾過と再吸収のアンバランスにより組織間液がたくさん溜まった状態である。弾性ストッキングを履くと血管径の細小化と組織圧上昇による濾過の減少と間質液の再吸収の増加が得られ，浮腫が軽減する。なお，現在は「改訂スターリングの法則」が使用されている

静脈側の毛細血管・リンパ管からの吸収（再吸収）のバランスで成り立っています（**図1-12**）。静脈疾患やリンパ疾患では静脈圧やリンパ管圧が高くバランスが崩れて水分が多く貯留しています。圧迫療法では毛細血管周囲の間質圧が高まって毛細血管からの水分の漏出を減らし（濾過の減少），溜まった水分を毛細血管やリンパ管に押し戻す作用（再吸収の増加）が働いて浮腫を軽減させると考えられています。

3　弾性ストッキング・コンダクター

上記のように，静脈・リンパ還流障害には圧迫が大切であることが古くからわかっており，先人たちの努力で製品の開発，使用方法の検討がなされてきました。とくにヨーロッパでは，弾性ストッキングの研究が盛んで，ドイツなどでは保険適用のもとに弾性ストッキングを年に２回手に入れることができます。

わが国においても，圧迫療法の重要性は欧米といささかの違いもありませんが，病院や診療所内での肺血栓塞栓症の予防を目的として使用される弾性ストッキング（予防用弾性ストキング）と，がんなどの治療後に起こる二次性リンパ浮

腫に対する弾性着衣以外は，原則として公的医療補助が受けられません。弾性ストッキングの使用方法も，医療現場でさえ必ずしも正しく理解されているとはいえません。圧迫療法は，正しく用いることによって初めて目的とする治療効果，予防効果が得られるものであり，誤った使用では患者さんの不快感が強く，継続使用の断念や血行障害・圧迫創傷などの合併症を起こしてしまうこともあります。

圧迫療法（弾性ストッキング，弾性包帯，IPC）の中でも，もっともよく使用されるのが弾性ストッキングです。病態を知り，基礎的な診断能力を身につけ，弾性ストッキングおよび圧迫療法の正しい使用方法を患者さんに指導できる医療者の養成，教育が必要といえます。

このような背景のもとに，2002年の第23回日本静脈学会総会において，学会として一定の資格（講習会参加，患者指導実績）を満たした人を「弾性ストッキング・コンダクター」として認定することが決まりました。その後，全国各地で講習会が開催され，看護師を中心に多くの人が受講し，すでに2018年９月には2,807名の方が弾性ストッキング・コンダクターの資格を得て，それぞれの施設で活躍しています。安全管理の意識の高まりから，2004年の診療報酬改定で肺塞栓症・DVT予防に弾性ストッキングやIPCの使用が肺塞栓症予防管理料として保険認可され，圧迫療法は全病院で行われています。またがん患者の増加に伴うがん診療の強化で，2008年４月にはがんなどの治療後に生じるリンパ浮腫治療に弾性着衣（弾性ストッキング・スリーブ，弾性包帯など）が療養費払いとして保険収載されました。ほかにも，血管疾患の中でもっとも頻度の高い下肢静脈瘤が血管内焼灼術の導入により積極的に治療されるようになり，周術期に圧迫療法を実施する機会が多くなりました。また直接作用型経口抗凝固薬の導入で注目され症例数が増加しているDVTの治療にも使用します。今後は弾性ストッキング，弾性包帯などの装具やIPCなど圧迫療法に精通する弾性ストッキング・コンダクターの役割はますます高まるものと思われます。

2020年４月には静脈性潰瘍に対する圧迫療法を含む“静脈圧迫処置”が保険収載され，同時に，弾性ストッキング・圧迫療法コンダクター制度が発展的に開始となりました。

〔孟　真〕

［引用文献］
1）Bergan JJ, Yao JST: Venous Disorders, Philadelphia, 1991, W. B. Saunders
［参考文献］
1）Rabe E, Partsch H, Hafner J, et al: Indications for medical compression stockings in venous and lymphatic disorders: An evidence-based consensus statement. Phlebology 2018; 33: 163-184
2）平井正文：データとケースレポートから見た圧迫療法の基礎と臨床，東京，2013，メディカルトリビューン

第2章 静脈疾患を知ろう

1 静脈還流障害の起こるわけ（閉塞と逆流）

1） 静脈還流とは

血液が心臓に戻ることを静脈還流といいます。下肢の静脈血も心臓の方向へ流れますが，とくに立位では血液は重力に逆らって上昇する必要があります。

これは「ふしぎな現象」ですが，それには**表1-1**（p.6）にあげた身体の仕組みが関係しています。とくに，下肢の筋ポンプ作用と，静脈弁の働きが重要です。

私たちが，歩いたり，走ったり，足踏みをすると下肢の骨格筋は収縮と弛緩を繰り返しますが，血管は筋肉の収縮のたびに圧縮され，しぼられた血液が流れ出します（p.7，**図1-6**）。つまり下肢においては，血液を心臓に戻すにはふくらはぎにある腓腹筋とヒラメ筋の筋ポンプ作用が非常に大切なのです。このためふくらはぎは「第二の心臓」と呼ばれています。長時間の飛行機旅行で，いわゆるエコノミークラス症候群の予防のため，歩いたり足踏みしたりするよう推奨されるのは，筋ポンプ作用を働かせるためです。

筋肉の収縮により静脈が圧縮されると，血液は上下に流れる可能性があります。しかし，実際には静脈血は心臓方向にだけ流れます。これは，静脈の内側に「弁」があり，静脈血が足先の方向には逆流しないようになっているからです。この静脈弁は，血液が上に流れるときに開き，下へ流れようとすると閉じる逆流防止弁になっています（**図2-1**）。

静脈弁は下大静脈，上大静脈および内臓の静脈には存在せず，主として上肢や下肢の静脈にあり，直径が１mm以上の静脈には２～４cm間隔でついています。下肢の代表的な静脈である大伏在静脈には10～20個，小伏在静脈には３～12個程度の弁があります。

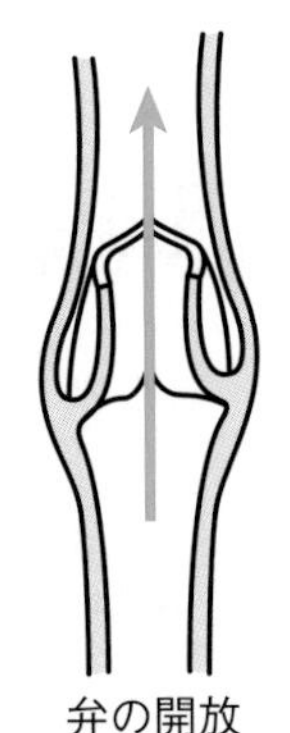

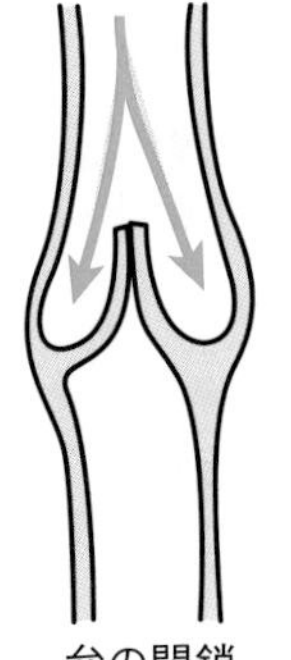

図2-1　静脈の弁

静脈弁は，血液が心臓方向へと流れるときに開き，下方へ流れようとするときには閉じる逆流防止弁になっている。交通枝の弁は，血液を表在静脈から深部静脈へと一方通行に流す役目をもっている

2）下肢静脈の解剖（図2-2）

四肢の静脈は大きく，表在静脈（系）と深部静脈（系）の2つに分けられます（いずれも総称です）。表在静脈は，皮膚表面近く（筋膜より上）を走っている静脈で，点滴や採血に利用されます（手背の静脈や橈側皮静脈など）。下肢には2つの代表的な表在静脈があります。大伏在静脈と小伏在静脈です。大伏在静脈は足首の内くるぶし（内果）から下腿および大腿の内側を通り，鼠径部で深部静脈（大腿静脈）に流入します。小伏在静脈は，外くるぶし（外果）から下腿の裏側（ふくらはぎの中央）を通って深部静脈（膝窩静脈）に流入します。

一方，深部静脈は深いところに存在する静脈で，筋肉を包んでいる筋膜の下を走っている静脈の総称です。解剖学的名称では，大腿静脈，膝窩静脈，ヒラメ静脈，腓腹静脈，前脛骨静脈，後脛骨静脈，腓骨静脈が相当します。下肢ではおよそ90%の血液が深部静脈を通って心臓に運ばれているため，下肢の静脈還流にとって非常に重要です。

3）交通枝（穿通枝）とは

表在静脈と深部静脈の間をつないでいる短い血管を交通枝（両者を連絡する静脈），あるいは穿通枝（筋膜を貫く静脈）といい，血液が表在静脈から深部静脈へと流れる通路（静脈弁が存在）になっています。

この交通枝は片足に100本以上あるといわれ，有名なのは，大腿部にある

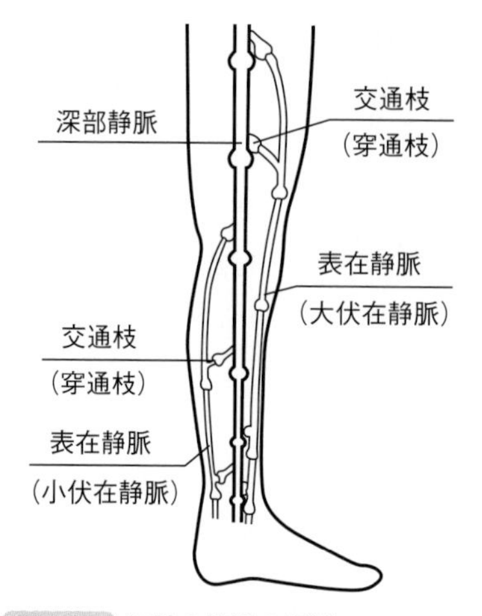

図2-2　下肢の静脈の解剖

深筋膜より深いところを走る静脈が深部静脈，皮膚表面近くを走る静脈が表在静脈で，両者をつないでいる短い血管が交通枝（穿通枝）と呼ばれる

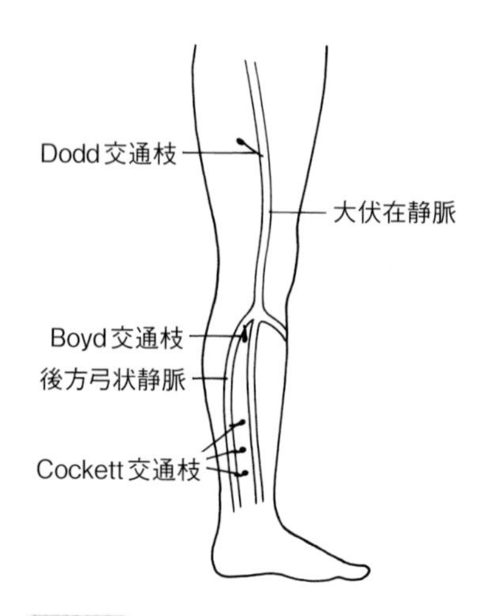

図2-3　大伏在静脈系の主要な交通枝

Dodd（ドッド）交通枝，膝下の内側にあるBoyd（ボイド）交通枝，下腿内側のCockett（コケット）交通枝です（**図2-3**）。これらの名前の付いている交通枝は，太くて，静脈還流に大きな役割をもっています。逆にいうと，これらの交通枝に逆流が生じると病態が複雑になり，うっ血症状を増悪させる重要な静脈です。

4）静脈還流障害

静脈還流を障害する原因は主に2つあります。静脈の「閉塞」と静脈弁の破壊による「逆流」です。前者の代表は，深部静脈が閉塞することによって発症する「深部静脈血栓症」です。また，後者の代表は，表在静脈の弁が壊れることにより発症する「下肢静脈瘤」です。静脈還流障害は上肢にも下肢にも起こります。しかし，私たちは2本足で立って生活しているため，重力の影響により〔高い静水圧（80～90mmHg前後）がかかる〕下肢のほうが圧倒的に静脈還流障害の頻度が高く，症状は強く出ます。近年，超音波診断の進歩により静脈疾患の診断と病態の把握が，より正確に行われるようになりました（p.38，**Topics 1**参照）。

〔佐久田　斉〕

2 下肢静脈瘤の臨床

1）頻度と病態

下肢の症状を訴える患者さんを診療する機会が多いのが血管外科診療です。その中で診察する頻度が一番高いのが下肢静脈瘤です。日本人は欧米人に比べて下肢静脈瘤になる割合はやや低いといわれていますが，硬化療法が約20年前に導入され，血管内焼灼術が2011年に保険診療となってからマスコミで取り上げる機会が増えました。そのため，わが国でも身近な疾患として一般に認知されるようになり，受診する患者さんが急増した感があります。男女とも年齢とともに増加しますが，各年代とも頻度が高いのは女性です。女性では妊娠と出産を契機に発症することが多くあります。とくに第２子出産後に目立つようになります。さらに閉経後に体重増加することがうっ血を助長させます。そして60代になり肥満が膝関節症を併発させて歩行障害（下肢筋ポンプ作用低下）を引き起こす結果，さらに静脈うっ血が増悪する，という３段階で静脈瘤が進行するのが典型的な女性の臨床経過です。また長時間の立ち仕事は静脈瘤の誘因になります（**図2-4**）。

下肢静脈瘤は静脈血がうっ血して静脈圧が上昇するために生じる病態（静脈還

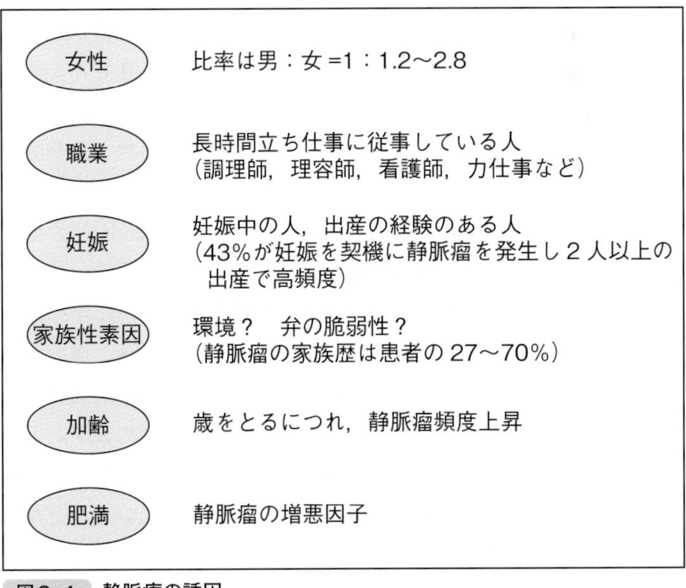

図2-4　**静脈瘤の誘因**

表2-1　静脈瘤の鑑別診断

いずれも静脈圧の亢進によるもの
● 一次性静脈瘤
● 二次性静脈瘤（静脈血栓後症候群）
● 動静脈瘻

流障害）ですが，発生機序は本章①を参照してください。また，ひとくちに静脈瘤といっても成因により所見や治療法は異なります。ここでは表在静脈や交通枝の弁不全によって，血液が逆流してうっ血する一次性下肢静脈瘤を取り上げます（**表2-1**）。この静脈瘤がもっとも典型的ですが，そのほかに，深部静脈閉塞のために還流障害が生じ，下肢にうっ血が生じる静脈血栓後症候群（血栓後症候群，静脈血栓後遺症）や，動静脈短絡（シャント）により流入血流が増大して静脈圧が上昇した結果，下肢がうっ血する動静脈瘻など（二次性下肢静脈瘤）があります。詳しくは本章④または⑥を参考にしてください。

2）症　状

下肢がうっ血すると，重苦しさ，だるい，ほてる，痛い，むくむ，かゆい，就眠時のこむら返りなどのさまざまな自覚症状（**図2-5**）[1]が出現します。かゆみや湿疹，色素沈着，皮膚潰瘍のため皮膚科を受診している例も多いようです。症状は長時間の立位後や夕方に自覚されやすく，こむら返り以外は夜間就眠中には現れません。外見上の静脈瘤の程度と症状は必ずしも一致しません。静脈瘤の程度が顕著でもうっ血症状を自覚していない症例もよくみられ，弾性ストッキングを着用して初めて足の軽さに気づくことがあります。逆に外見上の静脈瘤の程度が軽いにもかかわらず，うっ血症状が強いことがあります。肥満による厚い皮下脂肪のため静脈瘤が目立たない例などが相当します（**図2-6**）。

また高齢者や肥満者では変形性膝関節症と静脈瘤の症状が混在していることがあります。膝近くに静脈瘤がある場合は，起立するときや歩行による関節運動時の変化を確認する必要があります。症状が静脈瘤によるのか迷う場合は，試みに弾性ストッキングを着用してもらうのがよいと思います。うっ血症状であれば，多くの場合，弾性ストッキング着用により明らかに改善を認めます。下肢静脈瘤の患者さんは夏でも長いスカートやズボンを着用していることが多い傾向がみられ，年齢や体型にかかわらず美容的な側面もかなり気にしていることが推察されます。症状のみならずご本人の悩みも考慮して静脈瘤の治療を選択することが大切でしょう。明らかな症状を伴う伏在静脈瘤の場合，弾性ストッキング着用で経

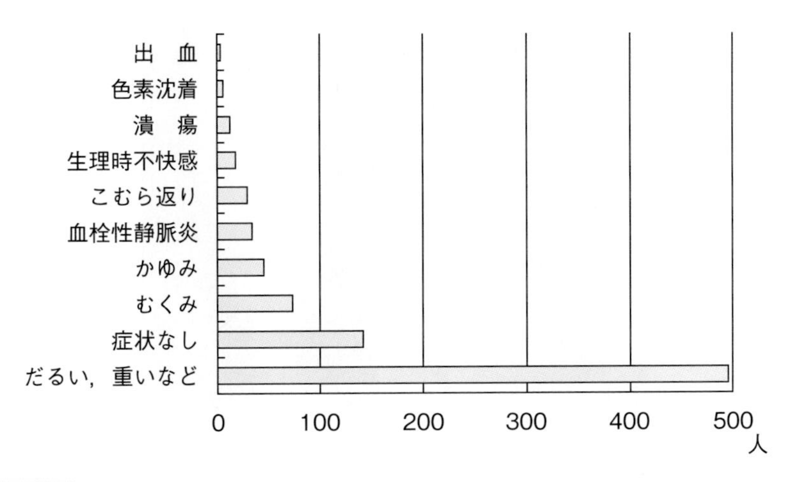

図2-5　静脈瘤の自覚症状

〔星野俊一，平井正文，松尾汎：主訴からみた下肢静脈瘤の症状（857人），静脈疾患診療の実際，東京，1999，文光堂，p.157. より〕

・中高年の女性
・肥満
・膝関節症

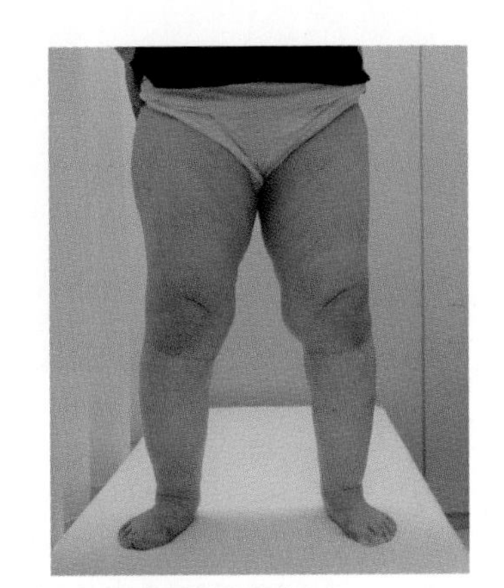

図2-6　外来でよくみかける典型的な患者さん

皮下脂肪が厚くて，外見上は静脈瘤は目立たない

過観察するより，血管内焼灼術による積極的な治療を行うことが推奨されています。

3）所　見

下肢静脈瘤は「ちょっとした視診」で診断できる疾患の一つです。静脈瘤は「ぼこぼこ浮き出た静脈」とよく表現されます。一次性静脈瘤は立位になると瘤が顕

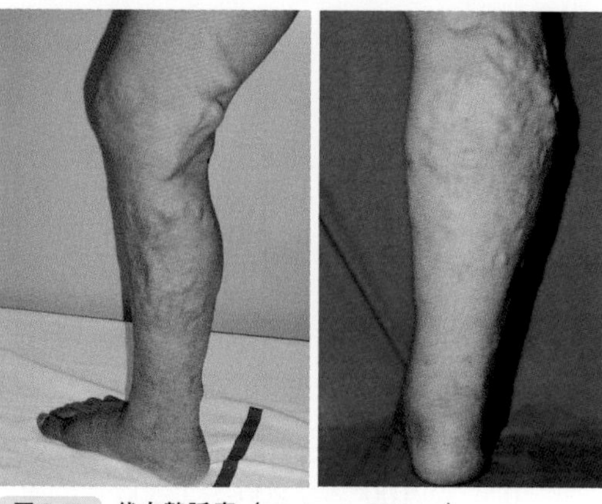

図2-7　伏在静脈瘤（saphenous type）

大・小伏在静脈本幹と主要分枝の静脈瘤

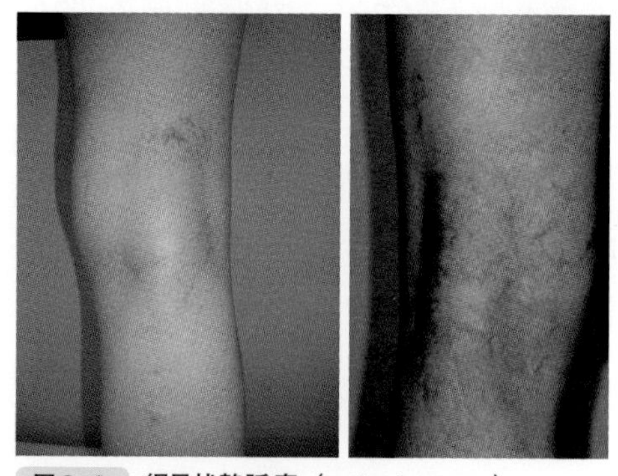

図2-8　網目状静脈瘤（reticular type）

径2～3mmの網目状皮下静脈は膝裏や大腿後面によくみられる

著になり，下肢を挙上すると逆に目立たなくなります。形態的分類としては，大伏在静脈系か小伏在静脈系の静脈弁不全が原因となり，その領域に沿って主幹静脈が拡張，蛇行して瘤化するタイプ（伏在静脈瘤；saphenous type，**図2-7**），末梢の分枝が目立つタイプ（側枝静脈瘤；segmental type），表皮下あるいは皮内の細い静脈が目立つタイプ（網目状静脈瘤；reticular type，**図2-8**）（クモの巣状静脈瘤；web type，**図2-9**）などに分けられます。

他覚所見としては，下肢の腫脹，静脈周囲の発赤，湿疹，さらに重症例では色素沈着，脂肪皮膚硬化症，静脈性潰瘍（うっ血性潰瘍）などが認められます（**図2-10**）[2)]。

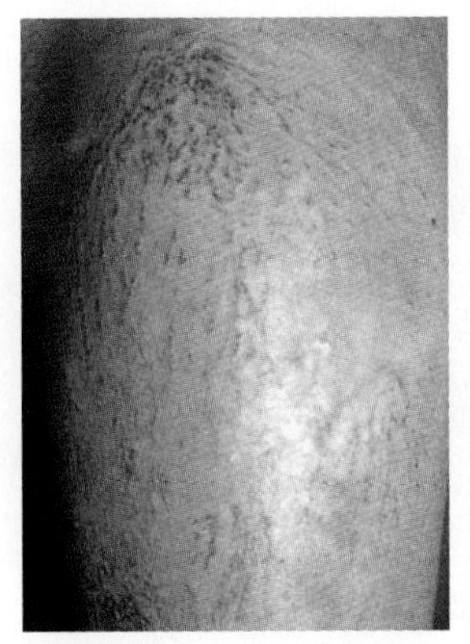

図2-9 クモの巣状静脈瘤（web type）

1mm以内の皮内細静脈にみられる

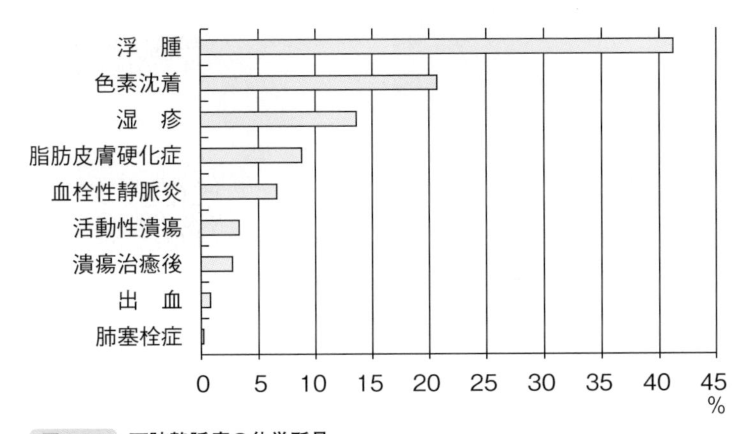

図2-10 下肢静脈瘤の他覚所見

主訴からみた下肢静脈瘤の症状（14,051人）
〔佐戸川弘之，八巻隆，岩田博英，他：一次性下肢静脈瘤の治療―本邦における静脈疾患に関するSurveyXVII―．静脈学2016；27：249-257．より引用・改変〕

表在性静脈炎（血栓性静脈炎）を併発した場合には，静脈周囲の発赤，腫脹とともに疼痛を伴います。時間が経過すると皮膚は黄色に変色し，皮下の静脈は索状の硬結として触れるようになります。色素沈着と静脈性潰瘍は下腿内側のくるぶしの上方が好発部位です（**図2-11**）。丸い静脈の膨隆と瘤に一致して筋膜の欠損を触れる（プカプカした感じ）場合は，不全交通枝の存在が疑われます（**図2-12**）。

一方，静脈血栓後症候群に伴う二次性静脈瘤では，多くの場合，腫脹または緊

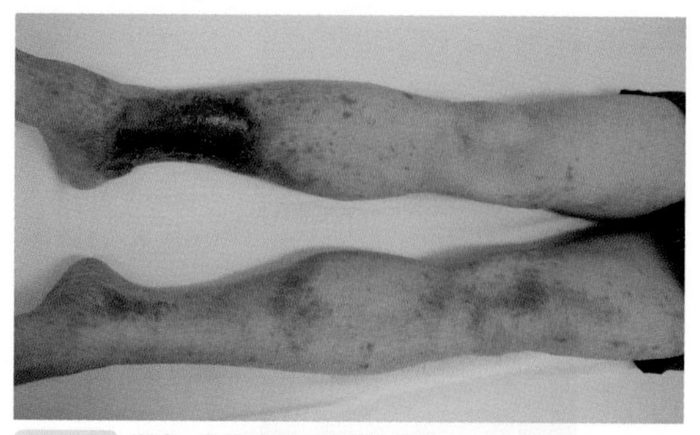

図2-11　湿疹，色素沈着，静脈性潰瘍

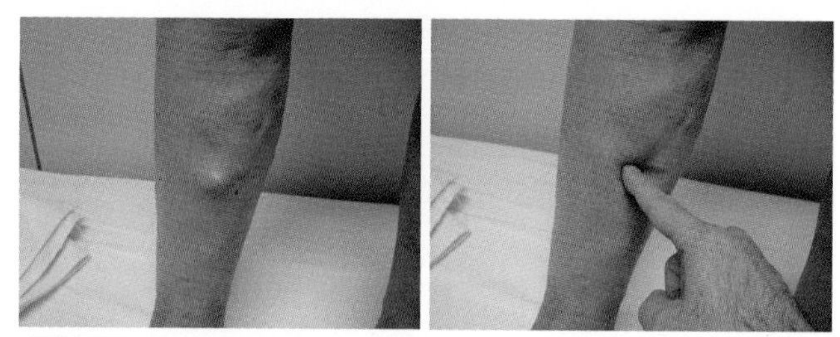

図2-12　不全交通枝の存在が疑われる所見

満，潮紅した下肢に細かい静脈網の発達がみられます。静脈拡張は軽度にしか認めず，一次性静脈瘤のように「ぼこぼこした」という表現には相当しません。

動静脈瘻が原因となって生じる場合は，腫脹した，時に腫大して脚長が伸びた下肢に熱感を伴う静脈瘤がみられます。多くは先天性のため若年時から目立つことが多く，時に瘤に動脈拍動やスリルを触知します。また臥位や下肢挙上でも瘤は顕在化したままであり，聴診にて血管雑音を聴取することがよくあります。これらの鑑別診断には前述のように視診でも可能ですが，触診や聴診，さらに超音波検査などの画像検査を組み合わせて行います。

4）治療法

静脈瘤の治療の目的は，①症状を改善する，②静脈炎や皮膚炎，出血などの合併症を防ぐ，③美容的に改善する，ことです。長時間の立位を避けること，就眠時の下肢挙上，そして肥満の解消などの基本的な日常生活指導を行ったうえで，圧迫療法，硬化療法，手術療法など（**表2-2**）の治療法があります。

表2-2　下肢静脈瘤治療法

1. 下肢の静脈うっ血の回避
   長時間の立位を避ける，肥満の解消
   就眠時の下肢挙上
2. 弾性ストッキングによる圧迫療法
3. 硬化療法
4. 手術療法
   血管内焼灼術
   ストリッピング手術
   高位結紮術　ほか

圧迫療法は，弾性ストッキングや弾性包帯を用いて下肢を圧迫することにより静脈うっ血や逆流を防ぐ治療です（p.119「第５章①下肢静脈瘤の治療方法と圧迫療法」参照）。また硬化療法や外科手術を行った後に，治療効果を高める目的で同時に行われます。弾性ストッキング着用はうっ血症状を緩和する目的に行うもので，症状の乏しい人や，静脈瘤の悪化防止を目的として着用させることは望ましくありません。一方，長時間の立ち仕事に従事する場合や，静脈性潰瘍を合併する場合は，長期間にわたりストッキング着用を継続する必要があります。脚に合った弾性ストッキングの選択と，正しい履き方の指導をきちんと行うことが大切です。指導が不十分な場合，ストッキング着用に対する誤った抵抗感を植えつけることになりかねません。硬化療法は静脈瘤の内腔に硬化剤を注射して炎症を誘発し，さらに圧迫することで血管を癒着・硬化させる方法です。簡便な方法ですが，クモの巣状タイプや網目状タイプ以外では再発率が比較的高いため，多くの場合は手術療法と併用して行われます（p.40，**Topics 2**参照）。手術療法は，一般的な伏在静脈瘤には血管内焼灼術が標準術式であり，非典型例や一部の重症例にはストリッピング手術（静脈抜去術）や高位結紮術などが施行されます。これらの治療法は静脈瘤の病態，症状の程度や重症度および患者さんの要望を考慮して使い分けられます。

〔岩田　博英〕

3 深部静脈血栓症がなぜ起こるのか

1）深部静脈血栓症とは？

静脈は深筋膜より深い部分を走行する深部静脈，皮下を走行する表在静脈，これらを連結する交通枝（穿通枝）からなります。深部静脈は上肢からは腕頭静脈，上大静脈となり，下肢では腸骨静脈，下大静脈となって心臓へと還流します。この深部静脈に生じた血栓症を深部静脈血栓症（deep vein thrombosis；DVT）といいます。

DVTは血流方向，すなわち中枢方向に血栓が伸展していき，血栓が大きくなることで血管の閉塞を生じます。また，血栓が剥離，飛散することで塞栓の原因となります。血栓が下大静脈から右心房，右心室，肺動脈へと飛散すると，肺血栓塞栓症（pulmonary thromboembolism；PTE）となります。DVTとPTEとは一連の病態であると考えられており，これらを総称して静脈血栓塞栓症（venous thromboembolism；VTE）といいます。

2）深部静脈血栓症はどうして起こるの？

わが国では少ないといわれていたDVTですが，食文化や生活習慣の欧米化に伴い発症頻度が増加していると報告されています。病気の認知度の向上や超音波検査等の診断技術の進歩もまた血栓の早期発見に役立ち，発症頻度上昇の一因となっています。

血栓の形成にはVirchow（ウィルヒョウ）の三徴である，①血流の停滞，②血管内皮障害，③血液凝固能の亢進という３つの要因があります（**図2-13**）。①血流停滞の要因としては長期臥床，妊娠，周術期，などがあげられます。②血管内皮障害の要因としては外傷や手術手技，カテーテル留置等による外からの力が影響するものがあげられます。③凝固能亢進の要因としては悪性腫瘍，経口避妊薬，妊娠等により生じる凝固異常や先天性の血栓素因などがあげられます。いずれにしても，これらは組み合わさることで血栓が形成されます。線溶現象や血管新生によって閉塞した静脈が再疎通する場合もありますが，炎症性変化や器質化により静脈壁の弾力性が低下し，静脈弁の破壊が発生します。

深部静脈は全身に存在しますが，上肢にDVTが生じることは少なく，そのほとんどが下肢で発生します[3)]（**図2-14**）。上肢DVTではカテーテル留置等による医原性発生が多数となりますが，下肢ではカテーテル留置のほか，腸骨動脈による静脈圧迫（iliac compression syndrome）などの解剖生理学的影響，長期臥床

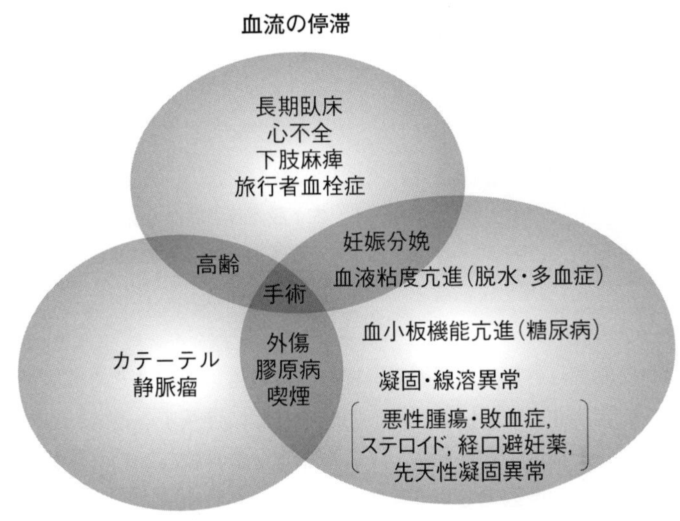

図2-13　Virchow's triad（ウィルヒョウの三徴）とその代表的な病態・疾患

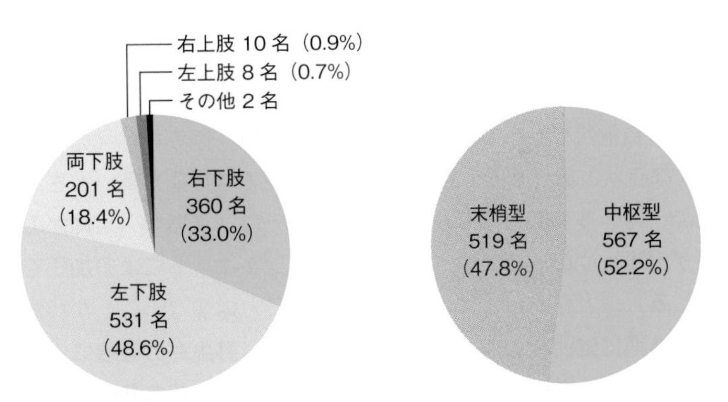

a 血栓部位が診断された1,112 例　b 血栓中枢端の存在部位が診断された1,086例

図2-14　DVT部位別発生率

〔佐戸川弘之，八巻隆，岩田博英，他：深部静脈血栓症症例と静脈血栓塞栓症の予防についてのアンケート調査―本邦における静脈疾患に関するサーベイ XIII―日本静脈学会静脈疾患サーベイ委員会報告．静脈学 2012；23：271-281．より引用・改変〕

等が発生原因としてあげられます。下肢におけるDVTは発生部位により，膝窩静脈より中枢側の中枢型（近位型）と末梢側の末梢型（遠位型）に分類されます。中枢型の静脈血栓ではその大きさから完全に退縮せず，索状血栓として残存することも多くみられます。下腿部ではヒラメ筋静脈での発生が多くみられます。ヒ

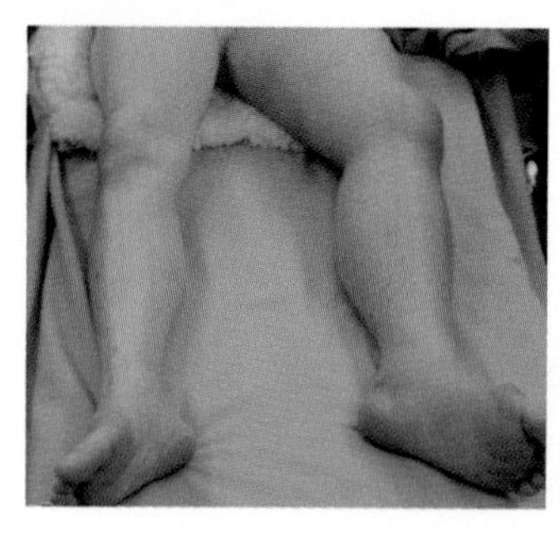

図2-15　左下肢深部静脈血栓症（発症後7日目）
左下肢全体が腫脹し，淡い暗赤色を呈している。下腿から膝窩にかけて圧痛を認めた

ラメ筋静脈血栓症は数日～数週間で退縮し，３カ月以内にはその多くが消失するといわれていますが，数％は数週間以内に中枢側に伸展するとされています。重症のPTEが生じた場合の塞栓源は，膝窩静脈や大腿静脈などの中枢型DVTが大多数で，末梢型DVTが原因となって発生することもありますが，その頻度はまれです。

3）主な症状と診断のポイント

DVTは発症後の症状から急性期と慢性期に区別します。急性期には血栓の伸展に伴う血流の還流障害と炎症反応が関与します。一般的に発症後14日以内が急性期にあたり，自覚所見としては，下肢の腫脹，疼痛，暗赤色の発赤（立位で悪化）などが主な症状となります（**図2-15**）。末梢型では疼痛が多いとされていますが無症状のことも多くあります。他覚的にはホーマンズ徴候（足関節の背屈により下腿痛が出現）やローウェンベルグ徴候（マンシェットによる加圧で腓腹部に疼痛が生じる）などがありますが診断に役立つことは少ないことがわかってきています。慢性期には血栓の遺残による静脈閉塞や，静脈弁の破壊による血液逆流（深部静脈弁不全）を引き起こす深部静脈弁不全が慢性的な静脈高血圧を引き起こし，うっ滞性皮膚炎，色素沈着，皮膚の硬化，下肢腫脹，二次性の静脈瘤を発生させます。このように慢性的に静脈のうっ滞症状がみられる状態を静脈血栓後症候群（postthrombotic syndrome；PTS）といいます。

DVTが疑われた場合，症状やリスク因子，Wells スコア（DVT用）などから診断します（**図2-16**）[4]。症状のみからの診断は難しく，血液検査においてみられる線溶系のマーカーであるDダイマーの上昇は，DVTを除外するための補助診断として有用なため広く使用されています。いずれにしても，確定診断に至るには下肢超音波検査あるいは造影CT等の画像検査において血管内に存在する血栓の証明および部位の確認が必要となります。また，胸痛や呼吸困難といった症状か

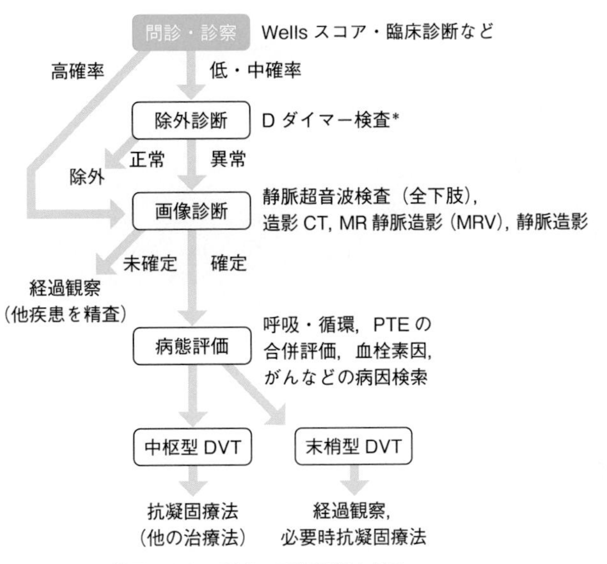

図2-16　DVT診断手順と治療法選択

〔日本循環器学会，2016-2017年度活動：肺血栓塞栓症および深部静脈血栓症の診断，治療，予防に関するガイドライン（2017年改訂版）. 2018, p56, http://www.j-circ.or.jp/guideline/pdf/JCS2017_ito_h.pdf（accessed 2018-10-22）より引用〕

ら急性PTEとして発症し，その後の検査においてDVTが診断されることもあります。造影CTでは同時にPTEについても診断を確定することが可能となります（**図2-17**）。

DVTは片側性に発症することが多いため，同様に片側性を呈する悪性腫瘍術後のリンパ浮腫や蜂窩織炎は鑑別すべき疾患として注意が必要です。両側性の下肢腫脹をきたす疾患としては心不全，腎不全，低栄養などの全身性の疾患を考えますが，両側性のDVTも起こることがあるので鑑別は必要になります。

4） 治療のポイント

DVT治療でまず注意すべき点は，①現状の血栓を増大・伸展させない，再発を予防する，②PTEの合併を予防する，③晩期後遺症を軽減する，があげられます。深部静脈が血栓で完全閉塞した場合でも，時間経過とともに血栓が溶解して再疎通することがありますが，静脈弁機能が破壊されることで逆流の原因や下肢静脈瘤の原因となる可能性があります。

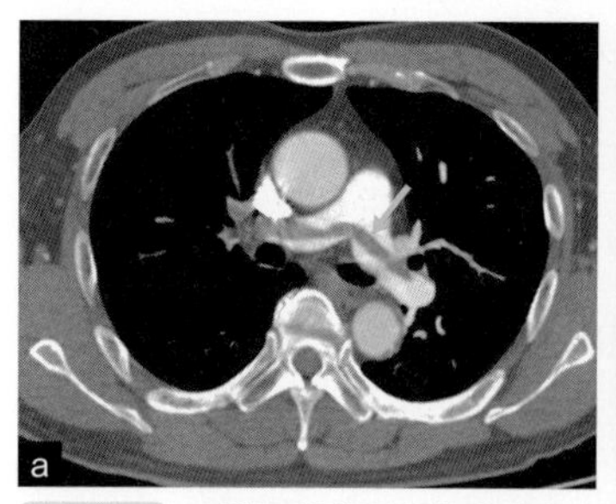
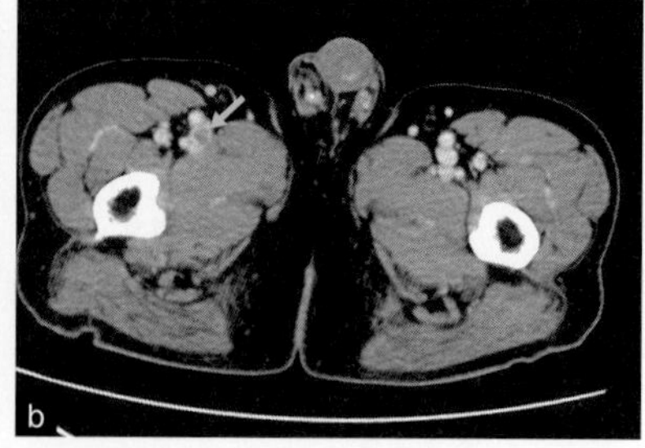

図2-17　下肢深部静脈血栓症患者の造影CT所見

右下肢腫脹を主訴に受診。亜広範型の急性肺血栓塞栓症，右下肢深部静脈血栓症（中枢型）と診断し，ヘパリン静脈内投与後にDOACにて治療した

a 左右主肺動脈に下肢静脈の形に似た索状血栓を認める（矢印）

b 右大腿静脈，膝窩静脈，下腿静脈内に血栓を認め，その中枢側の血栓が塞栓源となったと考えられる（矢印）

急性DVTでは主に抗凝固療法が行われ，重症例では経カテーテル的血栓溶解療法，血栓摘除術（経カテーテル的・外科的）などが状況に応じて選択されます。なかでも抗凝固療法は，DVTの症状の改善，再発の減少，後遺症の軽減に有用で，急性PTEの死亡率や再発率を減少させるので，治療の第一選択となっています。また，直接作用型経口抗凝固薬（DOAC）の発売により，治療が簡便で安全になっています（p.42，**Topics 3**参照）。近年のカテーテル治療の進歩から，カテーテルによる局所の血栓溶解療法や血栓吸引療法が選択されることも増えつつありますが，その評価は定まっていません。

5）予防が重要

術後患者や入院患者では，VTEを発症してしまうと急速に症状が進行し，PTEを発症した場合には死亡率も高くなってしまいます。わが国ではPTEを発症した場合の死亡率は高いと報告[5]され，死亡例の40%以上は発症後1時間以内に死亡に至る結果となっていました。そのため，予防が重要となってきます。

2004年に『肺血栓塞栓症/深部静脈血栓症（静脈血栓塞栓症）予防ガイドライン』が発刊され，VTE予防の必要性が認識されたことで各施設における取り組みは著しく向上しました。近年では，産婦人科をはじめとした診療科ごとの診療ガイドラインにもVTE予防に関しての記載がされています。日本整形外科学会では『症候性静脈血栓塞栓症予防ガイドライン2017』が発刊され，各診療科のリスクに応じた予防対策が行われていますし，2018年３月には『肺血栓塞栓症および深部静脈血栓症の診断，治療，予防に関するガイドライン（2017年改訂版）』[4]が改訂発刊されました。いずれのガイドラインでも，VTEのリスクの階層化（**表**

表2-3　各領域のVTEリスクの階層化

リスクレベル	一般外科・泌尿器科・婦人科手術
低リスク	60歳未満の非大手術 40歳未満の大手術
中リスク	60歳以上，あるいは危険因子のある非大手術 40歳以上，あるいは危険因子がある大手術
高リスク	40歳以上のがんの大手術
最高リスク	VTEの既往あるいは血栓性素因のある大手術

総合的なリスクレベルは，予防の対象となる処置や疾患のリスクに，付加的な危険因子を加味して決定される。付加的な危険因子（表2-5）をもつ場合にはリスクレベルを1段階上げることを考慮する。大手術の厳密な定義はないが，すべての腹部手術あるいはその他の45分以上要する手術を大手術の基本とし，麻酔法，出血量，輸血量，手術時間などを参考として総合的に評価する

表2-4　VTEの付加的な危険因子の強度

危険因子の強度	危険因子
弱い	肥満 エストロゲン治療 下肢静脈瘤
中等度	高齢 長期臥床 うっ血性心不全 呼吸不全 悪性疾患 中心静脈カテーテル留置 がん化学療法 重症感染症
強い	VTEの既往 血栓性素因 下肢麻痺 ギプスによる下肢固定

血栓性素因：アンチトロンビン欠乏症，プロテインC欠乏症，プロテインS欠乏症，抗リン脂質抗体症候群など

〔日本循環器学会，2016-2017年度活動：肺血栓塞栓症および深部静脈血栓症の診断，治療，予防に関するガイドライン（2017年改訂版）．2018，p70，http://www.j-circ.or.jp/guideline/pdf/JCS2017_ito_h.pdf（accessed 2018-10-22）より引用〕

2-3）[4]を行い，付加的な危険因子の強度（**表2-4**）[4]を加味して最終的なVTEリスクを判定し，それぞれのリスクレベルに応じて，弾性ストッキングや間欠的空気圧迫法あるいは薬物による予防法が推奨されています（p.123「第５章②深部静脈血栓症の予防・治療と圧迫療法」およびp.42 **Topics 3**，p.45 **Topics 4**参照）。

また，医療事故調査・支援センターでは急性肺血栓塞栓症にかかわる死亡事例の分析から提言をまとめ，患者自身も医療者と共にリスクを認識共有し，予防法を実施し，発症を疑う症状が出現したときには医療者に伝えるなど“患者参加による予防”の重要性を提言しました[6]。早期離床はもちろん，ストッキング着用，IPC装着など圧迫療法は患者自身の理解がないと十分なアドヒアランスが得られないことからも妥当な提言であり，患者説明や院内の啓発を担う弾性ストッキング・コンダクターが果たす役割は大きいと思われます。

〔椎名　昌美〕

4 静脈血栓後症候群とは

深部静脈血栓症（DVT）になると，多くの静脈血が下肢にうっ滞し，下肢は暗赤色に変色し，腫れてしまいます。急性期には主に血栓形成を防ぐ薬剤で治療を行います。急性期のもっとも重篤で注意を要する合併症が，次項に述べる肺血栓塞栓症です。急性期を乗り越えると，症状は軽快し，安定した状態になってきます。しかし，下肢のだるさや重さ，腫れは残存し，ひどくなると皮膚に色素沈着や湿疹を生じ，潰瘍形成に至ることもあります（**図2-18**）。DVTの慢性期に，これらの症状が下肢に出るものを静脈血栓後症候群（血栓後症候群，静脈血栓後遺症）と呼びます。発症時期は人により異なりますが，深部静脈に大きな閉塞が残存していたり，深部静脈血栓によって「静脈弁」が破壊されて静脈逆流をきたしやすい状態が持続しているために引き起こされる病態と考えられます。慢性的に下肢の静脈圧が上昇しているため，筋肉の収縮によって深部静脈から表面の静脈へ血液が流れ込むようになり，当初は浮腫や皮下組織の症状（だるさ，かゆみなど），色素沈着，さらに期間が経過し悪化すると皮膚が硬化して潰瘍を生じるようになるのです。

診断は病歴・臨床症状とともに，静脈の超音波検査，CT検査，静脈造影などで行われます。いったんDVTになり，完全に閉塞した部分の静脈は，内膜の内皮細胞（血管の内側を覆う抗血栓作用をもつ細胞）機能も低下し，治療により静脈血

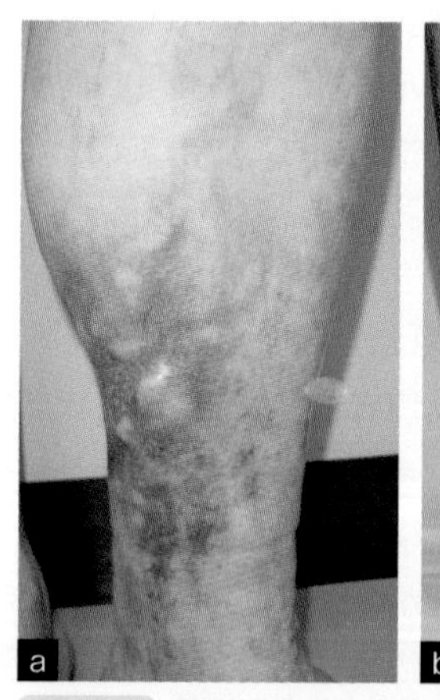

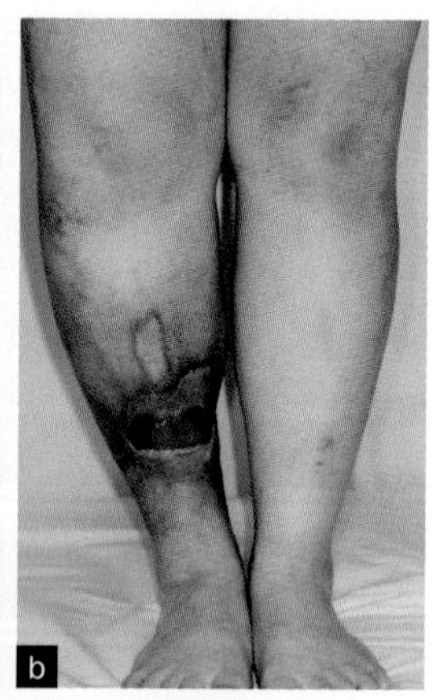

図2-18　静脈血栓後症候群による下肢所見

a 二次性下肢静脈瘤および皮膚の色素沈着と皮下組織の硬化を認める
b 右下腿に大きな潰瘍を認める

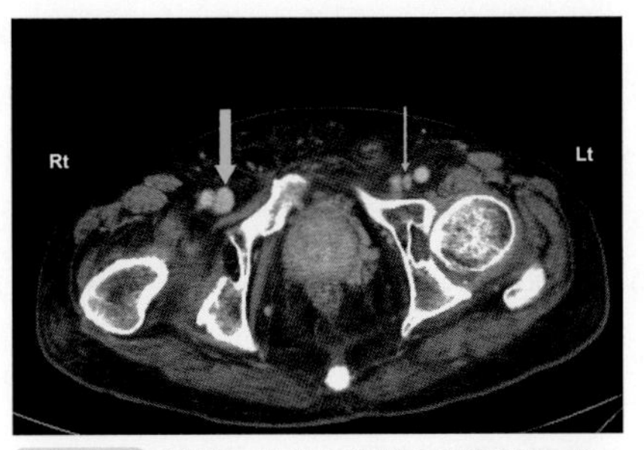

図2-19　静脈血栓後症候群の鼠径部CT像

右大腿静脈は正常直径（太矢印），左大腿静脈（細矢印）は血栓形成後に治療により再開通したが，変形・狭小化している

流が再開通しても口径が細くなってしまうことも多く（**図2-19**），症状が軽快や増悪を繰り返すことがあり（再発しやすい），やっかいな病態です。治療方法や診断基準によって頻度は異なりますが，DVT発症後の１カ月で34％の人が軽度の，10％の人が中等度の，４％の人が高度の静脈血栓後症候群に悩まされるといわれています[7)]。下肢腫脹などの症状のある患者さんには弾性ストッキングを着用してもらい，症状を悪化させる長時間立位の制限など日常生活指導を守ってもらうことで，下肢腫脹や疼痛症状の改善と静脈血栓後症候群を減らすことができると思われます[8)]。また，再発するDVTに対しては抗凝固療法が適応になります。

〔八杉　巧〕

5 肺血栓塞栓症

肺動脈が血栓塞栓子により閉塞する疾患が肺血栓塞栓症（PTE）であり，その塞栓源の約90％は下肢あるいは骨盤内の静脈で形成された血栓です。高齢化社会，生活様式の欧米化，本疾患の認知度の向上，診断機器の進歩や普及により本症は増加傾向にあり，わが国においては年間16,000例が発症しているとされます[1)]。危険因子としては長期臥床，大手術後，凝固異常，肥満，高齢者，外傷・骨折，悪性腫瘍などがあり，これらはVirchow（ウィルヒョウ）の三徴といわれる①血流の停滞，②血管内皮障害，③血液凝固能の亢進を介して血栓形成をきたします（本章③参照）。

急性PTEの主たる病態は，血栓による機械的閉塞および血栓からの神経体液性因子による肺血管抵抗の上昇（肺高血圧）や右心負荷，および低酸素血症です。

重症例では心原性ショックとなります。症状は主に突然の呼吸困難と胸痛ですが，そのほかにも咳，動悸，冷汗，失神，血痰など多彩かつ非特異的です。肺梗塞は急性PTEの10～15%に合併し，病理学的には出血性梗塞像を呈します。肺梗塞は中枢よりむしろ末梢肺動脈の閉塞で生じやすいとされ，炎症を伴うことにより胸膜性胸痛，発熱，血痰といった症状が出現します。

1）検査所見

血液検査：特異的な検査はありませんが，Dダイマーは陰性的中率が高く，除外診断として有用です。動脈血ガス分析では低酸素血症，低二酸化炭素血症，呼吸性アルカローシスが特徴的所見とされています。

胸部X線検査：肺門部肺動脈拡張（ナックル徴候）と末梢肺血管陰影の消失〔Westermark（ウェスターマーク）徴候〕，心拡大などが認められることがあります。

心電図：洞性頻脈を呈することが多く，また胸部や下壁誘導での陰性T波を認めることより，急性冠症候群と鑑別する必要があります。そのほか，右脚ブロック，$S_1Q_3T_3$などを認めます。

経胸壁心エコー検査：右室の拡大や収縮機能不全〔McConnell（マッコーネル）徴候：心尖部の壁運動が保たれたまま右室自由壁運動が阻害される〕，収縮期の心室中隔平坦化などが有用です。急性PTE診断における感度，特異度とも高くありませんが，血行動態不良例においては感度，特異度とも高く，とくにショックの鑑別診断には有用性が高いため，心エコーは本疾患のスクリーニング法としてのみならず，重症度判定や，その後の治療方針決定に使われます。

肺血流シンチグラフィー：換気シンチグラフィー（VQスキャン）と組み合わせることで，特異度が高くなります。換気では異常がない領域に血流の楔状欠損像を示します（VQミスマッチ）。

造影CT検査：multidetector-row CT（MDCT）による急性PTE診断の感度，特異度とも高いことが報告されています。また，シンチグラフィーと比較して広く普及していることより，わが国では確定診断にもっとも汎用されています。静脈相での下肢から腹部の撮影を同時に行い，塞栓源や悪性腫瘍などの原因精査を行うことも重要です（**図2-20**）。

肺血管造影：肺動脈造影はいまだに急性PTE確定診断のゴールドスタンダードですが，MDCTの診断能の向上に伴い使用頻度は激減しています。循環虚脱や心肺停止などの重症例ではPCPS（percutaneous cardio-pulmonary support，経皮的人工心肺装置）を導入して血行動態を安定化させた後に肺動脈造影を行う

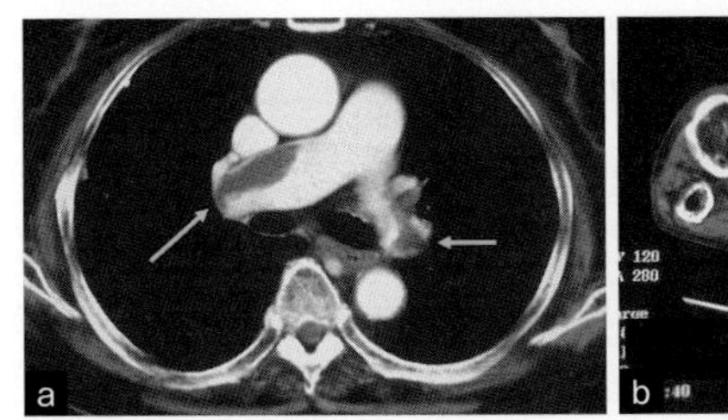

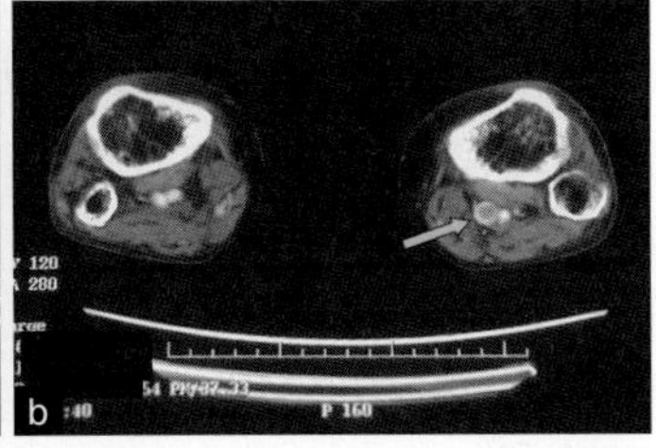

図2-20 肺血栓塞栓症例のMDCT像

a 両側の肺動脈に血栓による陰影欠損を認める（矢印）
b 左下腿深部静脈に血栓を認める（矢印）

表2-5 急性肺血栓塞栓症の臨床重症度分類

	血行動態	心臓超音波検査で右心負荷
cardiac arrest/collapse	心停止あるいは循環虚脱	あり
massive（広範型）	不安定：ショックあるいは低血圧（定義：新たに出現した不整脈，脱水，敗血症によらず，15分以上継続する収縮期血圧<90mmHgあるいは≧40mmHgの血圧低下）	あり
submassive（亜広範型）	安定（上記以外）	あり
non-massive（非広範型）	安定（上記以外）	なし

〔日本循環器学会，2016-2017年度活動：肺血栓塞栓症および深部静脈血栓症の診断，治療，予防に関するガイドライン（2017年改訂版）．2018,p.16/Jaff MR, et al: Circulation 2011; 123: 1788-1830 / Task Force on Pulmonary Embolism, European Society of Cardiology: Eur Heart J 2000; 1301-1336.より引用〕

こともあります。

2）治　療

抗凝固療法を基本に行い，血行動態や右室機能不全・心筋障害を組み合わせた臨床重症度判定（**表2-5**）[4] を行い，血栓溶解療法，外科的またはカテーテル的

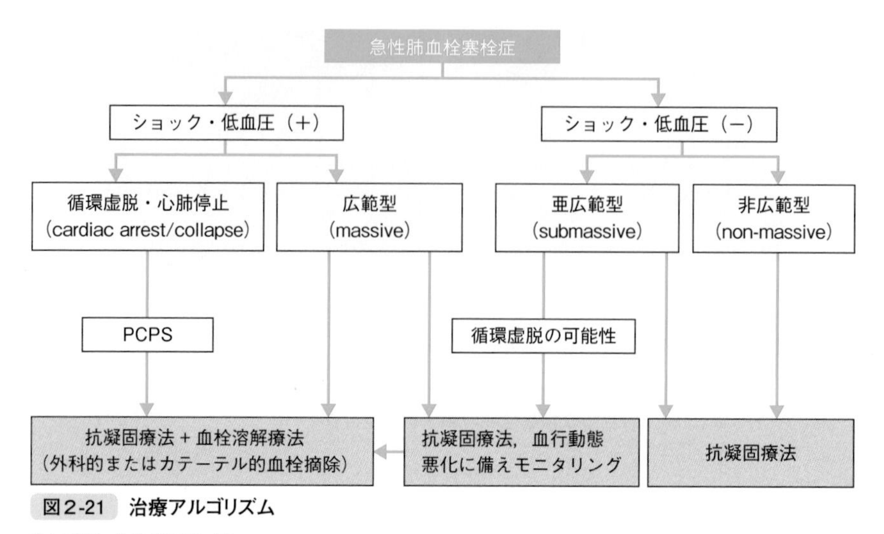

図2-21　治療アルゴリズム

〔文献2）を参考に作成〕

血栓摘除などの治療法を追加します（**図2-21**）。

抗凝固療法：従来は即効性のある未分画ヘパリンもしくはフォンダパリヌクス（合成Xa因子阻害薬）などの非経口抗凝固薬を開始し，ワルファリンカリウムを初期より併用し，PT-INR（プロトロンビン時間国際標準比）が2日連続して治療域（1.5～2.5）にあることを確認して中止していました。近年，直接作用型経口抗凝固薬の有効性と安全性が証明され，2018年3月に改訂された『肺血栓塞栓症および深部静脈血栓症の診断，治療，予防に関するガイドライン2017年改訂版』[2]ではリバーロキサバン・アピキサバン・エドキサバンなどのXa因子阻害薬が従来の治療法を上回るエビデンスレベルで推奨されています（推奨クラス：I，エビデンスレベル：A）。それぞれの薬剤の投与法が異なることに留意が必要です（p.42，**Topics 3**参照）。また，抗凝固療法の継続期間は**表2-6**[4]のようにガイドラインで決められており，再発例も少なからずあることから再発リスクと出血リスクのバランスを考えながら3カ月以上の延長治療も行われます。

血栓溶解療法：血栓溶解療法は，血栓塞栓子の溶解による速やかな肺循環の改善を目的とし，血行動態的に不安定な急性PTEに対して行われています。現在，わが国で急性PTEの治療に保険適用があるのは，遺伝子組換え組織プラスミノーゲンアクチベータ（tissue plasminogen activator；t-PA）であるモンテプラーゼだけです。しかし，多くの研究では血行動態を改善するものの出血性合併症を発症するので予後改善効果が十分でないことが示唆されています。このため現在

表2-6　静脈血栓塞栓症に対する抗凝固療法の継続期間

危険因子の種類	抗凝固療法の継続期間
危険因子が可逆的である場合	3カ月間
誘因のない場合	少なくとも3カ月間（リスクとベネフィットを勘案して期間を決定）
がん患者 再発をきたした場合	より長期間

〔日本循環器学会, 2016-2017年度活動：肺血栓塞栓症および深部静脈血栓症の診断, 治療, 予防に関するガイドライン（2017年改訂版）. 2018,p.30, http://www.j-circ.or.jp/guideline/pdf/JCS2017_ito_h.pdf（accessed 2018-10-22）より引用〕

のガイドラインでは「ショックや低血圧が遷延する血行動態が不安定な例に対し，血栓溶解療法を施行する」と重症例に適応を絞っています。

カテーテル的血栓破砕・吸引療法（血栓摘除術）：全身血栓溶解療法が禁忌・無効の高リスクPTEに対し，熟練した術者・専門施設にてカテーテル的血栓破砕・吸引術を行うことがあります。

外科的手術：重篤なショックあるいは心肺停止を伴う急性広範型PTEで，血栓溶解療法禁忌例，血栓溶解療法無効例，PCPS導入例，昇圧薬投与でも循環動態の維持が困難な例には，直視下に肺血栓摘除術（多くの場合PCPSを併用）を行うことがあります。カテーテル的血栓摘除および外科的血栓摘除術は施設の状況や患者さんの状態により，治療法が選択されます[4)]。

下大静脈フィルター：下大静脈フィルターは肺動脈内の血栓そのものに対する治療ではなく，またDVTの予防やその伸展を防止しませんが，急性PTEの一次ないし二次予防を目的とする，臨床上必要な医療器具として位置づけられてきました。またその適応に関しては，欧米においても十分なエビデンスはありません。急性PTE予防および治療の原則は抗凝固療法であり，フィルターはそれを補完する器具として使用されます。原則として抗凝固療法を行うことのできない，あるいは抗凝固療法でも再発をきたすPTEに対し回収可能型の下大静脈フィルターを留置し，必要性が消失した段階での早期抜去が推奨されています。

〔近藤　克洋〕

6 先天性の脈管異常などを知る[10)]

先天性の脈管異常は血管の原基から動脈，静脈，リンパ管が分化してそれぞれの臓器ができる過程での異常から起きるため，動脈中心，静脈中心，リンパ疾患・毛細血管中心の病態があり，それぞれが混合して複雑な病態を作り上げます。比較的よくみられる静脈，毛細血管，リンパ系異常が中心のクリッペル・トレノウネイ症候群，動脈と静脈が直接つながる動静脈奇形，静脈系異常が中心の静脈奇形（海綿状血管腫），下肢深部静脈血栓症の原因となる膝窩静脈捕捉症候群について述べます。弾性ストッキングなどによる圧迫療法は，生まれつきの血管の発育不全症である先天性の脈管異常の一部に有効です。

1）クリッペル・トレノウネイ症候群（図2-22）

典型的なクリッペル・トレノウネイ症候群は静脈系の異常である下肢静脈瘤と毛細血管系の異常である母斑（あざ）を中心とする病変で，リンパ管異常のため下肢腫脹を伴う原発性リンパ浮腫を合併します。通常，動脈と静脈が直接つながる動静脈瘻（ウェーバー病）を伴う頻度は多くはありません。

静脈瘤に伴う下肢のだるさ，痛み，あるいは赤紫色のあざ（母斑）の美容上の問題で来院することが多い疾患です。地図状に広がるあざは母斑と呼ばれ，皮膚内の毛細血管の増生によるものです。下肢が長くなったり，リンパ浮腫によるむくみを合併したりします。静脈瘤は通常の一次性静脈瘤では起こりにくい下肢外側を中心にできることが多く，下腿では巨大な瘤を作ることがあります。生まれつきの病気で静脈瘤は徐々に進行するため，進行の予防，下肢痛・重さ・うっ血性皮膚炎などのうっ血症状改善を目的に弾性ストッキングの永続的な着用が勧められます。下肢のうっ血症状が強い場合は静脈瘤切除の適応となりますが，通常の静脈瘤と異なるので専門医による加療が必要です。

2）動静脈奇形（図2-23，24）

四肢の動静脈奇形は，動脈と静脈が短絡して直接の交通が起こる先天性血管奇形です。動脈と静脈が直接つながる動静脈奇形には多くの血液が流れるので動脈の血圧が直接静脈に伝わり，結果として重症の静脈高血圧を起こします。病状は一見，重症の静脈血栓後症候群や浮腫と皮膚病変の強い静脈瘤のようにみえる場合があります。根本的な治療は動静脈瘻を閉塞する塞栓術や動静脈瘻の切除となりますが，静脈高血圧による浮腫，皮膚病変に対しては圧迫圧の高い弾性ストッキングや低伸縮性の弾性包帯がある程度有効です。

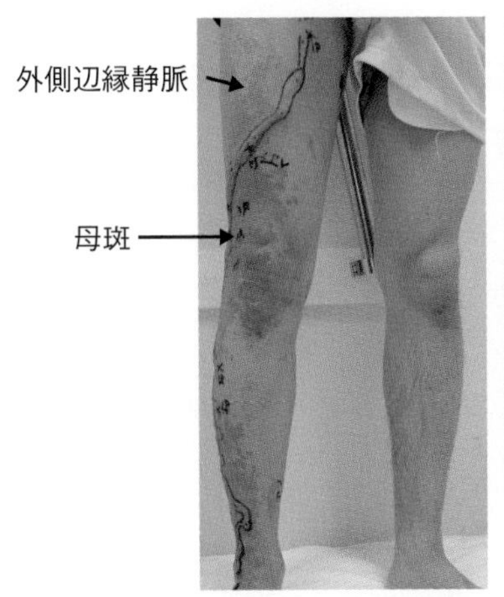

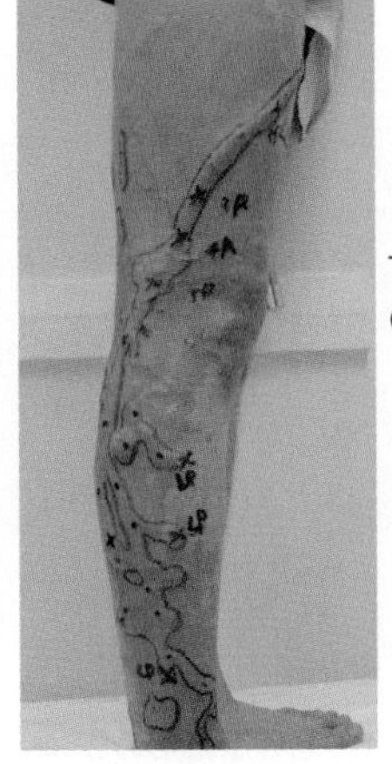

図2-22　クリッペル・トレノウネイ症候群

母斑と下肢外側中心の静脈瘤を認め，静脈ストリッピング手術と弾性包帯による圧迫療法を施行した。術後も下肢浮腫の改善と再発軽減のため弾性ストッキングを継続している

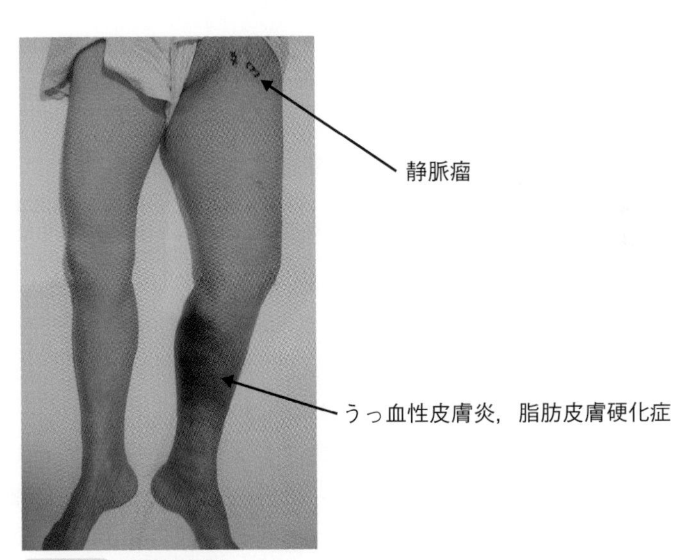

図2-23　動静脈奇形

下肢の著明な浮腫，皮膚炎にて来院した。静脈瘤と動静脈瘻の部位で血管雑音が聴取され，初期治療として弾性ストッキングを着用。動静脈奇形の塞栓術を行ったが，術後も浮腫，皮膚病変改善のために弾性ストッキングを継続している

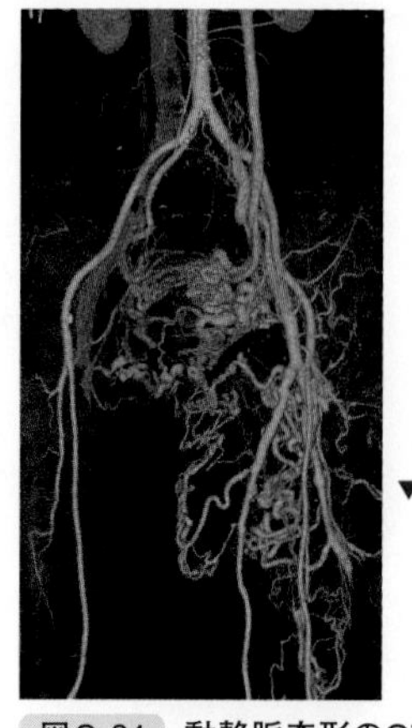

動脈相で蛇行した動静脈瘻と
静脈の早期造影が認められた。
腸骨静脈閉塞を合併している

図2-24　動静脈奇形のCT血管造影

血流量の多い動静脈瘻があるため，血管造影の動脈相で著明に蛇行と拡張した動静脈瘻と静脈が造影された。動静脈瘻の塞栓術と静脈-静脈バイパス術が行われた

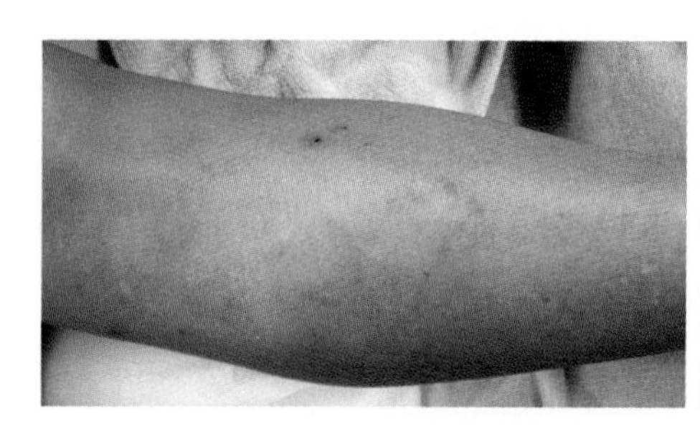

図2-25　静脈奇形

皮膚表面に柔らかい静脈が透見する柔らかな腫瘤を触知する。血栓性静脈炎の既往があり，硬結を触知する。弾性スリーブによる圧迫を行う

3）静脈奇形（海綿状血管腫）（図2-25）

拡張して薄くなった静脈がスポンジ状に集まった静脈奇形で，身体のいろいろな部位に起こります。海綿状血管腫と呼ばれることもありますが，血管内皮細胞の増殖を伴わないため腫瘍性の病変ではありません。血管壁が弱いので徐々に大きくなり，血栓ができて血栓性静脈炎を起こしたり，石灰化を伴ったりします。弾性ストッキングは浮腫を軽減する役割があります。硬化療法後の圧迫にも用いられます。

4）膝窩静脈捕捉症候群

膝窩静脈捕捉症候群は，膝窩周囲の筋肉の走行異常により膝窩静脈が圧迫され

る病気です。足首を曲げると膝窩動脈の脈拍が触れなくなることで，静脈が圧迫されていることが予想されます。深部静脈血栓症の原因となり，発症後は治療と再発予防のために弾性ストッキングの着用を行います。

〔孟　真〕

[引用文献]

1) 星野俊一，平井正文，松尾汎：主訴からみた下肢静脈瘤の症状（857人），静脈疾患診療の実際，東京，1999，文光堂
2) 佐戸川弘之，八巻隆，岩田博英，他：一次性下肢静脈瘤の治療—本邦における静脈疾患に関するSurveyXVII—．静脈学 2016；27：249-257
3) 佐戸川弘之，八巻隆，岩田博英，他：深部静脈血栓症症例と静脈血栓塞栓症の予防についてのアンケート調査—本邦における静脈 疾患に関するサーベイ XIII—日本静脈学会静脈疾患サーベイ委員会報告．静脈学 2012；23：271-281
4) 日本循環器学会，2016-2017年度活動：肺血栓塞栓症および深部静脈血栓症の診断，治療，予防に関するガイドライン（2017年改訂版）．2018
http://www.j-circ.or.jp/guideline/pdf/JCS2017_ito_h.pdf
5) Ota S, Matsuda A, Ogihara Y,et al: Incidence, Characteristics and Management of Venous Thromboembolism in Japan During 2011. Circ J 2018; 82: 555-560
6) 一般社団法人 日本医療安全調査機構：医療事故の再発防止に向けた提言　第2号 急性肺血栓塞栓症に係る死亡事例の分析．平成29年 8 月
https://www.medsafe.or.jp/uploads/uploads/files/teigen-02.pdf
7) Karn SR, Shrier I, Julian JA et al: Determinants and time course of the postthrombotic syndrome after acute deep venous thrombosis. Ann Intern Med 2008; 149: 698-707
8) Musani MH, Matta F, Yaekoub AY, et al: Venous compression for prevention of postthrombotic syndrome: A meta-analysis. Am J Med 2010; 123: 735-740
9) Nakamura M, Yamada N, Ito M: Current management of venous thromboembolism in Japan: Current epidemiology and advances in anticoagulant therapy. J Cardiol 2015; 66: 451-459
10)「難治性血管腫・血管奇形・リンパ管腫・リンパ管腫症および関連疾患についての調査研究」班（研究代表者三村秀文）：血管腫・血管奇形・リンパ管奇形診療ガイドライン2017，第2版，平成26-28年度厚生労働科学研究費補助金難治性疾患等政策研究事業
https://www.marianna-u.ac.jp/va/guidline.html

◆ Topics 1 ◆

超音波診断の進歩とバスキュラーラボ

弾性ストッキングの使用に際しては，対象となる疾患（下肢静脈瘤，深部静脈血栓症，リンパ浮腫など）の局所所見の正確な把握も大切です。画像診断機器としては，CT，MRI，超音波（エコー）があげられますが，近年では超音波診断の進歩が著しく，低侵襲性，繰り返しできること，形態・機能（血流動態）の両面の評価ができることから超音波検査は下肢静脈瘤，深部静脈血栓症，リンパ浮腫における診断，治療前後評価，経過観察のためのゴールドスタンダードとなっています。超音波検査は，医師，臨床検査技師，診療放射線技師などが行っています。2018年には日本超音波医学会，日本脈管学会，日本静脈学会の３学会共同で，超音波による標準的評価法が作成されました[1]。超音波検査を行われる方は，指針として参考にしてください。

1. 超音波検査の実際

1）形態検査

静脈瘤では大・小伏在静脈，交通枝の部位や形状，深部静脈との合流部位，近傍の神経との位置関係などを明らかにして安全・確実な手術施行に大きく貢献します（**図T1-1**）。深部静脈血栓症では血栓の存在範囲と性状（新鮮，陳旧性，浮遊血栓であるか）を診断し，リンパ浮腫では皮下脂肪の肥厚や水分貯留の程度を評価します。

2）機能検査

パルスドップラー波形を観察することにより静脈弁不全（伏在静脈や交通枝逆流）等が明らかとなり，下肢静脈瘤の手術適応，手術方法の決定や静脈血栓後症候群などによる深部静脈弁不全の診断等の参考になります（**図T1-2**）。

2. バスキュラーラボについて

2006年，日本血管外科学会，日本脈管学会，日本静脈学会の３学会構成による血管診療技師認定機構が発足し，わが国でも血管診療技師（clinical vascular technologist；CVT）が誕生しました。2014年に日本動脈硬化学会も加わり，４学会構成となりました。2017年までに1,263人のCVTが認定されております。2002年誕生の弾性ストッキング・コンダクター，2006年誕生のCVT，2009年に誕生した脈管専門医は，３本の柱として脈管疾患の診断・治療において密なる取り組みが期待されています。

バスキュラーラボ（vascular lab.）は，血管評価にかかわる検査を集約し専門的に扱う検査室のことです。CVTを中心として効率よくかつ精度よく診断し，治療に導くことを目的としています。**図T1-1**のような詳細な報告書作成もその一つです。CVTが医師とパートナーシップを組んで診療にかかわり，チーム医療を実践することで，高度な医療が提供され続けています。

高齢化社会，生活様態の欧米化が進むなか，血管系疾患はより多様にそして複雑になっていくと考えられ，バスキュラーラボの重要性と必要性は今後もますます高まっていくものと考えられます。

〔八杉　巧〕

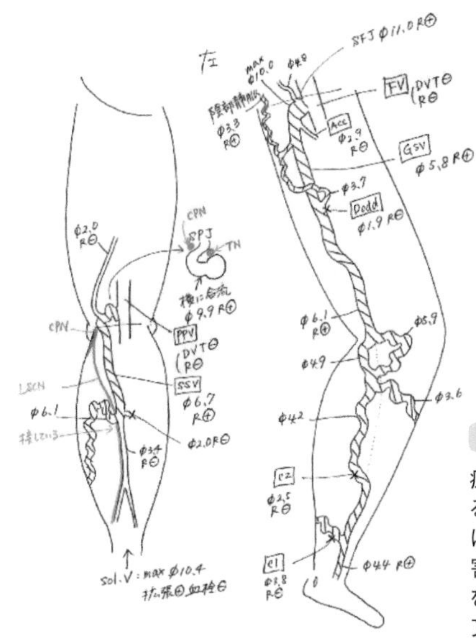

図T1-1　下肢静脈瘤の超音波検査報告書例

症例は左大伏在静脈と小伏在静脈に逆流がある一次性下肢静脈瘤。小伏在静脈下腿下半部は腓腹神経に接しており，手術に際して神経を障害しないように注意が必要である。斜線部は逆流を認める静脈，青線・文字は深部静脈，緑線・文字は神経を示す

〔提供：東京医科歯科大学血管外科 加賀山知子氏 のご厚意による〕

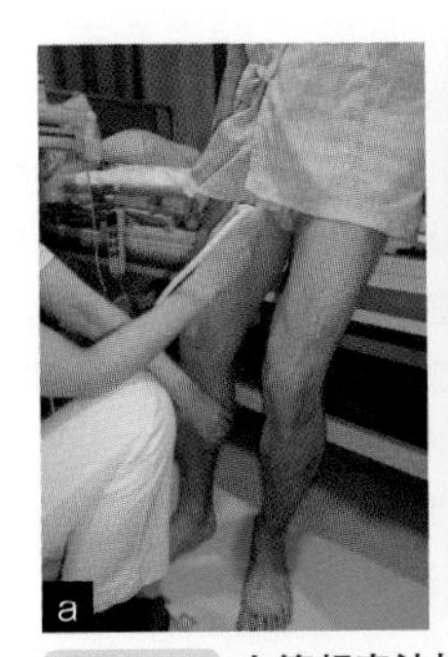

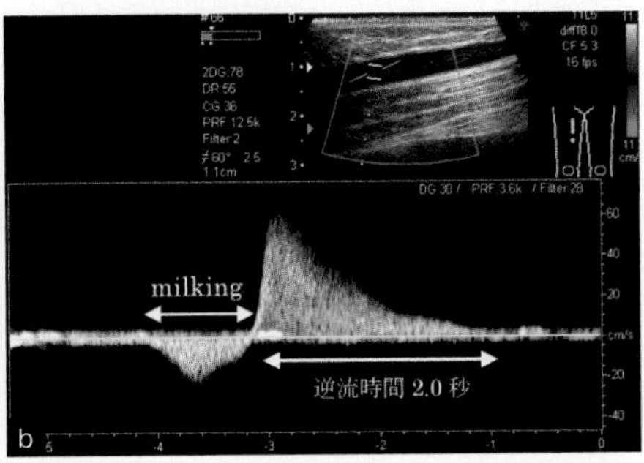

図T1-2　血管超音波検査

a 検査手技の実際：探触子をしっかり固定し，観察部位より末梢側（腓腹部）をミルキングする

b パルスドップラー波形：ミルキング時，急速な順行性の血流が観察される。ミルキング後から持続時間の長い逆行性血流が検出される

本例の逆流時間は約2秒，表在静脈に有意の逆流があると判定する基準である0.5秒を超えるため弁不全があると判定する

〔文献1）より引用・改変〕

［引用文献］
1）日本超音波医学会静脈エコー検討小委員会：超音波による深部静脈血栓症・下肢静脈瘤の標準的評価法 http://www.jsum.or.jp/committee/diagnostic/pdf/deep_vein_thrombosis.pdf

◆ Topics 2 ◆

下肢静脈瘤治療の進歩：血管内焼灼術と硬化療法

下肢静脈瘤治療はストリッピング術が主流でしたが，2011年に血管内焼灼術が保険収載されてから大きく変わりました。ストリッピング術は激減し，血管内焼灼術が治療の主流になりました。治療現場は病院からクリニックへシフトして，日帰りや短期滞在型の手術として低侵襲化したことも，一つの変化といえます。実施施設と医師の条件は，下肢静脈瘤血管内焼灼術実施・管理委員会により定められています。また，従来から行われている硬化療法も，近年「フォーム硬化療法」が普及し，側枝型の静脈瘤，再発性の静脈瘤，陰部静脈瘤などに加え，大伏在静脈への応用も一部可能となりました。

1. 血管内焼灼術

治療の適応は『下肢静脈瘤に対する血管内治療のガイドライン』[1]に定められています。現在，血管内治療機器はレーザー４機種と高周波１機種の使用が認められています。レーザー装置は独Biolitec社の波長1,470nmレーザー（Leonardo®1470）と先端にプリズムをもつ全周照射型ファイバー，高周波発生装置は米国Covidien社のClosur-eRFG™ジェネレーターとClosureFast™カテーテルが国内で広く普及しています（**図T2-1**）。

2. レーザー焼灼術（EVLA）

エコーガイド下に穿刺を行い，治療用光ファイバーを静脈内に挿入します。次に焼灼時の疼痛と周囲組織損傷の緩和および焼灼する静脈径を減少させるため，静脈周囲にTLA（tumescent local anesthesia）麻酔を施行します。TLA麻酔は0.1%程度に希釈したリドカインにアドレナリンと炭酸水素ナトリウム（メイロン®）を添付した局所麻酔です。不十分な焼灼を防ぐため，照射エネルギー密度（liner endovenous energy density；LEED）を70～100J/cmに設定して，1cmごとに血管を焼灼します。LEEDは静脈1cmあたりの照射エネルギーで，レーザーを1Wで1秒間照射すると1Jのエネルギーになることから計算されます。レーザーはレーザー光が生体内の光吸収物質に吸収され，熱エネルギーに変換され，静脈壁が熱変性します。

3. 高周波焼灼術（RFA）

手技はレーザー焼灼術とほぼ同様です。高周波装置はカテーテルの先端に7または3cmの発熱部があり，高周波電流で120℃に熱して，伝導加熱により静脈壁が変性します。1回の焼灼サイクルは20秒で，カテーテルの温度は自動的に出力で調整されます。焼灼は発熱部と静脈壁が密着するようにエコープローブで圧迫しながら行います。終了したらカテーテルを6.5cm引き抜き次の焼灼を行い，穿刺部まで繰り返します。

4. 術後処置・合併症

焼灼後，小切開による瘤切除（stab avulsion法）を行います（**図T2-2**）。術後は短期間の弾性ストッキングの着用を指示します。術後72時間以内にエコー検査を行い，静脈内血栓の有無を確認します。血管内焼灼術の合併症は，頻度が比較的高いものでは，治療部の疼痛,つっぱり感，皮下出血など，比較的まれなものは血腫，神経障害などで，

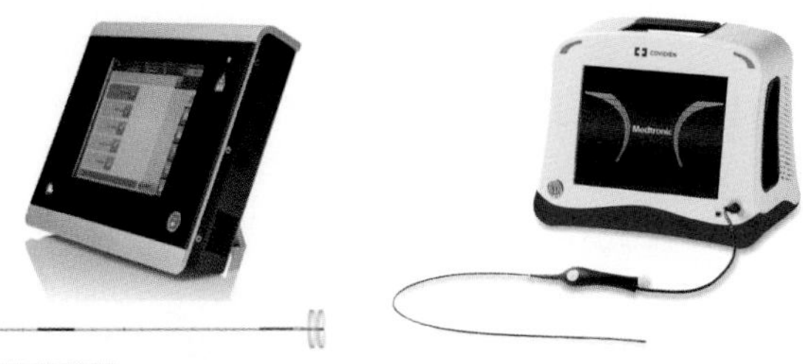

図T2-1　レーザー装置と高周波装置

左：波長1,470nmレーザー（Leonardo®1470）と先端にプリズムをもつ全周照射型ファイバー
（提供：株式会社インテグラル）
右：米国Covidien社のClosureRFG™ジェネレーターとClosureFast™カテーテル
（提供：コヴィディエンジャパン株式会社）

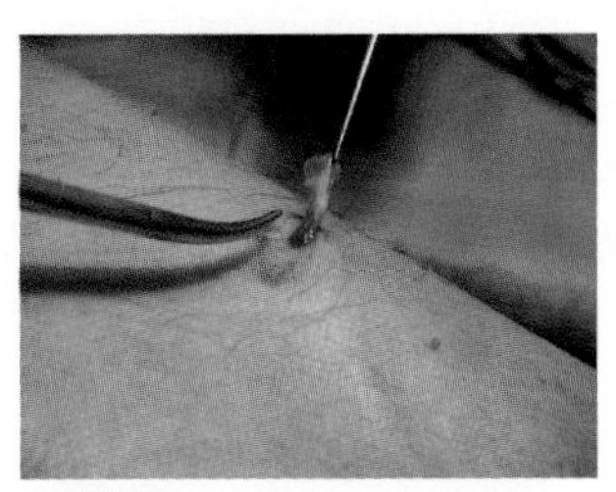

図T2-2　Stab avulsion法

フックを用いて静脈瘤を引き出したのちにモスキートで把持して切離する

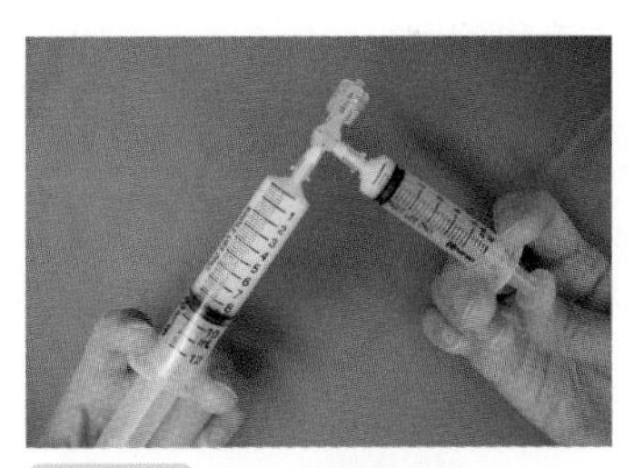

図T2-3　フォーム硬化療法（Tessari法）

2本の注射器と三方活栓を用いて硬化剤と空気を20回程度往復させることで泡状（フォーム状）にする

非常にまれなものとして深部静脈血栓症や肺塞栓症があります。

5. 硬化療法

ポリドカノール（ポリドカスクレロール®）と呼ばれる硬化剤を静脈瘤内に注射して炎症を起こして閉塞させる方法です。国内では，網目状やクモの巣状静脈瘤などの径の細い静脈に対して行うのが一般的です。液体状より泡状（フォーム状）のほうが効果が強いことから，Tessari法（**図T2-3**）で薬剤に空気を混入させフォーム状にして施行します。薬剤を1mLシリンジに吸引後，25G注射針で直接穿刺して，0.5mL程度注入して静脈瘤に行きわたるようにします。皮下に漏れた場合，直ちにその部位からの注入は中止します。注入後は枕子を当て，弾性包帯などで圧迫療法を行います。フォーム硬化剤の1回総使用量の目安は10mL以下です。合併症には色素沈着，血栓形成，アレルギー，空咳などがあります。

〔今井　崇裕〕

1）佐戸川弘之，杉山悟，広川雅之，他：下肢静脈瘤に対する血管内治療のガイドライン 2009-2010年小委員会報告．静脈学 2010；21：289-309

◆ Topics 3 ◆

新しい経口抗凝固薬

1. 従来の経口抗凝固薬の特徴

体内に血栓が形成されるのを防ぐ，あるいはすでに体内に形成されている病的血栓が伸展するのを妨げる，さらには血栓を溶解するのを助ける目的で，抗凝固薬が用いられます。抗凝固薬の投薬ルートには，静脈内投与，皮下注射投与，経口投与がありますが，経口で投薬可能な抗凝固薬は，長い間，ワルファリンのみでした。ワルファリンはビタミンK依存性凝固因子（Ⅱ，Ⅶ，Ⅸ，Ⅹ）の合成抑制によって抗凝固作用を発揮します。したがって，ワルファリンは，投薬してから効果が発現するまで少なくとも４～５日間を要すること，プロトロンビン時間国際標準比（PT-INR）を何度も測定して用量調節が必要なこと，ビタミンKを多く含む食べ物（納豆など）では効果が減弱してしまうので多くの食事制限が必要になること，相互作用を有する薬剤が多いことなどといった欠点が多いことが特徴でした。そこでこうした欠点を克服するべく，凝固因子を直接阻害して抗凝固作用を発揮する新しい直接作用型経口抗凝固薬（direct oral anticoagulant；DOAC）が開発され，使用可能となりました。

2. 新しい経口抗凝固薬の種類と効能・効果

わが国ではまず2011年に直接トロンビン阻害薬であるダビガトランが「非弁膜症性心房細動患者における虚血性脳卒中及び全身性塞栓症の発症抑制」を効能・効果に承認されました。その後，順次，同じ効能・効果で直接Xa阻害薬であるリバーロキサバン，アピキサバン，エドキサバンの順に承認されました。また，「下肢整形外科手術施行患者における静脈血栓塞栓症の発症抑制」の効能・効果で周術期の予防薬として2011年からエドキサバンが，「深部静脈血栓症及び肺血栓塞栓症の治療及び再発抑制」の効能・効果で，静脈血栓塞栓症の治療薬としても2014年からエドキサバン，リバーロキサバン，アピキサバンの順に使用可能となりました。しかし，わが国ではトロンビン阻害薬のダビガトランは静脈血栓塞栓症に対しての使用が認められていません。

3. DOACの特徴と使い方

DOACでは血液検査による用量調節が基本的には不要です。さらに**表T３-１**に示したようにTmax（投与してから血中濃度が最高になるまでの時間）が1.5～４時間と，投薬後の薬の効果発現までの時間が短く，即効性を有しています。そのため，多くの深部静脈血栓症（DVT）症例では，入院の必要がなく，最初から外来での治療が行いやすくなりました。たとえ入院したとしても，ワルファリンに比べ，入院期間が短期間ですみます。また，ワルファリンと異なり，食事制限が不要で他剤との相互作用が比較的少ないのもDOACの利点です。

DOACの３剤間で用量用法が異なっていて，リバーロキサバンとアピキサバンは再発リスクが高い治療開始初期には維持用量の倍量を投与する高用量投与期間が設けられており（**表T３-１**），治療初期から単剤による治療（シングルドラッグアプローチ）が可能となりました[1)～3)]。それに対して，エドキサバンは急性期の未分画へパリンやフォ

表T3-1　各種経口抗凝固薬の特徴

	直接作用型経口抗凝固薬（DOAC）			ワルファリン
	エドキサバン	リバーロキサバン	アピキサバン	
作用機序	直接抗Xa	直接抗Xa	直接抗Xa	Ⅱ,Ⅶ,Ⅸ,Ⅹ因子合成阻害
投与量 投与回数	60mg 1日1回	15mg 1日2回3週間 ⇒15mg 1日1回	10mg 1日2回1週間 ⇒5mg 1日2回	1日1回
減量基準	以下の患者は30mg ◆CL_{CR} 30～50mL/min以下 ◆体重60kg以下 ◆P糖蛋白阻害作用を有する薬剤（キニジン，ベラパミルなど）の併用	なし	なし	PT-INRによる調整
初期治療での非経口薬併用	必要	不要 （重症PTE合併など症例によっては必要となることはある）	不要 （重症PTE合併など症例によっては必要となることはある）	必要
Tmax	1.5時間	2.5～4時間	3時間	4時間 （最高抗凝固効果：72～96時間）
生物学的利用率	58.3%	60～80%	66%	99%
半減期	9～11時間	7～13時間	8～15時間	32～42時間
排泄・代謝	35%腎排泄	70%腎排泄	25%腎排泄	主に肝代謝
中和法	なし（開発中）	なし（開発中）	なし（開発中）	ビタミンKで中和可
食事の影響	受けにくい	受けにくい	受けにくい	あり （ビタミンK含有量の多い食物で作用減弱）

PTE：肺血栓塞栓症

ンダパリヌクスを用いた適切な初期治療を行った後に投与を開始する必要があります[1)～3)]。DOAC 3剤のうち，エドキサバンのみ減量基準が設けられています（**表T3-1**）。

4. DOAC使用についての注意事項

DOACは高度腎機能障害を有する患者への投薬は禁忌です。妊娠中の投薬に関する安全性は確立されておらず，妊婦に対して使用すべきではありませんし，投薬中は授乳を回避すべきです。また，いずれのDOACも，ショックや低血圧が遷延するような血行動態が不安定な肺血栓塞栓症患者，または血栓溶解薬の使用や血栓摘除術が必要になる静脈血栓塞栓症患者に対する有効性・安全性は確立していません[1)～3)]。現時点では抗Xa薬に対する中和薬がないことも問題点としてあげられます。DOACは投与方法が簡便ですが，安易な使用は重篤な合併症につながりかねませんので，使用前あるいは使用中にも常に出血リスクを考慮し，適正使用に関する注意事項を厳守して使用することが大切です。

〔山田　典一〕

[引用文献]

1) 日本循環器学会，2016-2017年度活動：肺血栓塞栓症および深部静脈血栓症の診断，治療，予防に関するガイドライン（2017年改訂版）．2018
http://www.j-circ.or.jp/guideline/pdf/JCS2017_ito_h.pdf
2) Konstantinides SV, Torbicki A, Agnelli G, et al; Task Force for the Diagnosis and Management of Acute Pulmonary Embolism of the European Society of Cardiology. 2014 ESC guidelines on the diagnosis and management of acute pulmonary embolism. Eur Heart J 2014; 35: 3033-3069
3) Kearon C, Akl EA, Ornelas J, et al: Antithrombotic Therapy for VTE Disease: CHEST Guideline and Expert Panel Report. Chest 2016; 149: 315-352

◆ Topics 4 ◆

静脈血栓塞栓症の新しいガイドラインについて

2018年３月に『肺血栓塞栓症および深部静脈血栓症の診断，治療，予防に関するガイドライン』が８年ぶりに大きく改訂されました。本ガイドラインの要点は，診断では臨床所見から検査前臨床的確率を求めてから画像診断を行う，肺血栓塞栓症の治療では重症度に応じた治療方針とし，血栓溶解療法と下大静脈フィルターの適応の制限が行われたことです。肺血栓塞栓症（PTE），深部静脈血栓症（DVT）の薬物治療では直接作用型経口抗凝固薬がヘパリン，ワルファリンに加えて推奨されました。肺血栓塞栓症予防に関しては，単なる薬剤，予防法の記載だけではなく，日本医療安全調査機構から発表された「医療事故の再発防止に向けた提言（第２号）急性肺血栓塞栓症に係る死亡事例の分析」から，急性肺血栓塞栓症のリスクの把握と疾患の認識，患者参加による予防の重要性が強調されました。ここでは弾性ストッキング，間欠的空気圧迫法（IPC）に関する項目を解説します。

1. DVT急性期の弾性ストッキング

DVT急性期に抗凝固療法をしたうえでの“圧迫療法を行いながらの歩行”と“圧迫療法なしでのベッド上安静”の比較では，前者で疼痛の改善，血栓伸展抑制が報告されています。一方で，弾性ストッキング着用とプラセボストッキングのランダム化比較試験（RCT）の検討では，疼痛を改善しないと報告されました。急性期の弾性ストッキング着用の是非は結論が出ておらず，症状が強い場合は改善が得られる例もありますが，一律な着用は勧められていません。

2. DVT発症後の静脈血栓後症候群予防としての弾性ストッキング（表T4-1）

静脈血栓後症候群（PTS）を予防するため，足関節圧30mmHg以上の弾性ストッキングを２年間着用することについては，小規模の研究で有用性が示されてきましたが，その後の大規模RCTでのプラセボストッキングとの比較では，その有用性は認められませんでした。さらにその後のアドヒアランス良好な患者での１年着用群，２年着用群を比較したRCTでは，２年着用群では静脈血栓後症候群が低減しました。相反する結果から，以前は着用を一律に推奨していましたが，今回は全員への着用は推奨せず，静脈血栓後症候群予防ではなく症状改善のために着用させることのみ記載されました。

3. 静脈血栓後症候群の治療としての弾性ストッキング（表T4-1）

静脈血栓後症候群を発症した患者に対する弾性ストッキングは，軽症例での効果は明確ではありませんが，静脈性潰瘍形成などの重症例には弾性包帯，足関節圧30mmHg以上の弾性ストッキングが有効であり，治療の中心として強く推奨されています。

4. 静脈血栓塞栓症予防のための弾性ストッキング（表T4-2）

弾性ストッキングの血栓予防のエビデンスは古く，無症候性静脈血栓塞栓症を評価基準とする研究が多いため，海外のガイドラインでは推奨レベルが低くなってきています。しかしわが国で保険収載された2004年に早期離床，弾性ストッキング，IPCを中心とする理学的予防が開始されてから周術期肺血栓塞栓症がほぼ半減している点，出血

表T4-1　深部静脈血栓症の理学療法に関する推奨とエビデンスレベル

	推奨クラス	エビデンスレベル
静脈性潰瘍など重症のPTS患者に弾性包帯の装着，弾性ストッキングを着用させることを推奨する	Ⅰ	A
DVTの初期治療において抗凝固療法が行えた場合には，ベッド上安静より早期歩行を推奨する	Ⅱa	B
PTEの合併がないDVTの患者で，全身状態，下肢症状，家庭環境，病院環境が適しているならば外来治療を推奨する	Ⅱa	A
DVTの症状改善のために弾性ストッキングを着用させる	Ⅱb	C
DVTのPTS予防のために画一的に弾性ストッキングの着用を長期間継続させる	Ⅲ	B

〔日本循環器学会，2016-2017年度活動：肺血栓塞栓症および深部静脈血栓症の診断，治療，予防に関するガイドライン（2017年改訂版）．2018,p.64,http://www.j-circ.or.jp/guideline/pdf/JCS2017_ito_h.pdf（accessed 2018-11-8）より引用〕

表T4-2　肺血栓塞栓症/深部静脈血栓症（静脈血栓塞栓症）の予防に関する推奨とエビデンスレベル

	推奨クラス	エビデンスレベル
すべてのリスクの患者に対して早期離床および積極的な運動を行う	Ⅰ	C
中リスク患者に対して弾性ストッキングを着用させる	Ⅱa	A
中リスク患者に対して間欠的空気圧迫法を行う	Ⅱa	A
高リスク患者に対して間欠的空気圧迫法あるいは抗凝固療法を行う	Ⅱa	A
最高リスク患者に対して「薬物予防法と間欠的空気圧迫法の併用」および「薬物予防法と弾性ストッキングの併用」を行う。また出血リスクの高い患者に対して間欠的空気圧迫法を行う	Ⅱa	A

〔日本循環器学会，2016-2017年度活動：肺血栓塞栓症および深部静脈血栓症の診断，治療，予防に関するガイドライン（2017年改訂版）．2018,p.68,http://www.j-circ.or.jp/guideline/pdf/JCS2017_ito_h.pdf（accessed 2018-11-8）より引用〕

リスクがなく有害事象が軽度，安価，装着により患者・医療関係者に静脈血栓塞栓症リスクを認知させる効果があることから，ほかの予防法と同様に推奨としています。

5. 静脈血栓塞栓症予防のためのIPC（表T4-2）

IPCは静脈血栓塞栓症予防のエビデンスが弾性ストッキングより多く集積されており，高リスクでも有意に静脈血栓塞栓の発生率を低下させ，とくに出血のリスクが高い場合に有用です。出血リスクがなく，有害事象が少なく，安価，またIPC装着により患者・医療関係者に静脈血栓塞栓症リスクを認知させる効果があることも弾性ストッキング同様で，中リスク，高リスク患者にも適応があります。

〔孟　真〕

慢性血栓塞栓性肺高血圧症（CTEPH）とは?

慢性型の肺血栓塞栓症で肺高血圧を合併しているものを慢性血栓塞栓性肺高血圧症（chronic thromboembolic pulmonary hypertension ; CTEPH）と呼びます[1)]。弾性ストッキングなどの圧迫療法の対象となることが多い静脈血栓塞栓症の一病型です。比較的まれですが，最近，その存在がクローズアップされた疾患で難病指定されています。その病因は器質化した血栓により肺動脈が慢性的に狭窄・閉塞するため，肺高血圧を合併し，呼吸不全と右心不全を発症するものです（**図T5-1**）。

CTEPHの発症機序は依然として明らかではありません。海外では，通常は抗凝固療法によりほとんど治癒し慢性化は少ないとされる急性肺血栓塞栓症（acute pulmonary embolism ; APE）からの移行が発症機序の一つと一般的に考えられています。APEの２～５%に数年～数十年で発症しています。しかし一方で，肺血栓塞栓症あるいは深部静脈血栓症（DVT）の既往のない患者も多く，初発症状がCTEPHの症状となる潜在型も多いとされます。とくにわが国では，海外と比べAPEの既往をもつ者が少ないことが特徴です。しかし詳細な下肢超音波検査を施行するとほぼ全員に深部静脈血栓症や静脈血栓後症候群を示唆する所見があることがわかってきています[2)]。

症状や徴候が非定型的であり診断がつかず呼吸不全として加療されている患者が多数いると考えられています。診断基準は，最低３～６カ月間の抗凝固療法の施行後も，肺高血圧の残存（診断基準は平均肺動脈圧25mmHg以上）があることです。診断は心不全，呼吸不全患者の心エコー所見で右心負荷（推定右心室圧の高値）が契機となり，肺換気・血流シンチグラムにて肺血流の欠損を認め，造影CTや肺動脈造影検査で，肺動脈の不整，狭窄，慢性完全閉塞などの特徴的所見を認めることで確定診断されます（**図T**

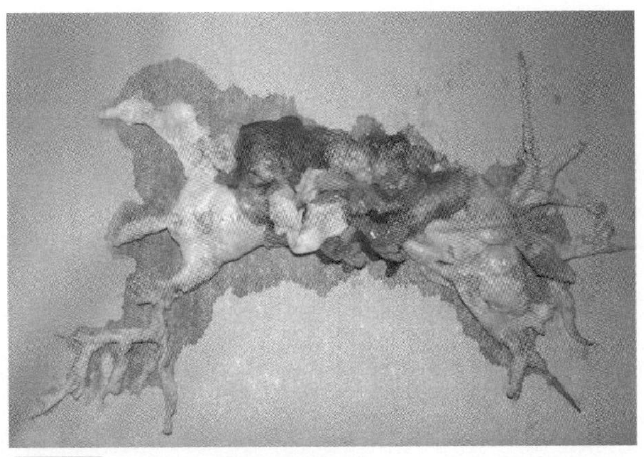

図T5-1 CTEPHの器質化血栓標本

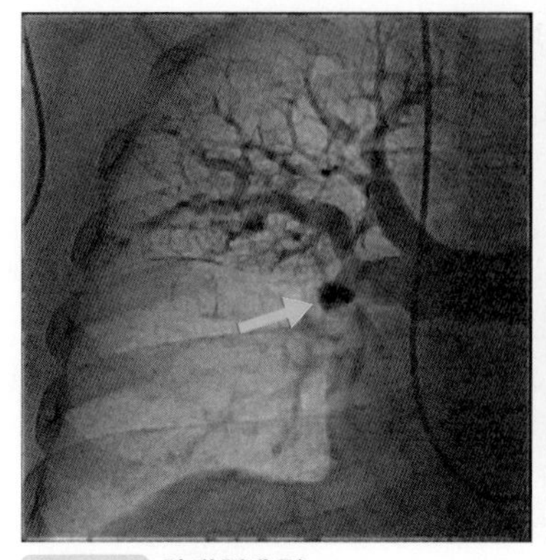
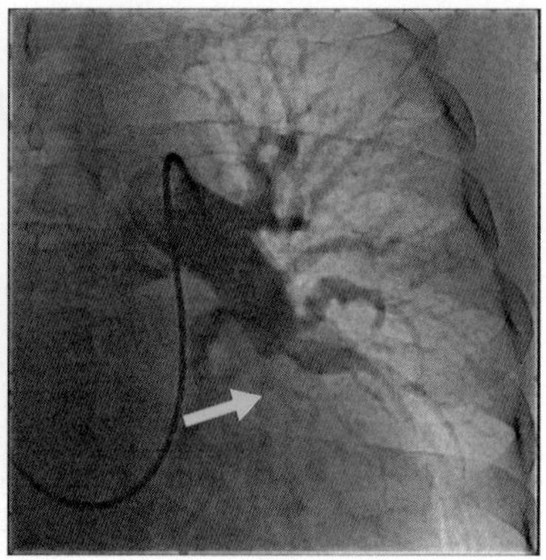

図T5-2　肺動脈造影

➡肺動脈の閉塞

5-2）。重症例の生命予後は不良ですが，器質化した血栓を切除する肺動脈血栓内膜摘除術で，症状，血行動態ひいては生命予後が改善することが報告されています。しかし外科手術のリスクが高い患者に対しては狭窄した肺動脈をカテーテルで拡張するバルーン肺動脈形成術が行われており，近年，良好な成績が報告されています。手術やカテーテル治療の適応がない，あるいは術後も症状が継続してしまう場合は肺動脈血管拡張薬が使用されます。

本疾患での弾性ストッキングの適応ははっきりとしたエビデンスはありませんが，DVTの既往がありうっ滞性皮膚炎など静脈血栓後症候群である場合，右心不全による下肢浮腫例には適応です。CTEPH患者では明らかなDVTの既往がなくても，深部静脈に血栓が形成されていることが多いので，下肢所見は確認したほうがよいでしょう。

〔孟　真〕

[引用文献]
1）日本循環器学会，2016-2017年度活動：肺血栓塞栓症および深部静脈血栓症の診断，治療，予防に関するガイドライン（2017年改訂版）．2018
http://www.j-circ.or.jp/guideline/pdf/JCS2017_ito_h.pdf
2）小林由幸，孟真，阿賀健一郎，他：慢性血栓塞栓性肺高血圧症（CTEPH）に対して肺動脈血栓内膜摘除術（PEA）を施行した患者における静脈血栓塞栓症の検討．静脈学 2018；29：53-58

第3章 リンパ浮腫を知ろう

1 むくみのメカニズム

むくみは医学用語では浮腫といいますが，浮腫は皮膚の下に余分な水分が溜まった状態です。

体の中には体重のおよそ60％の水分があります。この体内の水分は**図3-1**に示すように分布しています。

体の水分のバランスは，血管や組織にかかる圧力，タンパク質などが水分を保とうとする力（膠質浸透圧といいます），血管の壁の水分の通りやすさ（毛細血管濾過係数といいます），の3つでほぼ決まります（**図3-2**）。これらのバランスが崩れるとむくみ（浮腫）が発生します。例えば心不全のときは静脈の圧が上がるために血管から水分が漏れ出して浮腫が発生しますし，ネフローゼ症候群ではタンパク質が尿から漏れ出して水分を保とうとする力が血管に働かないので結果として組織に水分が溜まってしまいます。

ただし，このような血管だけでは水分をすべて運び出すことができません。わずかに水分が組織に残ってしまいます。そこでリンパ管はこの余分な水分（タンパク質や脂肪も）を運び出す役割があり，組織を適切な状態に保っています。

2 リンパ浮腫の発生

まず浮腫の患者さんをみた場合に，その浮腫の原因が何なのかを的確に診断しておくことが重要です。浮腫があるからといってリンパ浮腫であるとは限りません。むしろリンパ浮腫であることは少ないと考えたほうがよいでしょう。とくに深部静脈血栓症（DVT）や悪性腫瘍による浮腫を見逃すことがないようにしなければいけません（**表3-1**）。

リンパ浮腫は，前項「むくみのメカニズム」で説明した血管で運び出せない余

体内の水分：体重の約60％（体重50kgで30L）

- 細胞内液：40％（20L）
- 細胞外液：20％（10L）
  - 血管内（血漿）：5％（2.5L）
  - 組織間液：15％（7.5L）

図3-1　体液の分布

体内の水分は，細胞の中に含まれる細胞内液と細胞の外にある細胞外液とに区分され，細胞外液はさらに血管内の血漿と組織間液（間質液）とに分けられる

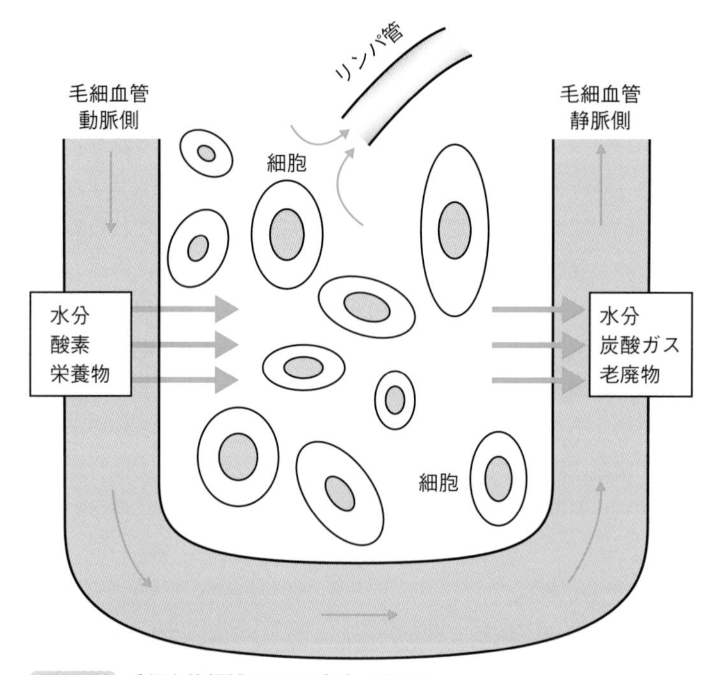

図3-2　毛細血管領域における水分の出入り

毛細血管の動脈側において酸素と栄養物を含んだ水分が血管から漏出し（濾過），細胞に酸素や栄養物を与える。細胞において組織代謝が行われた後，炭酸ガスと老廃物を含んだ水分が90％は毛細血管の静脈側，10％はリンパ管に吸収される（再吸収）。この動脈側から濾過される水分と再吸収される水分の量は原則として同じ量であるため，組織間液の量は常に一定である。しかし，この濾過される水分が多かったり，再吸収が少なくなると組織間液が多くなってしまう。この状態が浮腫の発生であり，リンパ管での吸収が悪いときに起こる浮腫がリンパ浮腫である

表3-1　浮腫を認める主な疾患とその原因

全身性浮腫を起こす疾患	主な原因
心不全 静脈閉塞・不全 腎不全，ミネラルコルチコイド過剰 高体温 交感神経系不全 薬物	血管圧の上昇
ネフローゼ症候群 火傷，外傷 肝硬変 栄養失調	血漿タンパク質の減少
甲状腺機能低下症	間質タンパクの増加
アナフィラキシー 感染症 毒素	毛細血管壁透過性の亢進
局所性浮腫を起こす疾患	**主な原因**
深部静脈血栓症 慢性静脈機能不全	血管圧の上昇
リンパ浮腫	リンパ流の障害

分な水分について，リンパ管が何らかの原因で機能を失い，この余分な水分をリンパ管も運び出すことができなくなったために発生する浮腫です。このときに水分だけではなくタンパク質も運び出せずに溜まってしまうので，組織に溜まった水分のタンパク質濃度が上昇するためいっそう水を溜め込む力が増してしまい，浮腫が悪化します。

リンパ浮腫の原因は2つに分類されます。遺伝的な素因やほかに原因らしきものが見当たらないのに発生したリンパ浮腫〔原発性（＝一次性）〕と，リンパ管が障害を受けた明確な原因のあるリンパ浮腫〔続発性（＝二次性）〕です。リンパ節郭清を伴う手術や放射線治療といったがん治療の後に発生するリンパ浮腫は続発性にあたります。原発性は80％以上が下肢に認められますが，上肢の場合は乳がん術後の続発性であることが90％以上です（**図3-3，4**）[1]。

3 リンパ浮腫の特徴

残念ながら見た目や症状だけでリンパ浮腫と診断できるような顕著な特徴はあ

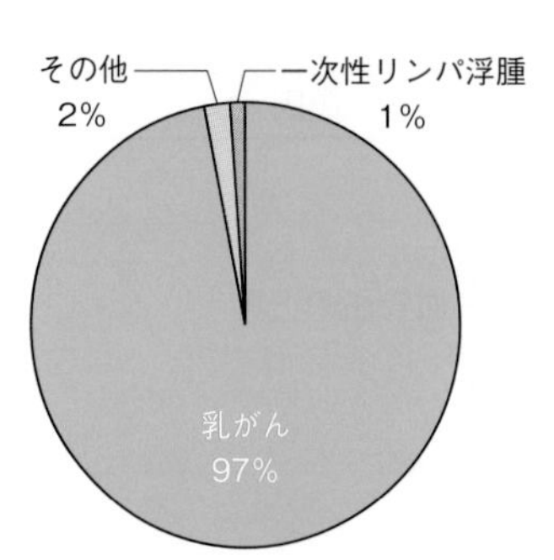

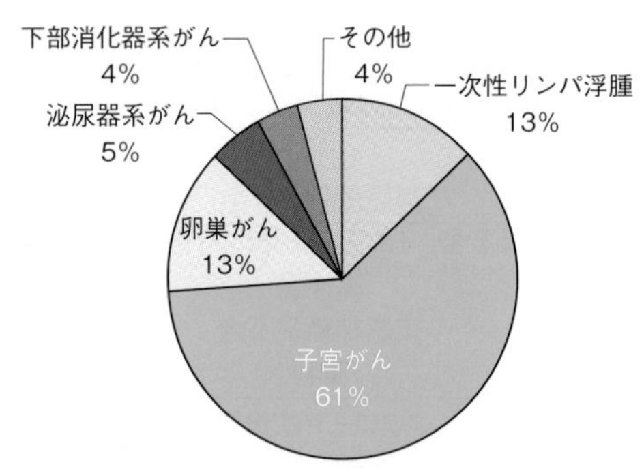

図3-3 上肢リンパ浮腫の原因（n=548）　**図3-4** 下肢リンパ浮腫の原因（n=788）

〔平井正文，新美清章，岩田博英，他：上肢リンパ浮腫，下肢リンパ浮腫の病態の違いと弾性着衣の臨床応用．静脈学 2010；21：37-43．より引用・改変〕

りません。とくにあげればリンパ浮腫には次のような特徴があります。

1）ゆっくりと進行する局所性の浮腫

リンパ浮腫は本人も気づかないうちにゆっくりと発症し，時間をかけて増悪していきます。数日で著明な浮腫を認めた場合は，リンパ浮腫以外を疑う必要があります。心不全やネフローゼ症候群などの全身性浮腫は左右対称に起こることが一般的ですが，リンパ浮腫や静脈性の浮腫の多くは片方のみに起こります。また，下肢リンパ浮腫の20～30%では両側性に起こりますが，このときでも左右差が大きいことが特徴です。

2）症状の割に高度な浮腫（図3-5）

リンパ浮腫では，未治療である場合はゆっくりと浮腫が高度になります。この場合でも本人の自覚症状は乏しく，むくみのほかはわずかな違和感や痛みを訴えるのみのことがほとんどです。

3）皮膚の症状（図3-6）

リンパ浮腫では，はじめは光沢のある比較的乾燥した皮膚の変化が認められます。多毛も特徴的です。表在静脈は目立たなくなります。静脈の怒張がある場合は静脈性の浮腫を疑う必要があります。浮腫が進行すると著明な皮膚の硬化，変形が起こり，象皮病と呼ばれます。

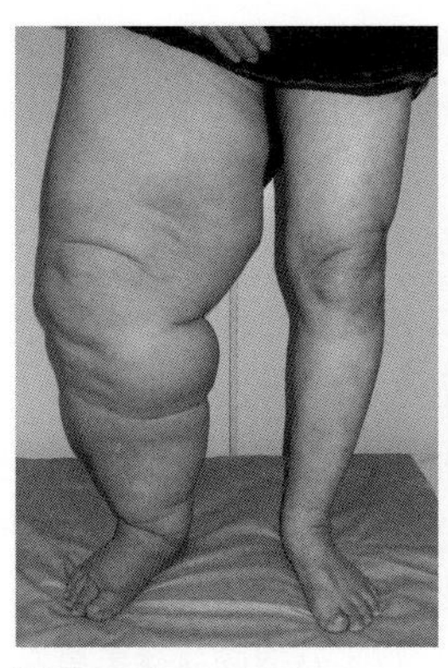

a 右下肢リンパ浮腫　b 右上肢リンパ浮腫

図3-5　高度なリンパ浮腫

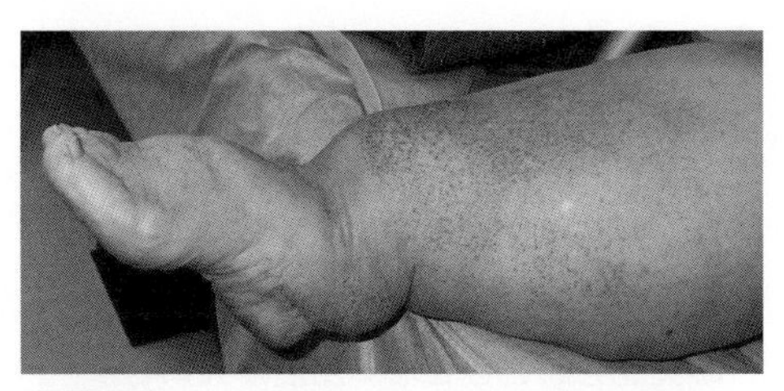

図3-6　リンパ浮腫における皮膚の硬化，変形

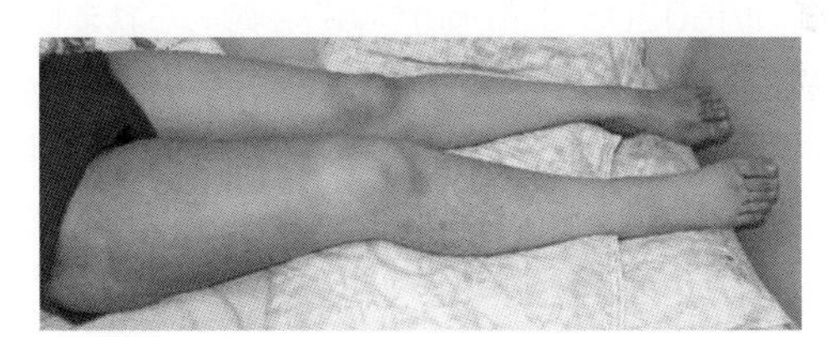

図3-7　右下肢の蜂窩織炎

4）蜂窩織炎（図3-7）

リンパ浮腫では患肢の蜂窩織炎を起こしやすく（上肢リンパ浮腫24%,下肢リンパ浮腫44%），蜂窩織炎が起きると，患肢の発赤と多くは40℃前後の発熱がみられます。炎症消退後には浮腫や皮膚の硬化が進行することが多いため，蜂窩織炎を起こさせないことが，治療の大きな目的になります。

〔3章1～3：齊藤　幸裕〕

4 リンパ浮腫の予防と治療

1）予　防

わが国ではリンパ浮腫の多くはがんの治療後に起こる続発性リンパ浮腫なので，治療後のQOLをよくするためにも予防対策が大切です。

続発性リンパ浮腫予防のために，用手的リンパドレナージや弾性着衣などによる圧迫療法を指導する施設もありますが，リンパドレナージや弾性着衣がリンパ浮腫の予防に有用であるとのエビデンスはありません。このため，新リンパ浮腫研修/がんのリハビリテーション研修会・リンパ浮腫研修委員会では，リンパ浮腫予防のために用手的リンパドレナージや弾性着衣による圧迫療法を行わせることは，患者さんへ余分な負担を強いるだけであることから行うべきではない，と合意しています（**表3-2**）[2]。もちろん，将来，エビデンスが出てくればこの限りではないことはいうまでもありません。

続発性リンパ浮腫の予防では，発症させる「きっかけ」を作らないことが重要です。具体的には，重い物を持ち運ぶ，歩きすぎるなど腕や脚に負担をかけること，長時間の立ち仕事を避けるなど，できるだけリンパのうっ滞を起こさせない生活，虫刺されなどの炎症を起こさせない生活が大切です[3]。2008年には「リンパ浮腫指導管理料」として診療加算（https://www.mhlw.go.jp/topics/2008/03/dl/tp0305-1ab.pdf参照）が認められました（**表3-3**）[4]。日常生活における注意点が指導され，予防とともにリンパ浮腫発症の早期発見にも役立っています。

2）治　療

リンパ浮腫の治療には保存的治療と外科的治療があります。残念ながら現時点ではいずれもリンパ浮腫を完治させることは難しく，症状の改善や合併症予防，QOLの向上などが主な治療目標となっています。

保存的治療では，従来より国際リンパ学会が推奨している「複合的理学療法」が行われてきました。複合的理学療法は，①スキンケア，②用手的リンパドレナージ，③（圧迫下の）運動療法，④圧迫療法，から構成されます（**表3-4**）[5]。わが国ではさらに日常生活指導を強調した「複合的治療（複合的理学療法を中心とする保存的治療）」が行われます。

この中でももっとも効果が高いとされているのが圧迫療法です。弾性着衣や弾性包帯を用いて適切に圧迫することによって，患肢の体積や重量の軽減あるいは

表3-2　リンパ浮腫研修委員会における合意事項（2011年）

厚生労働省委託事業　がんのリハビリテーション研修会・リンパ浮腫研修会から，リンパ浮腫研修委員会における合意事項をお知らせいたします

1）リンパ浮腫の予防におけるリンパドレナージ，弾性ストッキング・スリーブの扱い

現在のところ「リンパドレナージと弾性ストッキング・スリーブなどの圧迫療法が予防に有用」というエビデンスはない

乳がんや子宮がんなど婦人科がんの手術後にリンパ浮腫の予防に必要だからという理由で，リンパドレナージや弾性ストッキング・スリーブをすべての患者に指導し，施行を義務づけている施設がある。しかし，強制されている患者には大きな苦痛となるためこれは行うべきではない

2）リンパ浮腫治療における日常生活指導の重要性

従来，リンパ浮腫治療には「複合的理学療法」が有用とされてきたが，これのみでは不十分であり，長時間の立ち仕事を避ける，時に患肢を挙上するなどの日常生活指導を加えることが重要である。したがって，「複合的理学療法」に日常生活指導を加えた「複合的治療」（または「複合的理学療法を中心とする保存的治療」）がリンパ浮腫に対する標準的治療である

3）リンパ浮腫治療におけるシンプルリンパドレナージの扱い

通院治療が主体であり，用手的リンパドレナージを実施できる医療施設が少ない日本では，患者が自ら実施するシンプルリンパドレナージ（＝セルフリンパドレナージ）や家族・介助者が実施するシンプルリンパドレナージが一般的に行われているのが現状である。しかし，その効果についてはエビデンスが不十分であり，意義，どのような患者・病態に必要か，などの適応や具体的内容，禁忌などを今後確立していく必要がある

4）リンパ浮腫治療における薬物療法

現時点ではリンパ浮腫単独に対する効果的な薬剤はない。進行再発期と緩和医療期では全身浮腫に対して，その病態に応じて種々の薬剤を使用する

〔リンパ浮腫研修運営委員会の合意事項．2010年10月（改定2011年6月）http://www.lpc.or.jp/reha/modules/newlymph/#menu_4　より引用〕

うっ滞するリンパの減少が起こり，外見が改善するばかりでなく重だるい感じや炎症（蜂窩織炎や急性皮膚炎など）を起こす頻度が少なくなります。リンパ浮腫治療では後述（p.69，**表4-1**参照）されるように，強い圧迫圧が必要になる症例がほとんどです。そのため弾性着衣を処方されてもうまく使用できなかったり継続できなかったりすることも多く，また，弾性包帯による圧迫療法にしても必要な圧で巻き続けられない場合がみられます。圧迫療法がうまくいかない理由にはいくつかのパターンがあります。

（1）弾性着衣選択の問題

サイズや形，圧迫圧が適切でない場合，弾性着衣は使用する患者さんにとって締め付けが苦しい，脱ぎ履きが面倒で不快な衣類になってしまいがちです。そう

表3-3　リンパ浮腫指導管理料（抜粋）

下記事項を個別に説明，指導管理を行った場合に，手術前または手術後それぞれ1回ずつ算定できる（100点）

1. リンパ浮腫の病因と病態
2. リンパ浮腫の治療方法の概要
3. セルフケアの重要性と局所のリンパ液停滞を予防および改善するための具体的実施方法
   a. リンパドレナージに関すること
   b. 弾性着衣または弾性包帯による圧迫に関すること
   c. 弾性着衣または弾性包帯を着用した状態での運動に関すること
   d. 保湿および清潔の維持などのスキンケアに関すること
4. 生活上の具体的注意事項：感染症または肥満の予防に関すること
5. 感染症の発症など増悪時の対処方法：感染症の発症時に診察および投薬の必要性に関すること

〔診療点数早見表2018年4月版［医科］2018年4月現在の診療報酬点数表，杉本恵申編，東京，2018，医学通信社．より引用〕

表3-4　リンパ浮腫に対する保存的治療

理学療法
- a. 複合的理学療法
  - スキンケア
  - 用手的リンパドレナージ
  - 運動療法
  - 圧迫療法
- b. 間欠的空気圧迫法（IPC）
- c. マッサージ
- d. 小切開による排液
- e. 温熱療法
- f. 挙上

〔The Diagnosis and Treatment of Peripheral Lymphedema：2016 Consensus Document of the International Society of Lymphology. Lymphology 2016；49：170-184. より引用・改変〕

ならないように医療者がさまざまな点を考慮して弾性着衣を選んでいるのですが，見落とされやすいのが形です。同じサイズの同じ圧の弾性着衣を数種類並べると各メーカーで少しずつ形が異なっていることがわかります。ストッキングではとくにわかりやすく，下腿に比べて大腿が太めに設計されているものや大腿から下腿まで比較的寸胴な形をしているもの，脚部分の太さと足部の比率などもさ

表3-5　国際リンパ学会によるリンパ浮腫の病期分類

0期	潜在期	リンパの輸送障害はあるが浮腫が明らかではない時期
I期	浮腫期（可逆的）	患肢挙上で改善する浮腫の時期, pitting edemaを認めることもある
II期	浮腫期（非可逆的）	患肢挙上のみでは改善しない浮腫の時期, pitting edemaを認める
II期後期	浮腫期（非可逆的）	組織の線維性硬化を伴う浮腫の時期, non-pitting edemaになる
III期	皮膚合併症のある時期	象皮化, 皮膚の肥厚, 脂肪沈着, リンパ乳頭腫などを伴う時期

〔The Diagnosis and Treatment of Peripheral Lymphedema：2016 Consensus Document of the International Society of Lymphology. Lymphology 2016；49：170-184. より引用・改変〕

まざまなので, 患者さんの体型に合わせて選択することが重要です。

また, 治療に必要な圧迫圧はそれぞれの患者さんのリンパ機能によって異なります。国際リンパ学会の提唱するリンパ浮腫の病期分類（**表3-5**）[5] のみでは正確なリンパ機能を評価することが難しく, リンパシンチグラフィやICG蛍光リンパ管造影などの画像検査で判断しなければならないこともあります。一般には30mmHg以上の圧迫圧から開始し, 患者さんの状態をみて適宜変更しますが, 圧迫圧の選定がうまくいかないときには, 専門病院で検査を受けてみることも有用です。

本当に適切な弾性着衣は, 着脱の困難を別として, 着用した途端に「脚が軽くなった」「腕が軽くなった」と喜ばれます。患者さんの笑顔を目標に弾性着衣を選択していきましょう。

（2）着脱方法の問題

一般的にリンパ浮腫用の弾性着衣は30mmHg以上を要します。握力の低下した人や膝関節・股関節疾患を有する人, 腰痛などで十分な前屈ができない人などでは, 着脱が難しくなります。このような場合, すぐにサイズを大きくしたり圧迫圧を弱めたりするのではなく, 着脱困難の原因を確認して改善方法を提案することが重要です。弱い握力や関節の十分な屈曲ができないときには, 天然ゴム素材のゴム手袋やフットスリップを利用すると比較的楽に着用することが可能です。また, 脱ぐときにもゴム手袋や靴べらのようなものなどを流用すると便利です。

そのほか, 部位によりいくつかの弾性着衣を組み合わせて使用する場合には重

表3-6　ストッキング・スリーブ・包帯の保険請求

①対象疾患
　上肢，下肢のリンパ浮腫（リンパ節郭清を伴う悪性腫瘍手術後）
②申請回数
　一度に2着，申請をしてから6カ月たったらもう一度申請ができるので，年間4着まで購入できます（装着する部位ごとに）
*ただし，ストッキング・スリーブと包帯を一度に申請することはできません
③支給される限度額（1着あたり）

弾性ストッキング	28,000円（片足用25,000円）
弾性スリーブ	16,000円
弾性グローブ	15,000円
弾性包帯（上肢）	7,000円
弾性包帯（下肢）	14,000円

（保険請求できるストッキング，スリーブはクラスII以上です）
④提出する書類
・弾性着衣装着証明書
・領収書
・療養費支給申請書
⑤提出先
　加入されている保険（国保，社会保険等）の窓口
　保険の負担割合に応じて7～9割が支給されます

なり方の調整などにも注意が必要です。

(3) 経済的な問題

以前は弾性着衣が高価であることも継続困難の一因でしたが，患者団体や医療関係者の長年の活動や努力が実り，2008年より続発性リンパ浮腫においての療養費払い（**表3-6**，**図3-8**[6]）が実現しました。また，2018年より18歳以下の原発性リンパ浮腫においての医療費助成（**図3-9**[7]，https://www.mhlw.go.jp/file/05-Shingikai-12601000-Seisakutoukatsukan-Sanjikanshitsu_Shakaihoshoutantou/0000192089.pdf参照）も認められ，経済的負担が少しずつ軽減されるようになってきています。

用手的リンパドレナージは，いわゆるリンパを誘導するマッサージです(p.62, Topics 6参照)。リンパ浮腫治療においては，手順，力の入れ方，スピードの3つが重要で，専門的な訓練を必要とします。十分に適切な用手的ドレナージが施行された直後は，皮下組織を中心に患肢が柔らかくなります。2016年より用手的リンパドレナージを含むリンパ浮腫複合的治療料の算定が認められましたが（**表3-7**），施設基準などが厳しく，現在，すべての病院でこの治療を受け

弾性着衣等 装着指示書

住　　所			
氏　　名		性別	男・女
生年月日	昭和・平成　　年　　月　　日		
診断名			
手術年月日	昭和・平成　　年　　月　　日		
患　　肢	右上肢・左上肢・右下肢・左下肢		
弾性着衣等の種類	ストッキング・スリーブ・グローブ・包帯		
着圧指示	mmHg		
特記事項			

本患者は、上記疾患のため、患肢を常時圧迫する必要があり、弾性着衣等の装着を指示しました。

平成　　年　　月　　日

医療機関所在地
名　称
電話番号
医師氏名　　　　　　　　㊞

【記載上の注意】
1　各欄に記載または該当項目に○をしてください。
2　「手術年月日」欄について、他院で手術を行った等の理由により詳細な日付は判らない場合は、「何年何月頃」と記載してください。
3　「患肢」及び「弾性着衣等の種類」が複数ある場合は、その内訳を「特記事項」欄に記載してください。
4　「弾性着衣等の種類」が包帯の場合は、包帯の装着を支持する理由を「特記事項」欄に記載してください。
5　「着圧指示」が 30 mm Hg 未満の場合は、装着が必要な理由を「特記事項」欄に記載してください。

図3-8　弾性着衣などの療養費払いに必要な書類

〔厚生労働省：四肢のリンパ浮腫治療のための弾性着衣等に係る療養費の支給における留意事項について．保医発第0321001号，平成20年3月21日．より引用〕

られるわけではありません。実際には十分に訓練されたセラピストから指導を受けて，患者自身や家族・介助者が行う場合がほとんどです。用手リンパドレナージは単独で十分な治療効果を上げることは困難ですが，圧迫療法との組み合わせにおいてその有効性を高めることが報告されています。また，弾性着衣を使用する際に関節部分を中心に皮下組織を柔らかくしておくと着脱が容易になり，圧迫療法を受け入れやすくなります。

スキンケアや圧迫下の運動療法，体重管理などを含めた日常生活指導では，予

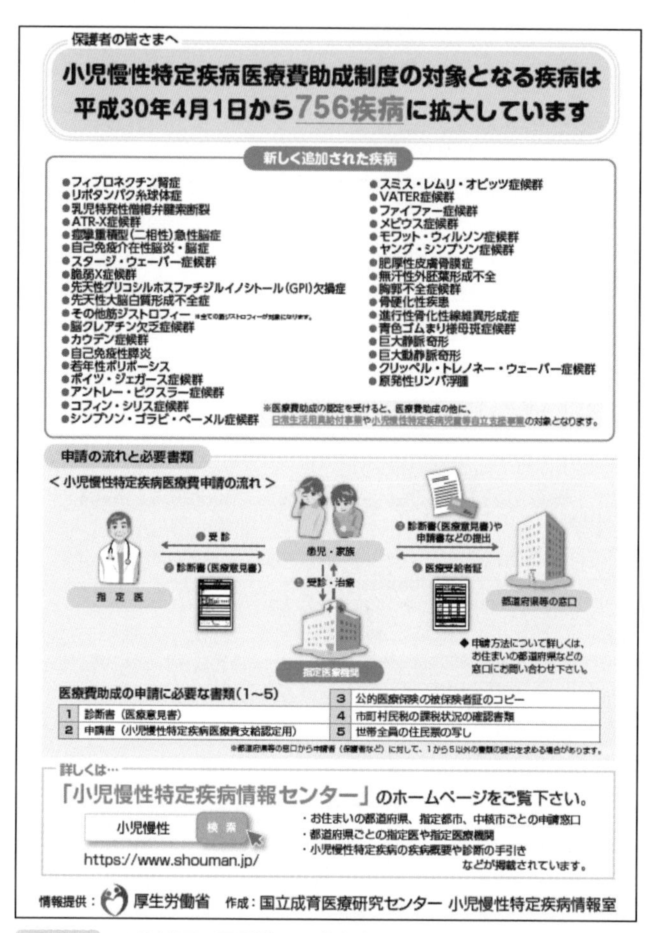

図3-9 18歳以下の原発性リンパ浮腫においての医療費助成

〔小児慢性特定疾病情報センター：平成30年4月1日から追加された疾病の一覧. https://www.shouman.jp/disease/html/contents/Poster_20180319.pdf より引用〕

防と同様に，①患肢にリンパの強いうっ滞を起こさせない生活，患肢への過重な負担を避ける生活と，②患肢に炎症（蜂窩織炎）を起こさせない生活への指導が大切です。

外科的治療として現在ではリンパ管静脈吻合術（p.64，Topics 7を参照）や脂肪吸引術などが行われています。一定の効果を得られ症状が軽くなることが多いですが，術後に弾性着衣が不要になる症例は少なく，圧迫療法の継続を要します。

〔松原　忍〕

表3-7　リンパ浮腫複合的治療料（要点）

重症の場合　　　1日につき　200点
それ以外の場合　1日につき　100点
*重症とは：表3-5のⅡ期後期以降の患者
具体的には皮膚や皮下組織が硬くなってきた症例，皮膚合併症を伴う症例などである
1. 治療回数
重症：治療を開始した月と翌月を合わせて11回まで。翌々月からは月1回まで
それ以外：6カ月に1回まで
2. 施術者
a. 専任の医師
b. 専任の医師の指導下で，専任の看護師，理学療法士および作業療法士
c. 専任の医師，看護師，理学療法士，作業療法士の指示下で行い，かつ，事後報告をするあん摩マッサージ指圧師（当該保険医療機関に勤務ほかの要件あり）
3. 施術時間
重症：1回40分以上，かつ，毎回，圧迫を行う
それ以外：1回20分以上
*患肢のスキンケア，体重管理などのセルフケア指導を必ず行い，圧迫や圧迫下の運動，用手的リンパドレナージを適切に組み合わせる
【施設基準】
1. 以下の要件をすべて満たす専任の常勤医師1名および常勤看護師，常勤理学療法士または常勤作業療法士1名が勤務していること
a. それぞれの資格を取得後2年以上経過していること
b. 医師の場合，直近2年以内にリンパ浮腫を5例以上診療していること
c. リンパ浮腫の複合的治療について適切な研修（座学33時間以上，実習67時間以上が行われ，修了にあたり試験が行われるもの）を修了していること
2. 直近1年間にリンパ浮腫指導管理料を50回以上算定していること

［引用文献］
1) 平井正文，新美清章，岩田博英，他：上肢リンパ浮腫，下肢リンパ浮腫の病態の違いと弾性着衣の臨床応用．静脈学 2010；21：37-43
2) リンパ浮腫研修運営委員会の合意事項．2010年10月（改定2011年6月）
http://www.lpc.or.jp/reha/modules/newlymph/#menu_4
3) 小川佳宏：むくみで困ったときに読む本 1からわかるリンパ浮腫の予防とケア，東京，2009，保健同人社
4) 診療点数早見表2018年4月版［医科］2018年4月現在の診療報酬点数表，杉本恵申編，東京，2018，医学通信社
5) The Diagnosis and Treatment of Peripheral Lymphedema：2016 Consensus Document of the International Society of Lymphology. Lymphology 2016；49：170-184
6) 厚生労働省：四肢のリンパ浮腫治療のための弾性着衣等に係る療養費の支給における留意事項について．保医発第0321001号，平成20年3月21日．　https://www.mhlw.go.jp/topics/2008/03/dl/tp0325-1c.pdf
7) 小児慢性特定疾病情報センター：平成30年4月1日から追加された疾病の一覧．
https://www.shouman.jp/disease/html/contents/Poster_20180319.pdf

◆ Topics 6 ◆

用手的リンパドレナージ

1. 用手的リンパドレナージとは?

リンパ浮腫はリンパ管系の異常でリンパうっ滞が生じて発症し，特徴的な症状や臨床経過がありますが，静脈とは異なったリンパ管系の解剖・生理が関係しています。また治療にも特徴があり，その１つが「用手的リンパドレナージ（manual lymph drainage；MLD）」です。

MLDは「リンパうっ滞が生じた患肢から正常なリンパ管系に組織間液・リンパ液を移動させる」治療です。MLDの詳細に関しては成書[1)]を参考にしていただき，本書では基本となる考え方のみ解説します。

2. 体表面の皮下リンパ管（図T6-1）

リンパ管は全身の皮下組織内に網目状に分布していますが，その先端で組織間液を取り込んでリンパ液を生成し頸部・腋窩・鼠径リンパ節に向かいます。右脚なら右鼠径，左腕なら左腋窩といったように，各部位でどのリンパ節に流入するか決まっており，どのリンパ管系に損傷があればどこにリンパ浮腫を発症するのかが決まっています。

3. リンパ浮腫の発症・進行

リンパ管系の異常部位から末梢のリンパ管内にリンパ液が滞り，リンパ管は拡張します。本来吸収されるべき組織間液や細胞成分が過剰になり，リンパ浮腫を発症します。その際の拡張で逆流防止弁が損傷され，皮膚表面方向にリンパ液が逆流する「dermal backflow」がみられて組織間隙にリンパ液が逆流し悪化します。また弁が次々壊れ患肢の末梢方向にリンパ浮腫が進行します。

4. MLDの基本

体表のリンパ管系は**図T6-1**にように「体液区分線」で６分画に分けられていますが，細かいリンパ管同士のつながりがあり，側副路になっています。リンパ液は血液と違い凝固しないため，リンパうっ滞があるとリンパ液は「体液区分線」を越えて，正常なリンパ

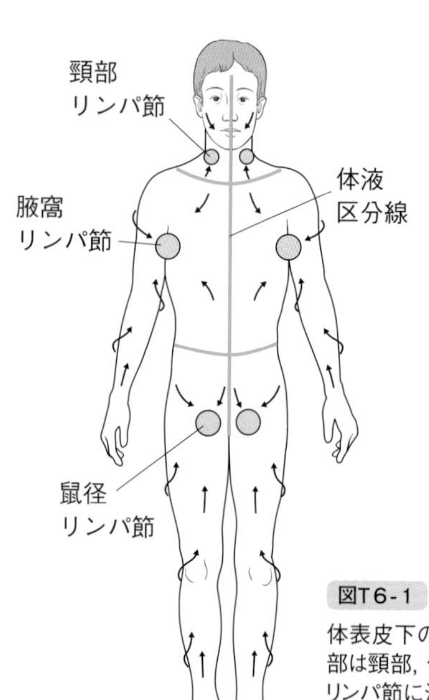

図T6-1　体表のリンパ流イメージ

体表皮下のリンパ管は自律収縮運動で，それぞれ左右別に頭頸部は頸部，体幹臍上部・上肢は腋窩，体幹臍下部・下肢は鼠径リンパ節に流入している。それ以降は深部リンパ管系を流れ左右頸部の静脈角で静脈に合流する。体表を6分画に分けている境界線が「体液区分線」である

管系まで移動する側副路に流れます。組織間液も組織間隙を直接移動できるため，浮腫の発症した部位に手を当てて皮膚・皮下組織を刺激してリンパ液とともに移動を促せます。主なリンパ管は皮下組織内を走行しているため，指で力強く素早く筋肉を刺激する通常の「マッサージ」とは異なり，手のひら全体を使用して皮下組織にまで届く程度の弱い力でゆっくりと移動させます。

5. MLDの手順（図T6-2）

各所属リンパ節以降は腹腔内から胸管を通り頸部の静脈角で静脈内に流入します。まず前処置として，この経路のゴールとなる静脈角部分を軽い圧迫や肩回しなどで刺激し，腹式呼吸などで胸管や腹腔内のリンパ管など，リンパ管系全体の流れを活発にします。その後体幹では正常な分画の所属リンパ節付近から始め，体液区分線付近，患肢の中枢，次いで患肢末梢へという順で治療を進めます。

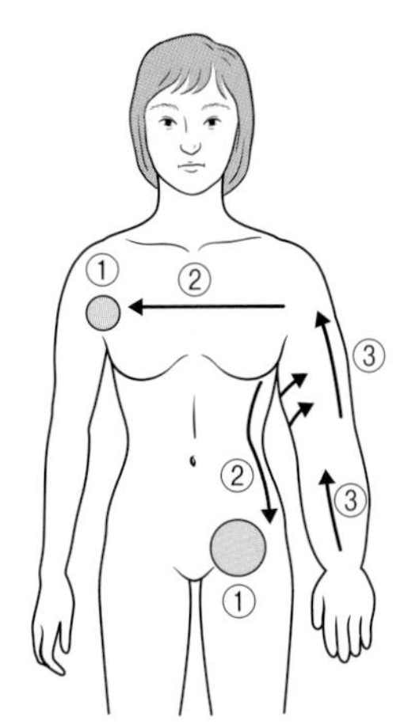

図T6-2　リンパドレナージの手順（左乳がん術後左上肢リンパ浮腫の例）

左腋窩リンパ節が郭清されているので，患肢と同側の左鼠径リンパ節と反対側の右腋窩リンパ節に誘導するようにMLDを行う。①から開始し，数字の順に分節的に皮下組織のリンパ液や組織間液を移動させる。患肢は最後であるが，中枢から始め徐々に末梢に進める

6. MLDの効果・有効性

リンパ浮腫を改善させる効果は圧迫療法が主であり，MLD単独のリンパ浮腫改善効果は決して高くありません[2)]。ただ患肢を治療者が直接手で触るため，患肢の状態をMLDのたびに評価できます。患者本人も弾性着衣を着用するだけで患肢を触診しなければ，患肢の状態の悪化に気づかないことがあるため，患者に簡易的なMLDを指導することもあります。これはsimple（or self）lymph drainage（SLD）と呼ばれますが，治療効果を期待するというより，あくまでも患者本人が患肢の状態を確認する「セルフアセスメント」を目的と考えたほうがよいと思います。

7. MLDの今後

以上のようなMLDの考え方は古いものであり，近年リンパ管蛍光造影などリンパ管を描出する画像診断の開発により新しい知見が出つつあります。今後MLDの手順などの変革も考えられますが，患肢の状態を評価できるMLDはリンパ浮腫のセルフケア指導には欠かせません。

〔小川　佳宏〕

［参考文献］
1）佐藤佳代子：医療徒手リンパドレナージ．リンパ浮腫の治療とケア，第2版，佐藤佳代子編，東京，2010，医学書院，pp.63-70
2）日本リンパ浮腫学会編：リンパ浮腫診療ガイドライン2018年版．東京，2018，金原出版

◆ Topics 7 ◆

リンパ浮腫に対するリンパ管静脈吻合術

リンパ浮腫の外科治療として，ICG蛍光リンパ管造影法の開発や顕微鏡の進歩，手術器具および縫合糸の改良によりマイクロサージャリー手技を用いたリンパ管静脈吻合術が行われるようになってきました。しかし，リンパ機能の低下が軽度であれば，適切な複合的理学療法で十分な臨床症状の改善が得られる症例もたくさんあります。リンパシンチグラフィでリンパ機能が中等度以上に低下し，ICG蛍光リンパ管造影法にて集合リンパ管が描出される症例（**図T7-1**）が手術適応となります。

1. 術前準備

吻合に用いる静脈に逆流がある場合や静脈圧が高いと吻合後にリンパ管内へ血液の流入が起こりやすいので，下肢静脈瘤や深部静脈の弁不全の評価が重要です。静脈瘤手術を先行したほうがよいこともあります。また，皮下の水分貯留が多いとリンパ管の露出や吻合が難しくなるので，手術前の数日間はとくに厳重に圧迫療法を行い，十分に皮下の排液をしておくことが重要です。

2. 吻合部の決定

蛍光赤外線カメラで体表を観察し吻合予定の静脈の走行を確認したのち，ICG蛍光リンパ管造影法で線状にみえる集合リンパ管をマーキングします。先に観察した静脈と蛍光の線が近接する部位を吻合部として選択し，リンパ管の視認性をよくするためICGの注入部位に少量のパテントブルーを皮内注射します。

3. 皮膚切開

リンパ浮腫の罹患期間が長い症例では皮膚が肥厚していることが多く，遠位ほど強くその傾向を認めます。真皮深層より深部の皮膚切開は顕微鏡観察下に剪刀などを用いて，少しずつ剝離を進めます。

4. リンパ管と静脈の露出

わずかでも青染されているリンパ管を探します。直径0.3mmぐらいから吻合できますが，臨床症状の改善には0.5mm以上のリンパ管が有用です。できるだけリンパ管の近くにあり，かつ直径がリンパ管の2倍までにとどまる静脈を探します。

5. 吻　合

元来のリンパ流を障害しない側端吻合が

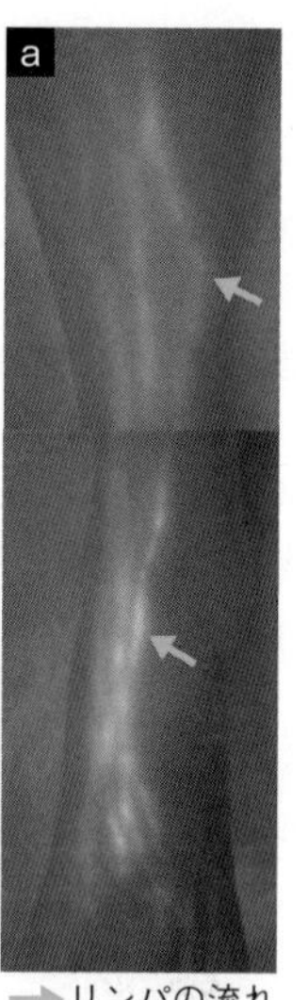

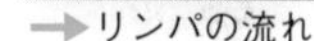

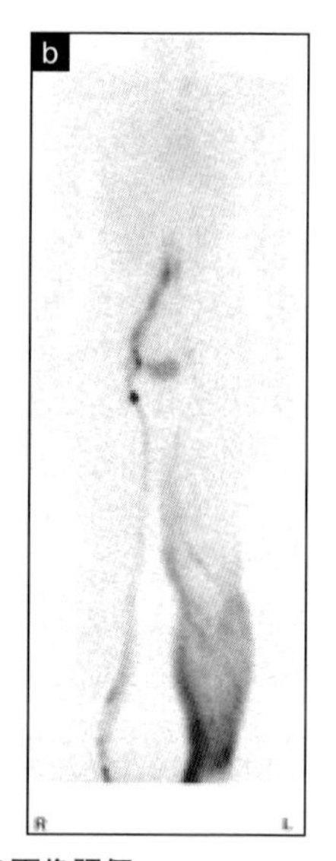

図T7-1　リンパ管の画像評価

a ICG蛍光リンパ管造影法：リンパの流れを蛍光の線としてリアルタイムに観察できる
b リンパシンチグラフィ：深部を含めた患肢全体のリンパ動態を確認できる

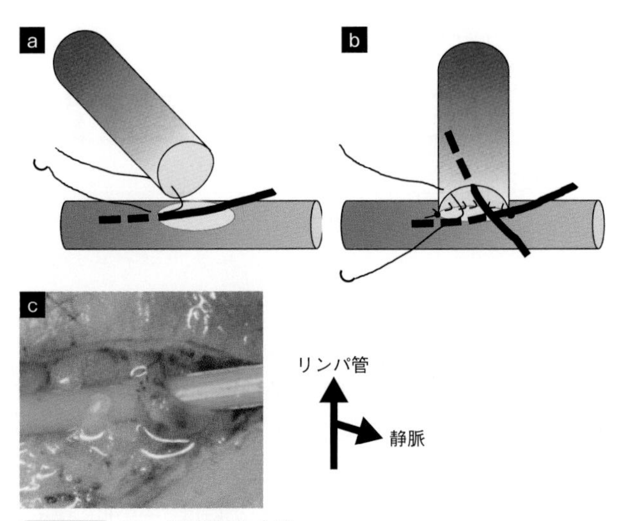

図T7-2 リンパ管静脈吻合術

a リンパ管内に6-0ナイロン糸を挿入し，11-0糸で静脈と吻合する
b 前壁を吻合するときには，静脈内へも6-0糸を挿入する
c 吻合直後に静脈血がリンパに押し戻され始める

第一選択です。リンパ管を静脈の直径に合わせて切開します（**図T7-2a**）。吻合には顕微鏡でなければ見えないぐらいのとても細い糸を使用します。後壁側から吻合し，前壁を吻合する際には静脈内へも細いナイロン糸を挿入します（**図T7-2b**）。実際の大きさとしては，髪の毛同士を縫い合わせるような感じです。リンパ流が多ければ，吻合した静脈がすぐに拡張し，青染や蛍光を確認できます（**図T7-2c**）。

6. 閉　創

皮下組織内へリンパが漏出することが多いので，真皮縫合を丁寧に行います。

7. 術後管理

手術後しばらくは患肢の体積が変わりやすいので，しっかりと圧力がかかる弾性着衣が望まれます。

リンパ管静脈吻合術によって「患肢が軽くなった，柔らかくなった」など自他覚症状が改善し，外見の印象の変化や患肢周径（体積）の変化，手術後に生活の質の改善を得られる症例がたくさんあります。しかし，リンパシンチグラフィやICG蛍光リンパ管造影による画像評価で有意な変化を捉えるのは難しいのが現状です。技術的に吻合術が可能だとしても，手術適応と判断するリンパ機能低下の程度や手術のタイミングにはさまざまな意見があり，また，リンパ管吻合の本数とリンパ浮腫の臨床症状の改善は必ずしも一致しない点など課題も残ります。

弾性着衣は基本的に継続が必要ですが，圧迫圧が軽減できることもあります。術後は弾性着衣の変更について十分な検討を要します。

〔松原　忍〕

第4章 圧迫療法を理解する

1 弾性ストッキングと弾性スリーブの種類と選び方

弾性ストッキング・スリーブ（以下，弾性着衣）は，非常に多くの種類が市販されていますが，きちんと治療効果を上げるためには，その形，サイズ，圧迫圧，伸び硬度（後述）を考慮し，選択することが大切です[1)]。とくに伸び硬度は皮膚病変を合併した重症の慢性静脈不全（下肢静脈瘤や静脈血栓後症候群など），高度のリンパ浮腫では伸び硬度の大きい弾性着衣や弾性包帯が応用されます。

1）素材と編み方

（1）素　材

多くの弾性着衣は，非弾性糸であるナイロン（ポリアミド）と弾性糸であるポリウレタン（エラスタン，ライクラ，スパンデックス）で編まれていますが，製品によっては天然ゴム（ラテックス）や綿を含み圧迫圧の強化，良好な吸湿性などの特徴を出している製品もあります。

弾性糸を用いて編むことにより弾力性のあるストッキングを作ることができますので，ドラッグストアなどでは下肢の疲労に効果があるサポートタイプストッキングとして販売されています。しかし，医療用の弾性ストッキング・スリーブは，さらに高度の圧迫圧，安定した圧迫圧を必要とするため横糸（インレイ糸）が挿入されています（**図4-1**）。

（2）編み方

編み物である弾性着衣には，丸編みで編まれた製品と平編みで編まれた製品とがあります。

ほとんどの弾性着衣は丸編みで編まれていますが，丸編みは針が円形に並んだ編み機で筒状の生地を作ります。平編みは針が横に並んだ編み機を用い，編み上がった生地の両端をさらに縫い合わせて筒状にします。このため，丸編み製品は

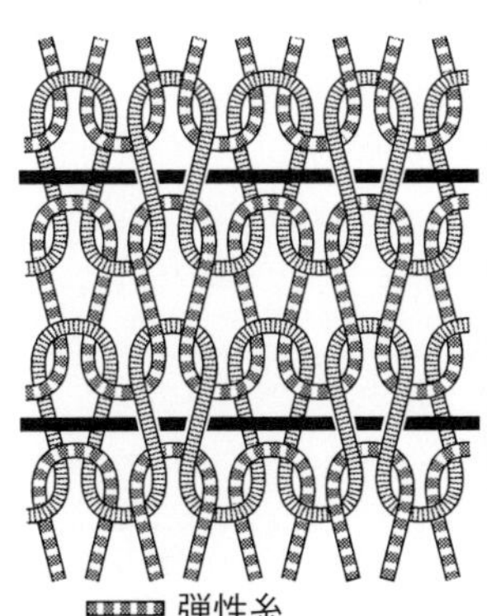

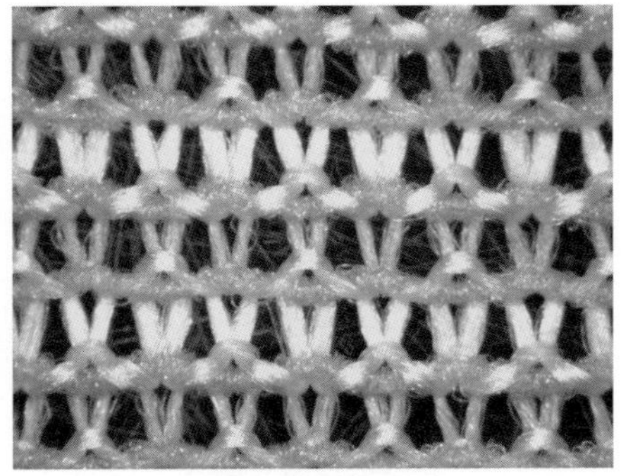

図4-1　医療用弾性ストッキング・スリーブ

高度の圧迫圧，安定した圧迫圧を得るためインレイ糸が挿入される

常にシームレスになります。これに対し，平編み製品には縫い目（シーム）ができますが，最近ではシームレスの平編み製品も作られるようになってきました。

一般に，平編み製品は丸編み製品に比較し，厚く，硬く，伸縮性に乏しい製品になりますが，伸び硬度が大きいため重症の慢性静脈不全やリンパ浮腫に応用されます。短所としては，丸編み製品に比較し硬くて，装着しにくいことと，四肢の長さや太さにフィットしないと正しい圧迫圧を得にくいことです。

2）段階的圧迫法（graduated compression）とは

弾性ストッキングでは，足首の圧迫圧がもっとも高く，大腿に向け圧迫圧が低くなる段階的圧迫圧に作られています（**図4-2**）。静脈血やリンパ液を心臓方向へと流れやすくする工夫です。このため，圧迫圧が弾性ストッキングの各部位で違っていますので，足関節部の圧迫圧をその弾性ストッキングの圧迫圧と表示することになっています。弾性スリーブも同様に手関節部の圧迫圧を表示しています。

圧勾配は，弾性ストッキングではおおよそ足関節：下腿：大腿での圧迫圧の比が10：７：４ですが，弾性スリーブでは手関節：前腕：上腕が10：９：７と圧勾配は小さくなっています。上肢のほうが下肢に比較し重力のかかる程度，頻度が少ないことによります。なお，最近は厳密な段階的圧迫圧でなくとも，ふくらはぎ部分に圧がかかれば効力があるとの意見も出てきています。

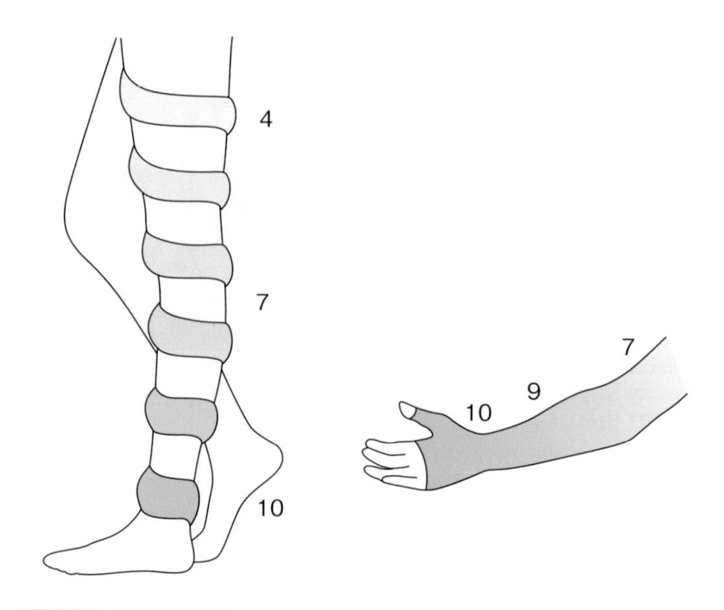

図4-2 段階的圧迫圧

弾性ストッキングではおおよそ10：7：4，弾性スリーブでは10：9：7の段階的圧迫圧となっている

3）圧迫圧の選択法

（1）圧迫圧の種類と選択の基準

圧迫療法において，圧迫圧の選択は非常に大切です。大まかに**表4-1**に示すような基準で圧迫圧が選択されます。

肺血栓塞栓症の予防を目的として使用される弾性ストッキング（以下，予防用弾性ストキング）の圧迫圧は，ほとんどの製品が18mmHg前後に設定されています。静脈疾患やリンパ浮腫の治療には高い圧迫圧が選択されますが，一般的にリンパ浮腫のほうが静脈疾患よりも１ランク高い圧迫圧を使用します。

製品の圧迫圧の表示方法として，Class 1，Class 2，Class 3という分類[2)]もあります。これはドイツ，フランスなどで用いられていますが，国により測定法が異なり，また圧の基準も異なります（**表4-2**）。このためわが国では現在ではできるだけ Class 1，2，3という表示法を使用せず，圧迫圧そのものでの表示が勧められています。弱圧（low compression），中圧（medium compression），強圧（high compression）という表現もあいまいで，本書の旧版ではわが国で比較的よく用いられる米国の基準を参考に使用されていました。しかし，圧その

表4-1　圧迫圧の選択の目安

	圧　迫　圧	疾患と症状の程度
軽度圧迫圧	20mmHg未満	深部静脈血栓症の予防（16～19mmHg） 廃用症候群による浮腫 健常者，非脈管疾患による浮腫
弱　圧	20～29mmHg	下肢静脈瘤（皮膚病変なし） 静脈血栓後症候群（軽症） 下肢リンパ浮腫（軽度） 上肢リンパ浮腫 先天性の脈管異常（軽症，静脈奇形）
中　圧	30～39mmHg	下肢静脈瘤（皮膚病変あり） 静脈血栓後症候群 下肢リンパ浮腫 先天性の脈管異常
強　圧	40mmHg以上	下肢静脈瘤（静脈性潰瘍） 静脈血栓後症候群（重症，静脈性潰瘍） 下肢リンパ浮腫（重度） 先天性の脈管異常（重症，動静脈瘻）

注1）表の圧迫圧は米国で広く用いられている標準に準じている
注2）圧迫圧を18～21（Class 1），23～32（Class 2），34～46mmHg（Class 3）と表示しているストッキングもあるが，主として圧迫圧測定器の違いによるもので大きな違いはない
もっとも圧の重複が多いところに分類してドイツClass1（18～21mmHg）は弱圧，ドイツClass2（23～32mmHg）は中圧，ドイツClass 3（34～46mmHg）は強圧とする。一方でフランスClass1は10～15mmHg であるので軽度圧迫圧になる

ものを毎回記載するのは利便性が低く，また，わが国では20mmHg以下の弾性ストッキングを使用する機会が比較的多い状況があります。以上の背景から，20mmHg 未満のものは軽度圧迫圧（light compression）と新しい区分を作成し，圧迫圧の分類を軽度圧迫圧（20mmHg未満），弱圧（20～29mmHg），中圧（30～39mmHg），強圧（40mmHg以上）としました。欧州のClass分類との整合性は，その重複がもっとも多いところに分類するとしました。例えばドイツRAL規格の18～21mmHg（Class 1）は弱圧，23～32mmHg（Class 2）は中圧，34～46mmHg（Class 3）は強圧としました（**表4-1**）。

欧州では以前からこのような圧迫圧の表示方法の統一が議論されていますが，各国の圧迫圧測定器の歴史と利害が絡み合って，統合はなかなか難しいようです。私たちは，このような背景を知ったうえで，賢く製品の選択をしなければならないことになります。

表4-2　イギリス，フランス，ドイツの弾性ストッキング標準をめぐるストッキング分類の比較

	イギリス標準 BS 6612:1985	フランス標準 AFNOR G 30.102	ドイツ標準 RAL-GZ 387:2000
試験法	HATRA	IFTH	HOSY
Class 1	14～17mmHg	10～15mmHg	18～21mmHg
Class 2	18～24mmHg	15～20mmHg	23～32mmHg
Class 3	25～35mmHg	20～36mmHg	34～46mmHg
Class 4	報告なし	＞36mmHg	＞49mmHg

単位mmHgで示した範囲は，弾性ストッキングによってB（最小周径での足関節周囲）にかかる圧力を示している
なお，米国には弾性ストッキングの国家標準はない。米国でもっとも広く用いられている圧迫分類は次のとおり。Class 1：20～30mmHg，Class 2：30～40mmHg，Class 3：40～50mmHg，Class 4：50～60mmHg。米国では15～20mmHgのストッキングも市販されている
〔International Lymphoedema Framework: Best practice for the management of lymphoedema, International consensus, London, 2006. MEP. より引用・改変〕

（2）ヘクトパスカル（hPa）とは？

経済産業省は，平成11（1999）年から，弾性ストッキングの圧迫圧の表示をすべて「mmHg」から「ヘクトパスカル（hPa）」に変えるよう指示しています。1hPaは0.75mmHgで，1mmHgは1.33hPaです。

しかし，私たちは以前より弾性ストッキングの圧迫圧の強さをmmHgで考え，臨床応用してきました。多くの欧米の論文が現在もmmHgで研究成果を発表しています。現在のところ，両者の併記がよいと思われます。

4）伸び硬度とは

（1）伸び硬度と伸縮性

弾性ストッキング・スリーブや弾性包帯を引っ張ってみると，よく伸びる製品と，硬くて伸びにくい製品とがあります（**図4-3**）。それぞれ使用目的が違っています（**図4-4**）が，この伸びやすさを表す言葉が伸び硬度（stiffness）です。伸び硬度は伸縮性に反比例するもので，弾性着衣や弾性包帯を引き伸ばすときに必要な力，引き伸ばしに抵抗する力を意味します。具体的には，弾性包帯や弾性着衣が1cm引き伸ばされたときに生じる圧迫圧の増加分（mmHg）として測定されます。

この伸び硬度は，個々の弾性着衣や弾性包帯が示す筋ポンプ作用の増強効果の具体的指標として用いられることから，これらを臨床応用する際には非常に重要

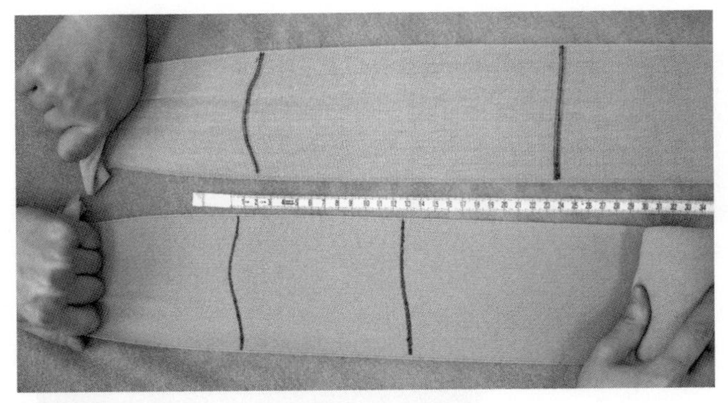

図4-3　よく伸びる包帯とあまり伸びない包帯

10cm幅に印をつけて精一杯引き伸ばしたものであるが，下の包帯は10cm幅が12cmに伸びたに過ぎないが，上の包帯は10cm幅が22cmになっている

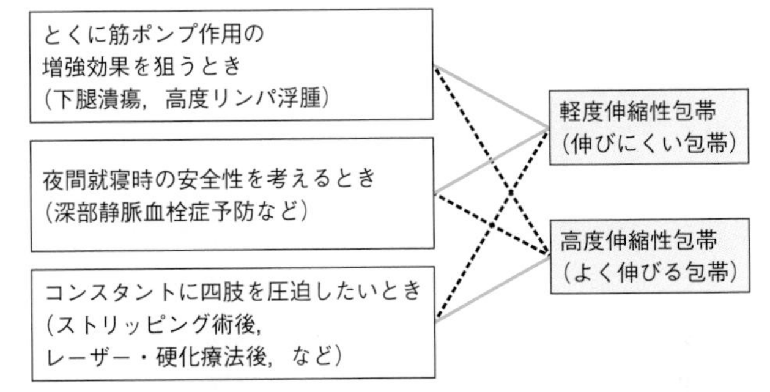

図4-4　軽度伸縮性・高度伸縮性包帯の使い分け

実際の臨床応用では，画一的な使い方はなく，目的や病態に応じて選択していくことになる（——が比較的よく選択される）
〔平井正文：データとケースレポートから見た圧迫療法の基礎と臨床．東京，2013，メディカルトリビューン．より引用・改変〕

な概念の一つです。

（2）伸び硬度と臨床への応用

圧迫療法では圧迫圧が非常に大切であることはいうまでもありませんが，弾性着衣や弾性包帯下の圧迫圧は立ったり，歩くと変化します。つまり，臥位から立ち上がったときには下腿の筋肉が収縮し，圧迫圧は上昇します。また歩行など筋肉を収縮・弛緩させたときには圧迫圧は筋肉の動きに呼応して変化します。この圧迫圧の上昇および運動時の圧迫圧の振幅（収縮・弛緩期圧差）は，伸縮性が小さく，伸び硬度が大きい弾性着衣・弾性包帯で大きくなります。とくに運動時の

高度伸縮性ストッキング

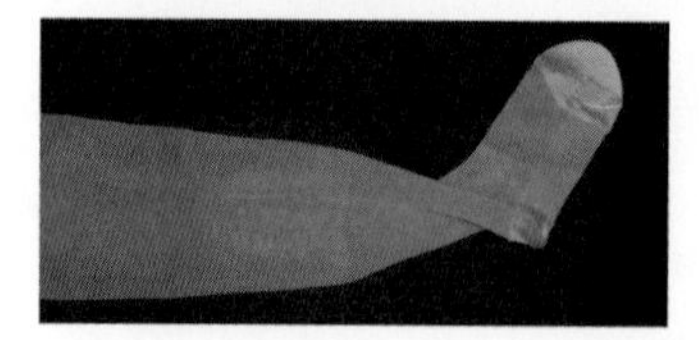

通常の丸編み製品

軽度伸縮性ストッキング

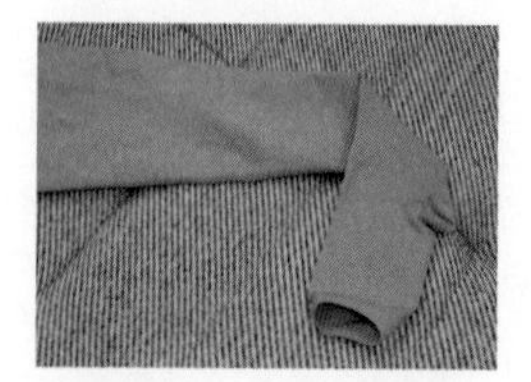

硬く編んだ，あるいは厚地の丸編み製品

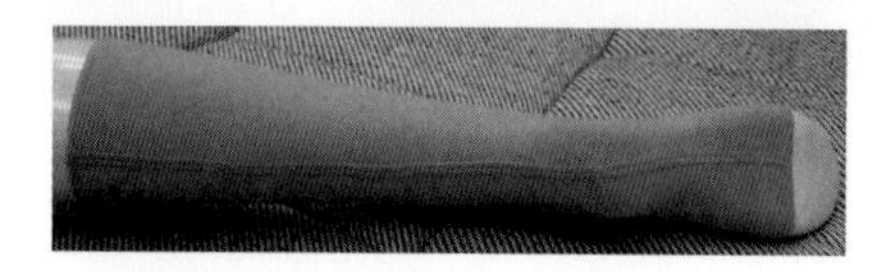

平編み製品

図4-5　高度伸縮性と軽度伸縮性ストッキング製品

大きな振幅は下腿筋のミルキング作用，つまり筋ポンプ作用を大きく増強させます。すなわち，弾性着衣，弾性包帯の臨床応用では，静かにしているときの圧迫圧ばかりではなく，立位になったときや歩行時の圧迫圧も大切で，伸び硬度を考慮した選択が重要ということになります。

伸び硬度は筋ポンプ作用の増強効果の具体的指標として用いられていますが，伸び硬度が大きく，伸縮性が小さい製品には，平編み製品や太い糸で硬く編んだ丸編み製品が含まれます（**図4-5**）。このため，治療効果が上がらないときや高度の慢性静脈不全症，高度のリンパ浮腫では伸び硬度の大きい（軽度伸縮性，short stretch）ストッキング・スリーブ・包帯が応用されることになります[1)]（**図4-4**）。伸び硬度が大きい製品は皮膚に食い込みにくいという長所もあります。

5）弾性ストッキングの種類と選び方[2)]

弾性ストッキングには種々のタイプがあるため，それぞれの長所と短所を知ったうえで，病態と患者さんの好みなどを考慮して選択することが大切です。つまり，選択にあたっては，病態に応じた圧迫圧や伸び硬度などに加えて，製品の質，価格，着脱の容易さ，装着しているときの不快感（蒸し暑さ，着用感，ずり落ちなど），ファッション性，耐久性，生地の材質（ナイロン，綿）などが比較されます（**表4-3**）。

（1）弾性ストッキングの種類と特徴

種々のタイプの弾性ストッキングが臨床応用されていますが（**図4-6**），それ

表4-3　弾性着衣の選択基準

- 病態・体格に応じた圧迫圧，伸び硬度，タイプ，サイズ
- 製品の質，耐久性，ファッション性，価格，生地の材質
- 着脱の容易さ，着用感（蒸し暑さ，肌触り，ずり落ち，食い込みなど）

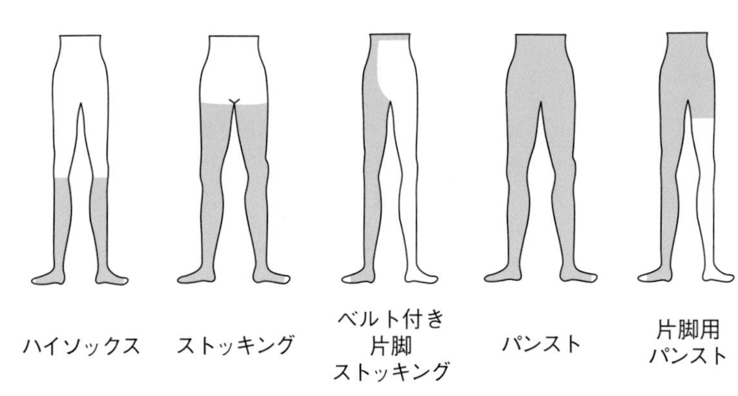

図4-6　各種弾性ストッキング

それには**表4-4**のような長所と短所があります。臨床応用では1つのタイプにこだわるのではなく，この特徴を考慮した選択が非常に大切です。また経過によっては変更も必要になります。

①ハイソックスタイプ（knee length stocking）

膝下までの長さのストッキングで，着脱が比較的容易で，着用時の不快感（蒸し暑さやずり落ちなど）が少なく，安価という特徴をもっていますが，当然ながら大腿部は圧迫できません。

②ストッキングタイプ（thigh length stocking）

鼠径までの長さですので大腿部も圧迫できますが，ずり落ちやすいという大きな欠点があります。またリンパ浮腫では上縁が丸まって大腿部に食い込み，リンパ浮腫を悪化させる危険があります。

しかし，比較的着脱が容易で，蒸し暑さなどの着用時の不快感も少なく，安価であるため（本章，**表4-3～5**参照），ずり落ちにくくさせる工夫をしながら広く用いられています。

ずり落ちを防ぐため上端にシリコンなどのトップバンドが付いている製品があります（**図4-7**）。トップバンドが大腿部にフィットし，密着すればかなり有効ですが，この部分にかぶれや水疱ができることもあります。とくに汗をかきやす

表4-4　各タイプの特徴

タイプ	特徴
ハイソックス	長所：履きやすい，脱ぎやすい 安価 履き心地がよい（ずり落ちにくい，暑苦しくない，など） 短所：大腿部を圧迫できない 膝窩部静脈瘤の血栓性静脈炎
ストッキング	長所：大腿部も圧迫 比較的履きやすい，脱ぎやすく，蒸し暑さが少ない 比較的安価 短所：ずり落ちやすい（大腿部で食い込み）
ベルト付き片脚ストッキング	長所：ずり落ちにくい 比較的着脱が容易で，蒸し暑さも少ない 短所：大腿部で食い込みやすい
パンスト	長所：ずり落ちにくい 食い込みにくい ファッション性がよい 短所：片側のリンパ浮腫や左右差が大きい両側のリンパ浮腫では使いにくい 比較的着脱が困難 蒸し暑い 値段が高い
片脚用パンスト	長所：ずり落ちにくい 食い込みにくい 比較的履きやすく，蒸し暑さが少ない 短所：健側が締め付けられることがある 一般にオーダーメイドで，高価 ファッション性に劣る

い夏の季節では厳重な注意が必要です。

③ベルト付き片脚ストッキング（ウエストベルト付きストッキング）タイプ（thigh length stocking with a waist attachment）

ずり落ちにくくさせるためストッキングタイプにウエストベルトが付いている製品です。パンストタイプよりも着脱が容易で，蒸し暑さも少ないため，片脚のみのリンパ浮腫にはよく使用されます。

欠点は，ストッキングがずり落ちてきたときなどに鼠径部に近い太ももの内側に食い込みが生じやすいことです（**図4-8**）。とくに大腿部に高度の浮腫がある患者さんには，パッドを入れたり，ガードルを下に着けたりの工夫が必要です（**図4-9**）。

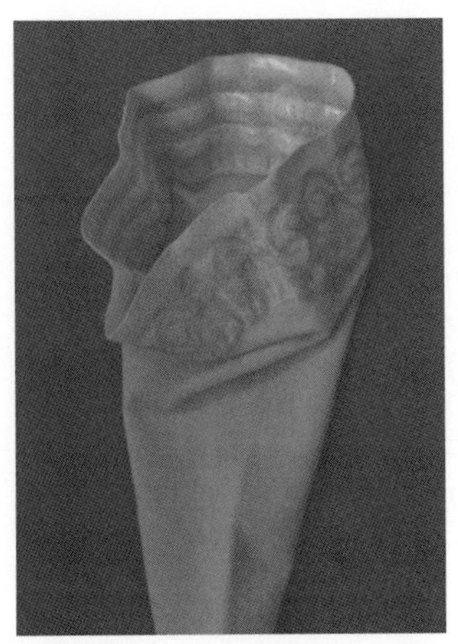
図4-7　シリコントップバンド付きストッキング

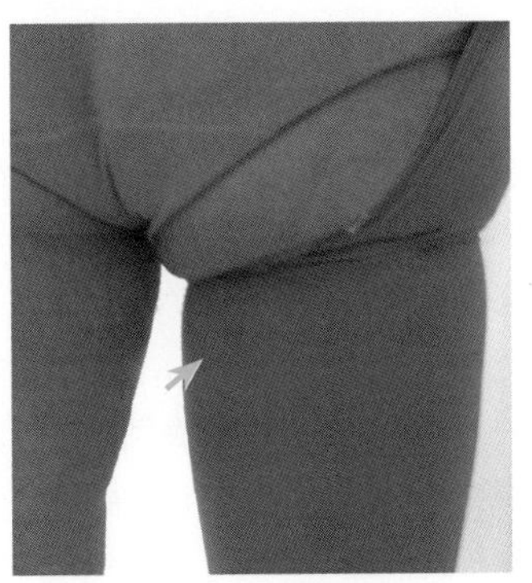
図4-8　ベルト付き片脚ストッキングの食い込み

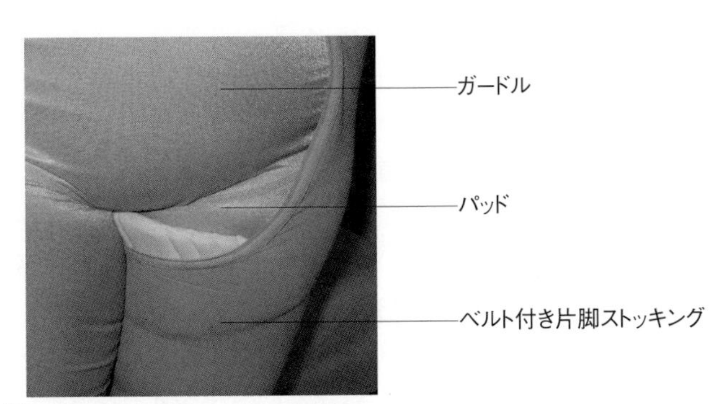

図4-9　ベルト付き片脚ストッキングとパッド
食い込みを少なくするため，下にガードルを着け，さらにパッドを入れている

④パンストタイプ（panty stocking）

ずり落ちや食い込みがもっとも少なく，ファッション性もよいタイプです。とくに，大腿の上のほう（近位部）に高度な浮腫があるときには好んで用いられます。

しかし，片脚のみの高度リンパ浮腫や，左右差の大きい両下肢リンパ浮腫ではオーダーメイドが必要となります。また，高度圧迫圧のパンストタイプは履きにくく，股下などがぴったりしないと履き心地もよくありません。トイレの際の着脱の困難さを訴える患者さんもいます。

⑤片脚用パンストタイプ（panty stocking for one leg）

パンストタイプの欠点を補うために，パンストの健側の脚部分を短くしたものですが（**図4-6**），サイズがピッタリ合わないと健側の下端が締め付けられたり，ずり上がったりすることもあります。オーダーメイドで作るため高価になりますが，ストッキングタイプやベルト付き片脚ストッキングがずり落ちたり食い込みやすくて片脚のみのリンパ浮腫の患者さんには試みてもよいタイプです。

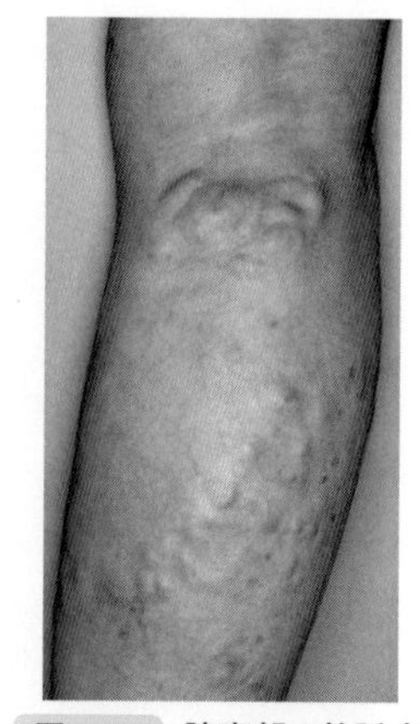

図4-10　膝窩部の静脈瘤
ハイソックスタイプの上端部の圧迫で血栓を作ることがある

（2）弾性ストッキングの選択法

下肢静脈瘤など多くの慢性静脈不全症では，ハイソックスタイプ（膝下までの長さ）が第一選択になります。ハイソックスタイプとストッキングタイプでは血流の改善に差がなく，筋ポンプ作用の増強には下腿の圧迫が大切だからです。また，色素沈着，潰瘍などの皮膚合併症は下腿に生じやすいという理由や，着脱が比較的容易で，履き心地もよく，値段も安いという長所もあります。

しかし，脚が短いためにハイソックスが長すぎたり，ずり落ちる人，逆にハイソックスが短すぎてしまう場合，膝窩部や膝関節付近などに大きな静脈瘤がある場合（**図4-10**，ハイソックス上端部の圧迫で血栓ができやすくなります），硬化療法後で大腿まで圧迫が必要な場合，大腿にまで著明な静脈瘤や浮腫がある場合にはストッキングタイプ（太ももまでの長さ）やパンストタイプを選択します。もちろん，ご本人が好めば始めからハイソックスタイプの代わりにストッキングタイプやパンストタイプを用いてもかまいません。

予防用弾性ストッキングには，ハイソックスタイプ，ストッキングタイプのいずれも使用されますが，ハイソックスタイプのほうが不快感が少なく，着脱が容易なことからハイソックスを第一選択にすればよいでしょう。

リンパ浮腫では，ほとんどの症例で大腿まで圧迫が必要なため，ストッキングタイプ，パンストタイプのほか，ベルト付き片脚ストッキング，片脚用パンストタイプも応用されます。リンパ浮腫への圧迫療法はp.119，「第５章　圧迫療法の具体的応用法」において詳しく記載します。

6）弾性スリーブの種類と選び方

上肢の静脈還流障害，リンパ浮腫や静脈還流障害には弾性スリーブが用いられ

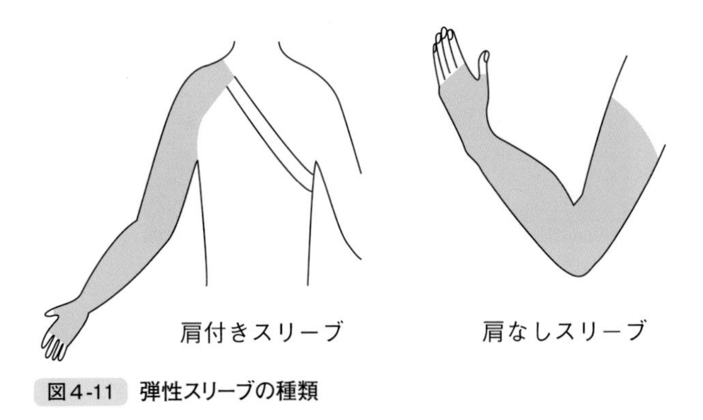

図4-11 弾性スリーブの種類

ますが，種々の製品があります。弾性ストッキングと同様に，それぞれの長所と短所を知ったうえで，病態と患者さんの好みなどを考慮して選択します。とくに上肢では，下肢よりも繊細な動き，機能を必要とすることから，それを考慮したスリーブ，ミトン（グローブ）の選択が望まれます。

（1）弾性スリーブの種類

弾性スリーブには，肩までの長さと上腕までの長さの2種類があり（**図4-11**），肩付きスリーブは上腕から肩近くまで浮腫があるときに応用され，ずり落ちを防ぐベルトが付いています。

両者ともに，グローブやミトンが連続している一体型と，別々になっている分離型とがあり（**図4-12**），それぞれに長所，短所があります（**表4-5**）。

手部の圧迫には，指は圧迫しないミトンと指も圧迫するグローブとがあります。

（2）弾性スリーブの選択法

上腕の肩近くまで浮腫があるときには，肩付きスリーブが使用されます。ずり落ちないようにひもが付いていますが，このひもがうっとうしいという人もいます。ひもの種類や走行を変えたり，スリーブをブラジャーなどの下着に固定できるよう工夫する人もいます。

肩なしスリーブは，上腕の上部に浮腫が少ないときに使われますが，ずり落ちやすいため，ときどき引き上げる習慣が大切です。

腕と手部の浮腫の程度が違うときには分離型を選択します。それぞれサイズの違う製品を使用します。分離型のほうが着脱も容易です。

しかし，分離型では，手首の部分が食い込みやすく，この部分で強く締め付けられると手部に高度の浮腫が生じます（**図4-13**）。手首部分に食い込みが起こら

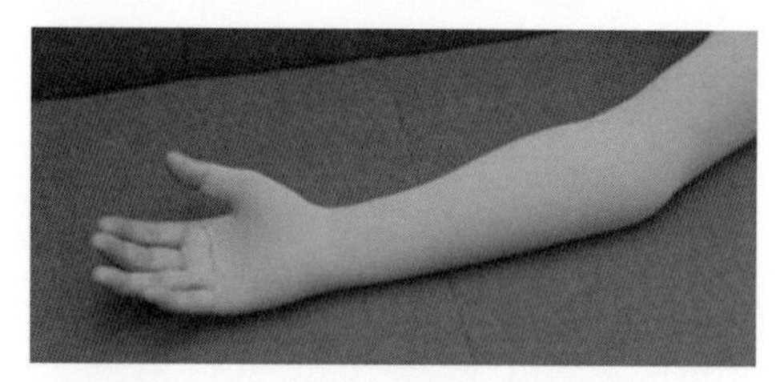

ミトン（グローブ）付きの一体型スリーブ

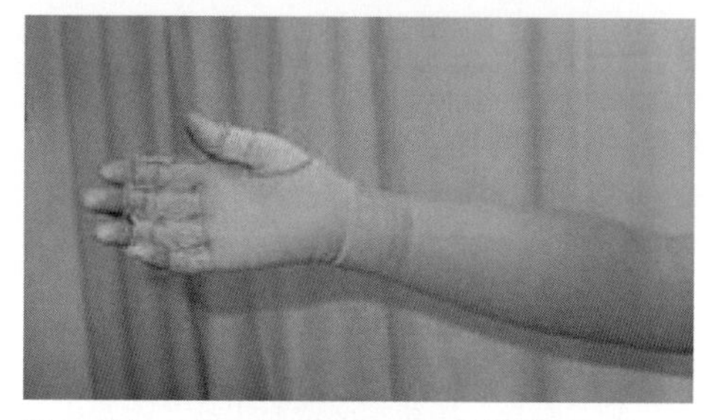

ミトン（グローブ）が別になっている分離型スリーブ

図4-12　一体型と分離型スリーブ

表4-5　一体型に比較した分離型スリーブの特徴

長所	● 腕と手の浮腫の程度に合わせて，それぞれ異なったサイズのスリーブとミトン（グローブ）を選択できる ● 着脱が比較的容易である
短所	● 手首の部分でシワができやすく，食い込みが生じやすい

ないようにパッドを使用したりしますが，改善できないときには一体型に変更します。

指に浮腫がないときにはミトンを使用し，指にまで浮腫があるときにはグローブを選択します（**図4-14**）。とくにグローブを使用したときには，指にチアノーゼやしびれ，痛みなどの圧迫症状が出ないか注意が必要です。

弾性スリーブの分離型を使用するときにも，原則としてスリーブとグローブやミトンは常に一緒に使用します。スリーブを着けたままでグローブ（ミトン）だけをはずすと，手の浮腫が増悪する危険があります。このため，炊事などの水仕事の際にはゴム手袋を使用しますが，どうしてもグローブ（ミトン）をはずさなければならないときにはスリーブも同時にはずすことが大切です。

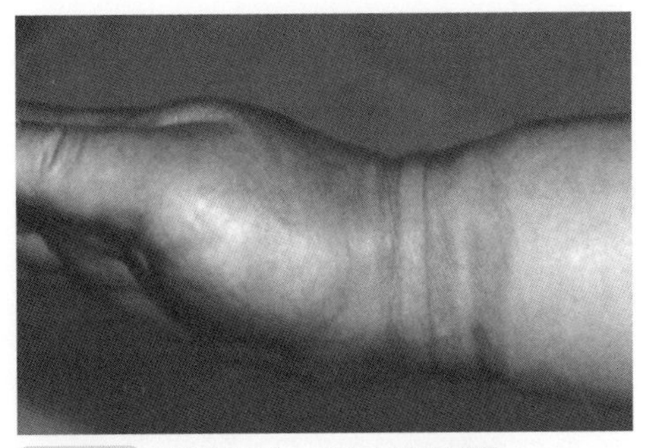

図4-13　手首での食い込みと手の浮腫

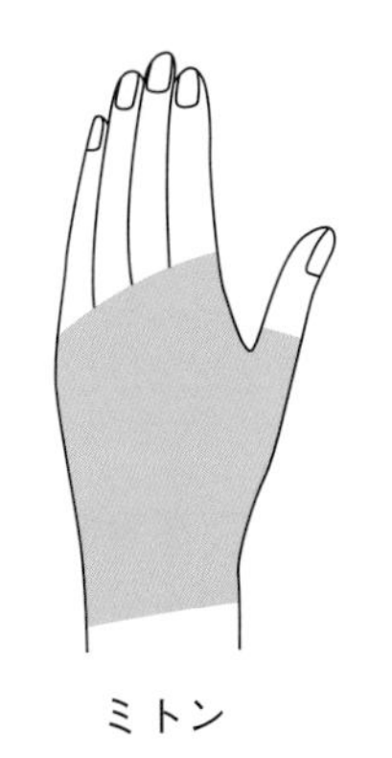

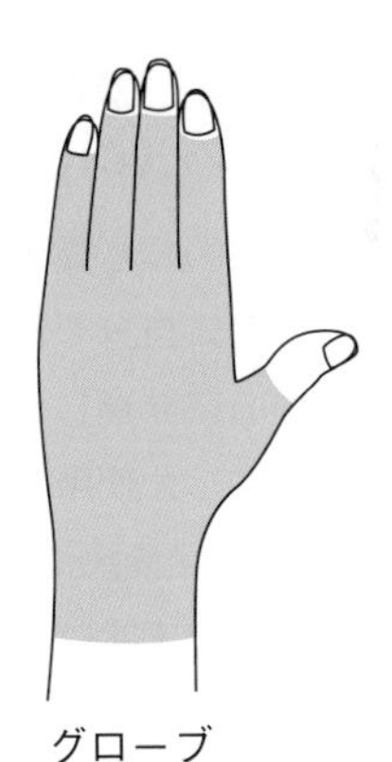

図4-14　ミトンとグローブ

7）S, M, Lなどのサイズの選び方

弾性ストッキングにおいてはS，M，Lなどのサイズを主に足関節周囲径の測定から決定します（予防用ストッキングでは下腿の周囲径を優先させる製品もあります)。足の短い人，足の甲が大きい人用などの特殊サイズの既製品もありますが，サイズが合わないときにはオーダーメイド（カスタムメイド）で作成したり，弾性包帯を使用することになります。弾性スリーブも同じように，S，M，Lなどのサイズを手首周囲径の測定から決定します。

大切なことは，製品によりサイズの指示が違うことです（**表4-6**）。必ず使用する製品のサイズ表を指示書で確認し選択しなければなりません。製品によってサイズや圧迫圧の表示方法などが異なることに注意してください。

表4-6　製品によるサイズの違い

サイズの指示（足関節部，cm）			
	Sサイズ	Mサイズ	Lサイズ
A社	18～21	21～25	25～29
B社	19～23	23～26	26～29
C社	19～21	21～23	23～25
D社	17～21	19～23	21～25

足関節部の周径が24cmの人は，A，B社ではMサイズ，C，D社ではLサイズの製品が選択される

8）つま先なしタイプ（open toeタイプ）と つま先ありタイプ（closed toeタイプ）(図4-15)

つま先なしタイプは足の指が露出するタイプで，ストッキングの先端で指が締め付けられたときに容易に自分で調整ができることから，とくに圧迫圧の高度な弾性ストッキングを中心に発達しました。また，フットスリップなどの着用補助具はつま先なしタイプにしか使用できません。

しかし，それぞれの長所と短所（**表4-7**）を考えて，患者さんの好みを中心に選択すればよいと考えられます。夏はつま先なしタイプを，冬はつま先ありタイプを選択する人が多くなります。

つま先なしタイプの使用時に靴を履くときに不快感があれば，普通のソックスなどを上に併用してもかまいません。

予防用弾性ストッキングには，足や足趾の皮膚の色を観察できるように，つま先なしタイプ（オープントウ）かまたは先端にモニターホールが付いているタイプ（ガセットトウ）になっています。

9）トウキャップ

足趾の浮腫用には，リンパ浮腫ではしばしば包帯が使用されていますが，トウキャップもまた用いられています（**図4-16**）。

10）ガードル

下腹部や大腿近位部の浮腫や，弾性ストッキングの食い込み摩擦による皮膚障害の予防にガードルが使用されます（**図4-17**）。リンパ浮腫用のガードルも市販されています。

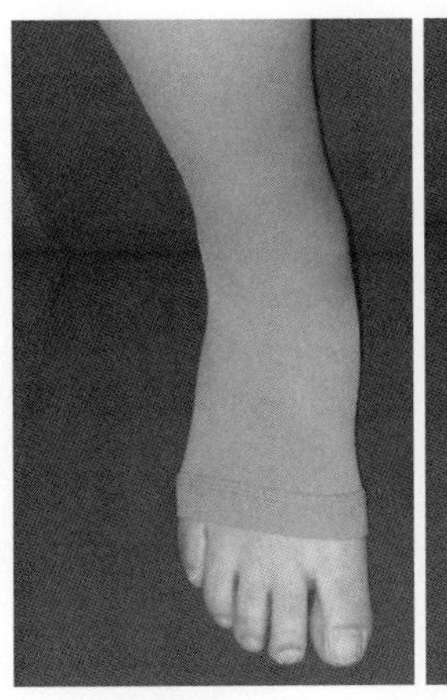
つま先なしタイプ

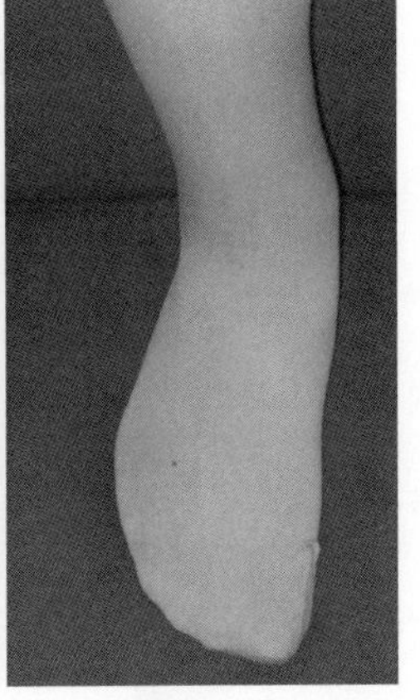
つま先ありタイプ

図4-15 つま先なしタイプとつま先ありタイプ

表4-7 つま先ありタイプに比較したつま先なしタイプの特徴

長所	● 足部や足の指が締め付けられたとき，先端の調整が容易である ● ムレにくい ● 足の指を直接観察することができる ● フットスリップを使用すると，装着が容易となる
短所	● ファッション性に劣る ● 裸足が不快 ● 下端がめくれ上がることがある

11）陰部用圧迫帯

リンパ浮腫では，時に陰部にも浮腫がみられます（**図4-18**）。陰部の浮腫には，用手的リンパドレナージが第一選択ですが，陰部用の圧迫帯（**図4-19**）も販売されています。

〔岩田　博英〕

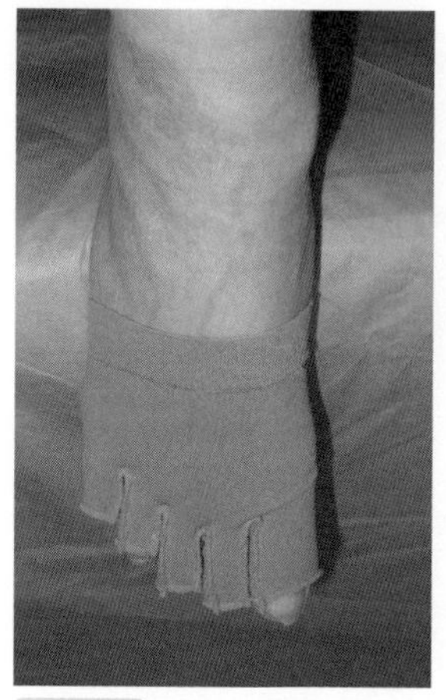

図4-16 トウキャップ

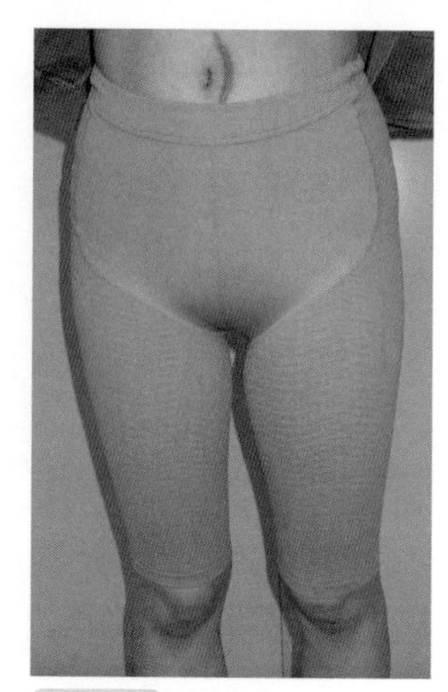

図4-17 ガードル

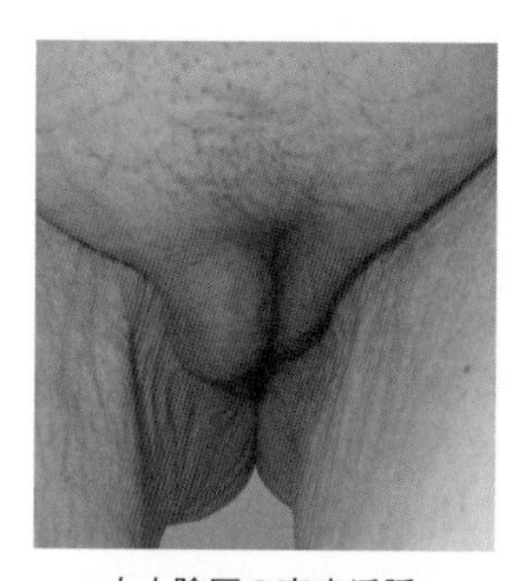

右大陰唇の高度浮腫

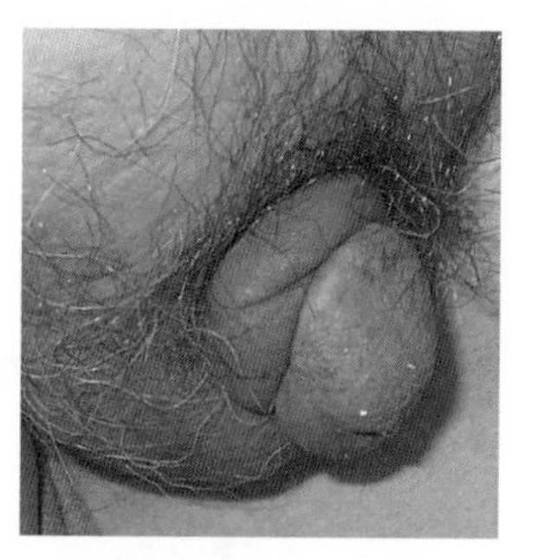

陰茎，陰嚢のリンパ浮腫

図4-18 陰部のリンパ浮腫

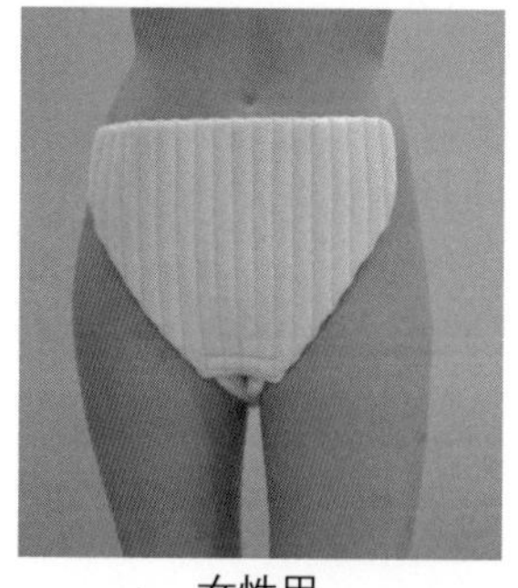

女性用

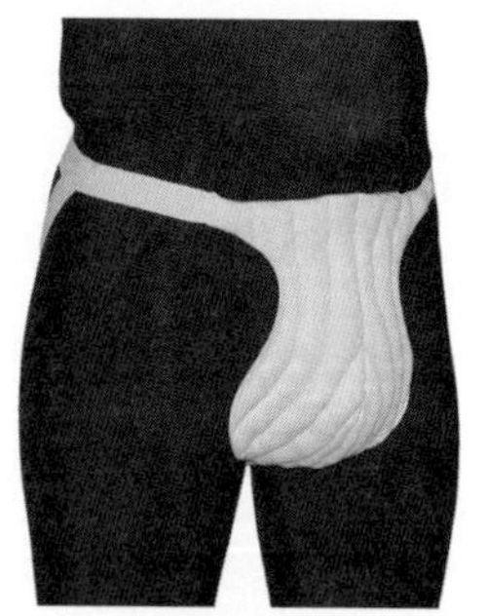

男性用

図4-19 陰部用圧迫帯

2 弾性ストッキング・スリーブへの不満とその解消法

1）アンケート調査結果

図4-20[3)]は，弾性ストッキングを着用している下肢静脈瘤患者105人とリンパ浮腫患者93人へのアンケート調査結果です。静脈瘤では「硬くて履きにくい」という不満が63%，リンパ浮腫では「値段が高い」という不満が89%で最多でした。また，21項目中13項目においてリンパ浮腫患者に有意に不満頻度が高率でした[1)]。患者さんたちは，これらを不満と感じながらも，治療・予防のために弾性ストッキングを使用しているのが現状なのです。少しでも気持ちよく履いていただくために，各事項に対する解消法などについて解説します。

2）履きにくい

これは，基本的かつ重要な問題です。初めて弾性ストッキングを着用するときには「こんなにきついもの，履けるのかしら?」と感じる患者さんも多いでしょう。しかし，毎日使用しているとしだいに慣れてきますし，履き方も自分なりに上達します。弾性ストッキングの必要性をよく理解していただき，頑張って履き続けるよう指導してください。しかし，履き方にもやはりコツがあります。コツの習得が，履きにくさの軽減につながります。例えば，まず自分のいつも使っている普通のストッキングを履いて，その上に弾性ストッキングを履くと，滑りやすく，履きやすくなります。ストッキング着用は，低めの椅子かソファーなどに腰掛けて行うのが楽でしょう。

Topics 8（p.112）に，わかりやすいイラストで「履き方，履かせ方」を解説しています。なお，ストッキングの圧や編み方によっては，他の方法のほうが履きやすいこともあり，患者さんの体型やQOL，ストッキングの硬さによってそれぞれの工夫が必要です。

弾性ストッキング着用の最大の要点かつ難所は，かかとの部分で，そこで塊ができると，さらに硬く，きつくなって，かかとから上に上がらなくなってしまいます。「かかとの塊」解消法は，ストッキングの中に手を入れて，ストッキングのかかとの部分をつまんで「裏返し」にして履くと，履きやすくなるということです（**図4-21**，**22**，**Topics 8**参照）。かかとの部分まで裏返しにして準備したストッキングをかかとから足首近くまで引き上げておきます。この方法によると，ストッキングは塊でなく，２枚分を押し広げる力だけでよいことになります。その後に全体を反転させて，たくし上げていくという要領です。たくし上げるとき

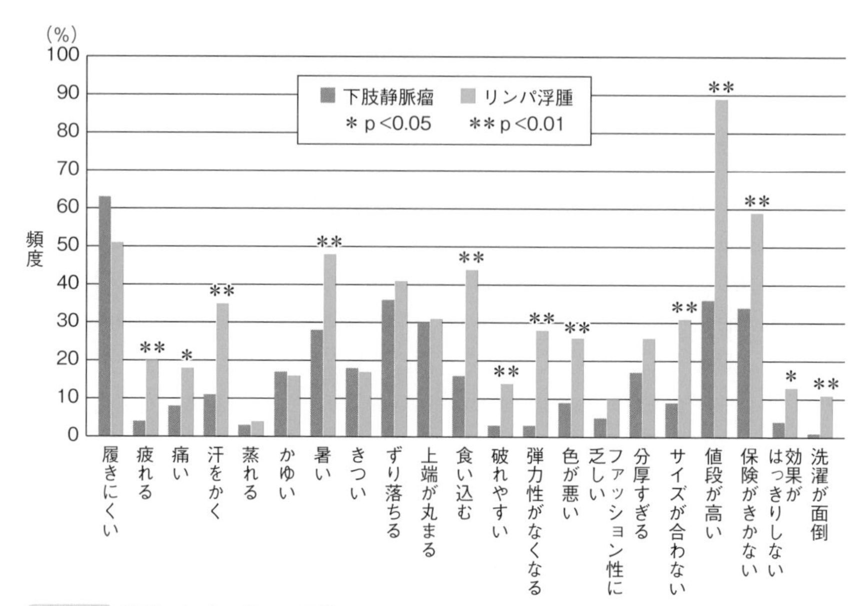

図4-20　弾性ストッキングへの不満

〔平井正文, 岩田博英, 澤崎直規：弾性ストッキングへの不満；リンパ浮腫患者と静脈瘤患者のちがい. 静脈学 2005；16：259-265. より引用・改変〕

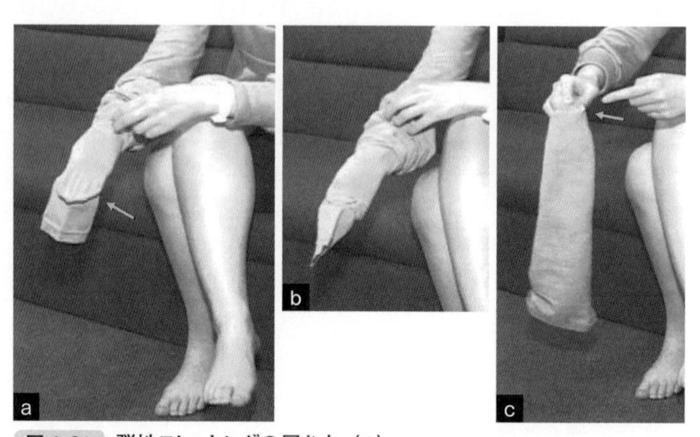

図4-21　弾性ストッキングの履き方（1）

a 弾性ストッキングの中に右手を入れ，ストッキングのかかとの部分（矢印）をつかむ

b そのまま左手で弾性ストッキングのかかとの部分まで裏返す

c 弾性ストッキングの足部の部分が隠れている状態になる（矢印はストッキングのかかとの部分）

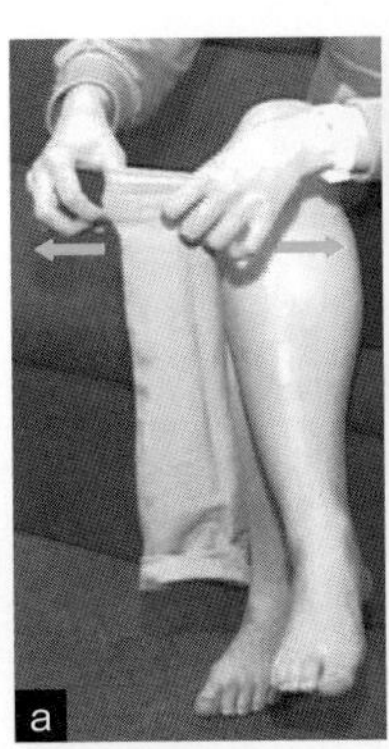
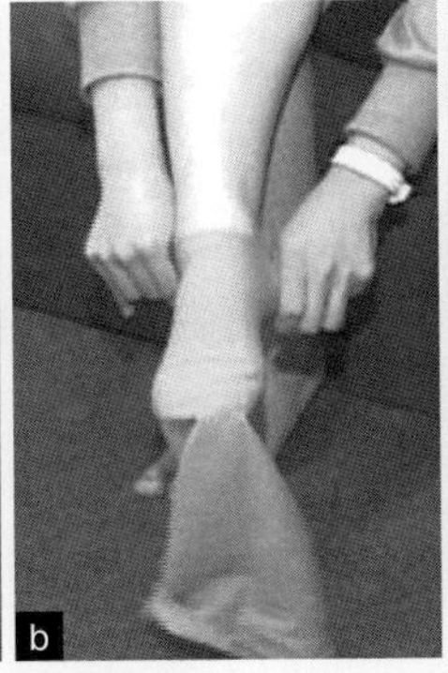
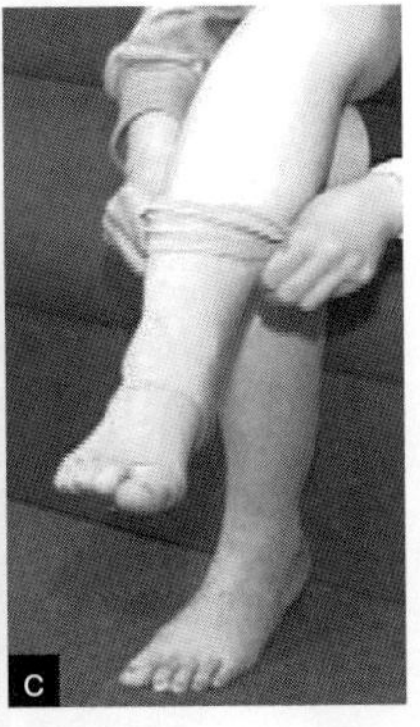

図4-22 弾性ストッキングの履き方（2）

a この状態で両手でストッキングを矢印の方向に引っ張って広げる
b つま先から，まず，かかとまで弾性ストッキングを履く
c その後，ストッキングを反転させ，少しずつたくし上げていく

に，上に引き上げるだけでなく，左右前後に広げながら着用すると引っ張り上げすぎるのを防げます（p.112，**Topics 8**参照）。なお，足の指先からかかとまでにできた着用時のシワは順次こまめに引き伸ばして，かかとから足首までの範囲を，ぴったりと装着させることがポイントです。かかと付近のシワは小さくても伸ばすのに比較的力が必要なため，「シワのひだの中に指を突っこんで引き伸ばす」ような感じで行ってください。最後にふくらはぎ周辺などにできたストッキングのシワも丁寧に引っ張りながら伸ばしておきます。着用時にゴム手袋などを用いると，ストッキングがつかみやすくなって，手の力がなくても履きやすくなります。またストッキングにできてしまったシワもゴム手袋の手のひらに付いているイボイボで撫でるようにしてシワ伸ばしをすると楽に伸ばせるでしょう。つま先なしタイプでは，フットスリップという布が付属している，あるいは追加できる製品があります（**図4-23**）。フットスリップを用いると，足の指が引っかかりにくくなり，またストッキングが滑りやすくなります。かかとまでの履きやすさが格段に改善します。履き終わってから，フットスリップをつま先から引き抜きます。フットスリップには通常の布製以外に，さらに滑りのよいパラシュート用の生地を使用した，強圧のストッキングも容易に履ける製品もあります（イージースライド®）。つま先ありタイプ用のフットストリップも市販されています（イージースライド・カラン®）。また，弾性ストッキングを履きやすくするための金属製の補助具も各種販売されています（ジョブスト®ストッキングドナー，メディバトラー®　**図4-24**）。かかとの部分まで反転するように補助具に装着する

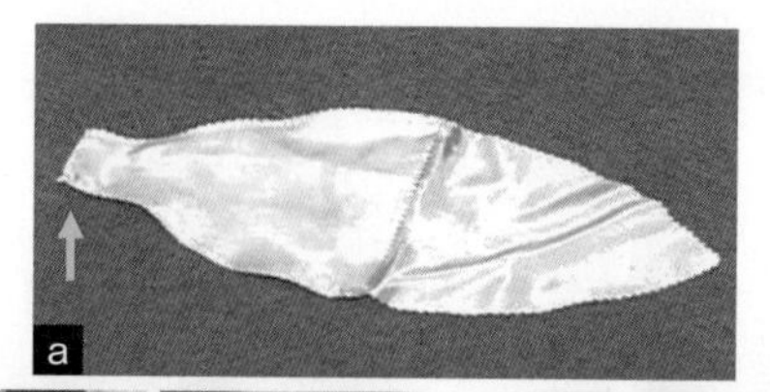

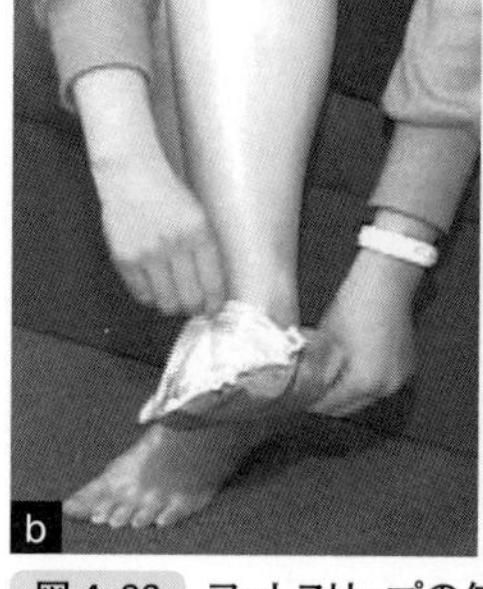

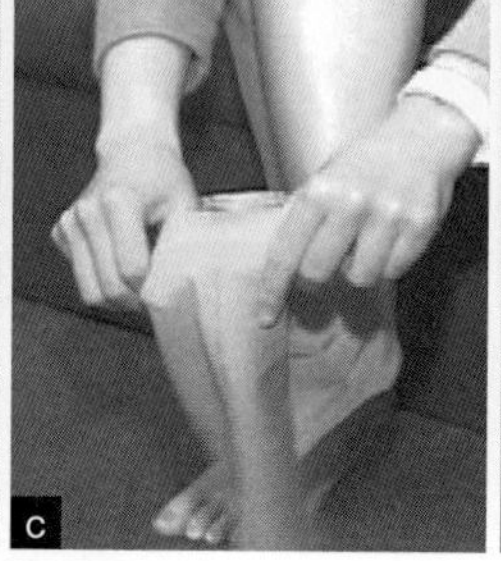

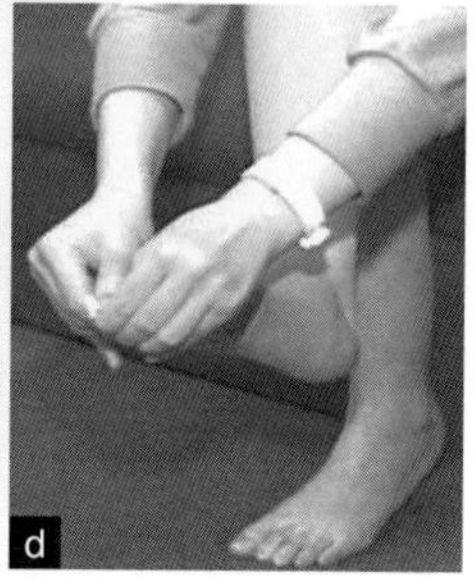

図4-23　フットスリップの使用方法

a フットスリップ（矢印は抜き出しの際に引っ張る部分）
b フットスリップをつま先から履く
c かかとの部分まで反転させたストッキングをフットスリップの上に履く
d 履き終わったら，フットスリップをつま先から抜き取る

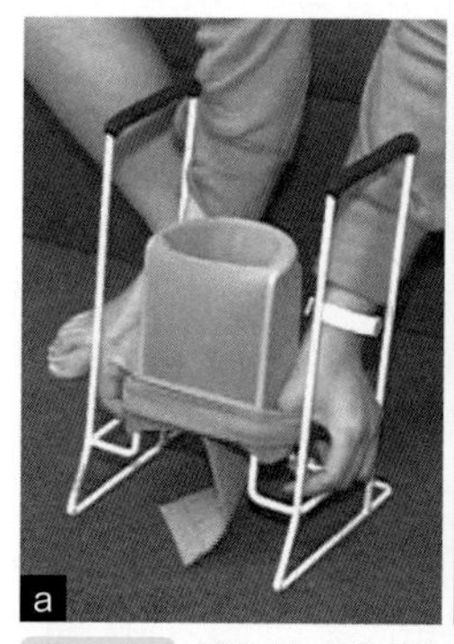

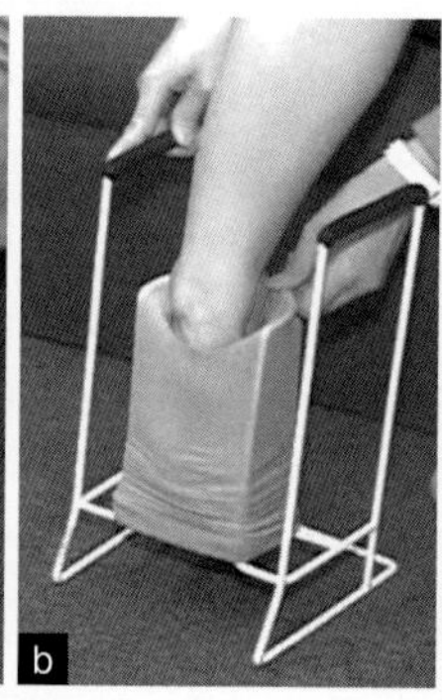

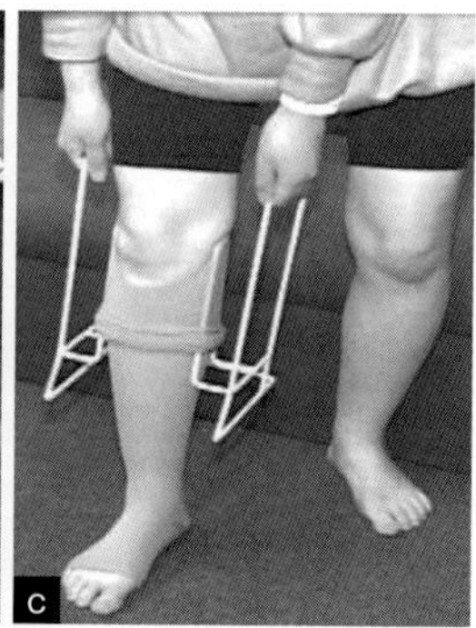

図4-24　補助具の使用方法

a かかとの部分が出るまでストッキングを反転させながら補助具に装着する
b ストッキングのつま先まで足を入れる
c 補助具の取っ手を持って足を踏ん張り，補助具を持ち上げるとストッキングが足に装着される

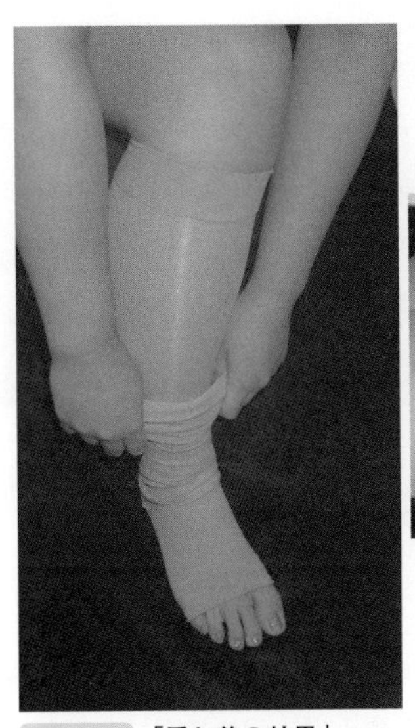
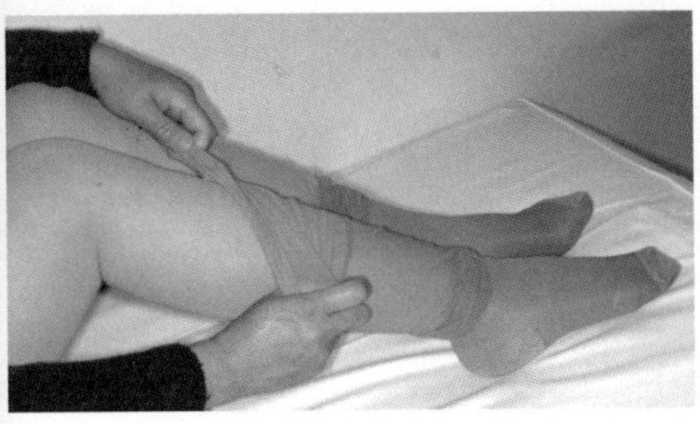

図4-25 「重ね着の効果」
2枚ストッキングを履くことにより，1枚の1.7～2倍の圧迫圧となる

のに若干力が必要ですが，塊もできず，足を入れた後，補助具を引き上げる際には爽快感さえ味わえます。力のない人が履くのに楽なだけでなく，身体が硬くて手が足先に届かない方に有用です。最近ではロングハンドルのものや携帯用のものも販売されています（p.236「第８章　製品一覧３　補助具」参照）。寝たきりの患者さんに履かせるときなどにも便利です。指の力のない人，指や手関節に痛みのある人，股関節や膝関節が曲げられない人，妊娠中の人などには家族の手助けも必要です。

次に，履きにくさを軽減するための「重ね着の効果」について解説します。とくに圧迫圧の強い弾性ストッキングは，硬くて，履きにくいものです。これを履きやすくする方法として，「重ね着の効果」（ダブルストッキングス，double stockings）が応用されます（**図4-25**）。「重ね着の効果」では，少し弱めの圧迫圧のストッキングを２枚重ね履きさせます。２枚で１枚の1.7～２倍の圧迫圧が得られます。やや弱めの圧迫圧のストッキングであれば比較的簡単に履けますから，そのぶん履きやすくなります。また，比較的圧迫圧が弱いストッキングを２枚履くことにより，ファッション性を高めることもできます。圧迫圧が比較的弱い弾性ストッキングには，ファッショナブルなストッキングも用意されているからです。下肢静脈瘤血管内手術直後や硬化療法後，リンパ浮腫などで，就寝時

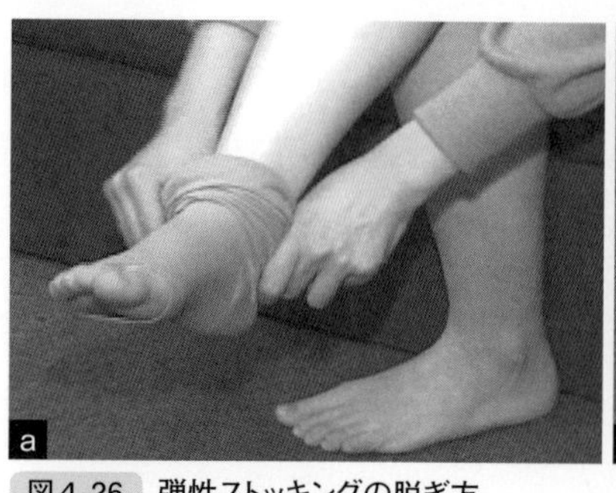
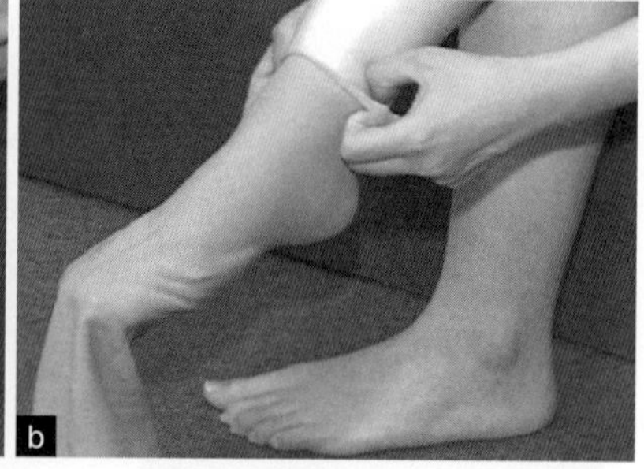

図4-26 弾性ストッキングの脱ぎ方

a 弾性ストッキングを塊として脱ごうとすると脱ぎにくい
b 弾性ストッキングを裏返しにして伸ばし，かかとから2枚のみの塊とすると脱ぎやすい

にも弾性ストッキングを履く必要のある人（昼間は２枚，就寝時は１枚とする）などにもよい適応です。静脈性潰瘍例では，創を覆うガーゼや被覆材が剝がれないようにする目的で，薄い通常のストッキングを着用してその上に弾性ストッキングを着用する方法もあります。

「重ね着の効果」の欠点としては，２枚分の弾性ストッキングを購入する必要性から費用がかさむこと，夏季には蒸し暑さが増すことがあげられます。

3）脱ぎにくい

脱ぎにくいという訴えも多く聞かれます。慣れるに従って上手になりますが，履くときと同様コツがあります。ストッキングを塊にしないで脱ぐということです。ずり降ろす途中でかかとの部分に塊を作ってしまうと，そこから先，親指を突っこんでも足先へ向かって押せなくなり，非常に難渋します。履くときと同じでかかとの部分でストッキングを裏返しにひっくり返して伸ばし，塊をなくし，かかとで２枚分のみの厚さにすると脱ぎやすくなります。（図4-26，Topics 8参照）。裏返したストッキングの太もも側を足先方向に押して脱ぐことが難しい場合は，下肢の力で脱ぐ方法があります。ストッキングの上端を両手で把持し，もう一方の足を足先部分のストッキングに添え，着用していた側の膝を曲げる，あるいは添えた側の膝を伸ばしきると，簡単に脱ぐことができます。また，「押す」よりは「引っ張る」ほうが力が入りやすいので，介助者に反対側から引っ張ってもらうのもよいでしょう。

4）ずり落ちてくる

もっともずり落ちやすいのはストッキングタイプです。対策としては，ガーターベルトを使用することが一般的です。また，弾性ストッキングの上に，自分がいつも使用している普通のパンストを履くとずり落ちないという人もいます。製品としてストッキングの一番上のところにシリコンやウレタン製の滑り止め（トップバンド）が付いているものもあります。しかし，このような方法を用いても，完全にはずり落ちを防止することは困難ですし，シリコンで皮膚障害を起こす方もいます。シリコンが合わない方は長い下着やスパッツを履いてシリコン部分をそこに重ねると皮膚障害が起きずずり落ちにくくなります。ずり落ちると圧迫が不十分になりますし，また，上端が丸まったり食い込んだりして局所的に圧迫圧が上昇し，痛みや着用感の悪さにつながります。常にこまめに引き上げることを習慣づけることが大切です。値段が高くなりますが，ストッキングタイプからパンストタイプに変えるのも一つの方法かもしれません。

ずり落ち予防のために弾性ストッキングの上端にゴムを巻く人がいますが，局所的に足を強く締め付けると，かえって足の浮腫が増強してしまいます。ハイソックスタイプでもずり落ちてくることがあります。多くの場合は，もともとのハイソックスが長すぎて膝関節にかかっていたり，着用時に引っ張り上げすぎているためにずり落ちてしまうことが多いようです。着用時に上に引っ張りすぎないで，左右前後に回して開くようにして着用し，ハイソックスタイプの上縁は，腓骨神経麻痺を避けるためにも腓骨骨頭までは引き上げないようにしましょう（**図4-27**）。また入院中の高齢者で筋肉がなくふくらはぎの細い人ではずり落ちが起きやすくなります。ストッキングタイプやパンストタイプ，あるいは入院中の予防用のストッキングの場合は弾性包帯に替えるのも一つの方法です。

5）値段が高すぎる

リンパ浮腫治療の一部，および入院中の肺血栓塞栓症の予防を目的として使用される弾性着衣には，厚生労働省の保険認可が下りていますが，静脈疾患治療に対する保険認可は下りていません。現在，日本静脈学会から厚生労働省に保険認可を申請しているところです。

6）ファッション性が悪い

医療用に用いられる弾性ストッキングは，高い圧迫圧を作り出すために太い繊維（40～450デニール）を使用しています。このため分厚く，透明感がありま

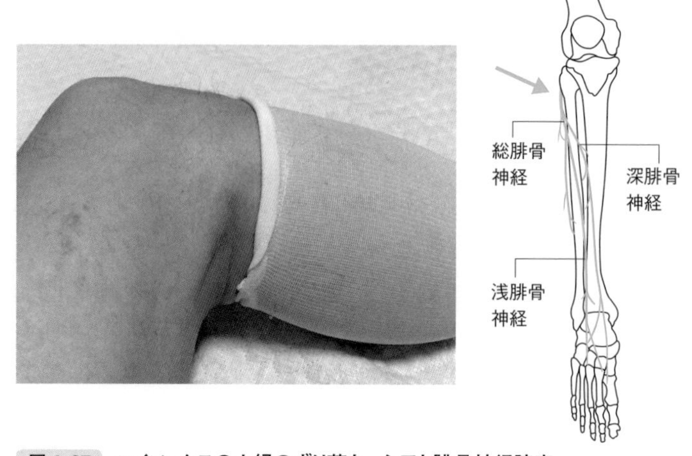

図4-27　ハイソックスの上縁のずり落ち・シワと腓骨神経障害

ハイソックスタイプの上縁がずり落ちシワを作ると，総腓骨神経が腓骨骨頭との間で強く圧迫される

せん。また，色もほとんどがベージュ系統で，白や黒，茶系統のものが少しあるぐらいです。現在は，少しずつファッション性を考慮したストッキングが販売されるようになっていますが，今後さらなるファション性の高い弾性ストッキングも開発されていくことでしょう。「重ね着の効果」を利用して，ファッション性を高めることもできます。すなわち，少し弱めのストッキングだと，かなりカラフルな，見栄えのよいストッキングもあります。これを２枚履くということも考えてよいと思います。

〔八杉　巧〕

3　弾性ストッキング・弾性スリーブの正しい使用法～合併症に気をつけよう～

1）合併症（表4-8）

弾性ストッキング・スリーブ（以下，弾性着衣）は使い方を誤ると合併症を生じる危険性があり，使用する際には合併症の発生に十分に注意しましょう。

弾性着衣は四肢に圧力を加えることによって静脈還流やリンパ還流の改善を図りますが，加える圧力はあくまでも「面」で押さえるべきで，「線」で押さえることにならないように注意が必要です。すなわち弾性ストッキングがずり落ちてシ

表4-8　弾性ストッキングの合併症

- 浮腫，静脈還流障害
- 皮膚トラブル
  水疱，皮膚発赤，皮膚炎，かぶれ
  びらん，潰瘍
  皮膚感染症，蜂窩織炎
- 腓骨神経麻痺
- 動脈血行障害
- 肺血栓塞栓症

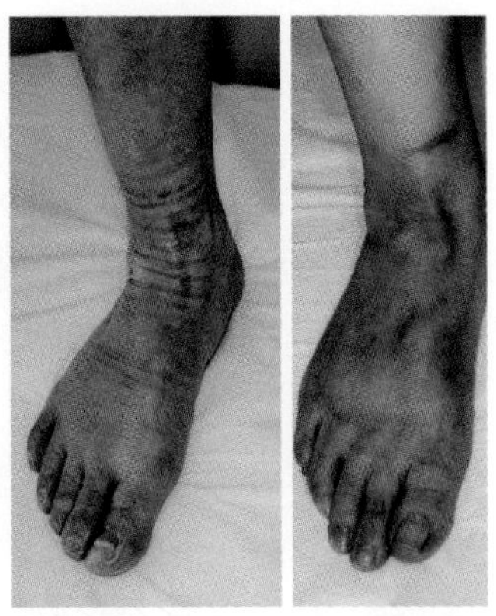

図4-28　弾性ストッキングによる皮膚への食い込みと発赤

ワが寄って皮膚に食い込んだり，つま先なしタイプ（open toeタイプ）のストッキングが上方にめくれ上がったりすることで，局所的に下肢・上肢を締め付ければ，痛みやしびれ，皮膚発赤の原因になります（**図4-28**)。また，ストッキングのシワや辺縁から水疱形成（**図4-29, 30**）に至るケースがあります（p.117, **Topics 10**参照)。単なる水疱と甘くみて放置すると，皮膚潰瘍に発展する可能性があるので注意が必要です（**図4-31**)[4)]。さらには，こうした皮膚損傷部位からの感染，蜂窩織炎といった合併症を生じることがあり，装着中にも注意深い観察が必要です。さらにひどい場合には指趾壊死を引き起こしかねません。また低栄養状態や，やせている患者さんでは，皮下脂肪が少なく骨が突き出している部位において圧迫が強まり，皮膚の血流障害から局所のびらんや潰瘍を生じる可能性があります。

圧迫療法は，動脈の血流が低下している症例への使用や，使い方を誤って局所的に強い圧が加われば動脈の血行障害を引き起こす可能性があります。したがって，閉塞性動脈硬化症やバージャー病のように，もともと下肢の動脈血流が低下している患者さんへの使用は注意が必要です。高圧の弾性ストッキングを使用する際はもちろんのこと，中圧以下の弾性ストッキングを用いる際にも，装着後の新たな症状の出現や皮膚の色調変化には十分に注意し，発現時には使用を中止しなければなりません。

一方，腓骨神経が腓骨骨頭で圧迫されることで腓骨神経麻痺〔下腿外側から足背ならびに第5趾を除いた足趾背側にかけてしびれたり触った感じが鈍くなったり，また足の背屈ができない下垂足（ドロップフット）となる〕が起こることがあり，とくにやせている患者さんでは注意が必要です。

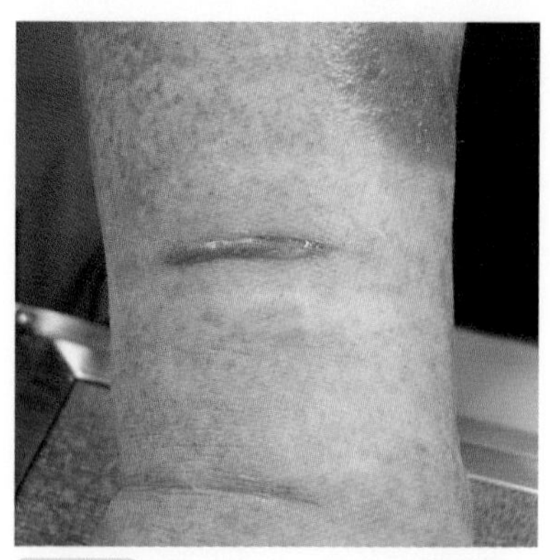

図4-29　弾性ストッキングのシワが原因でできた水疱

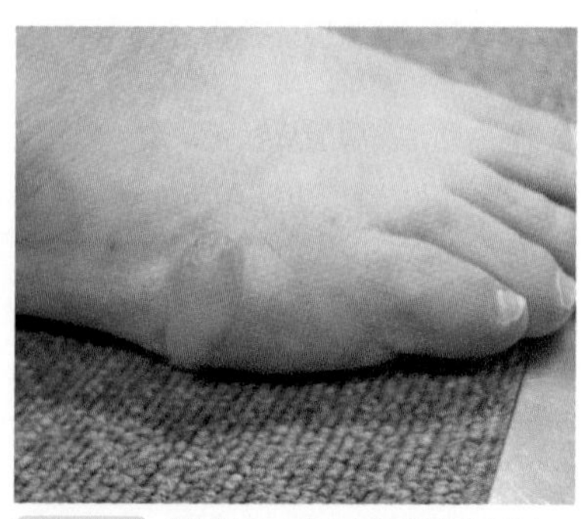

図4-30　弾性ストッキングの辺縁が当たってできた水疱

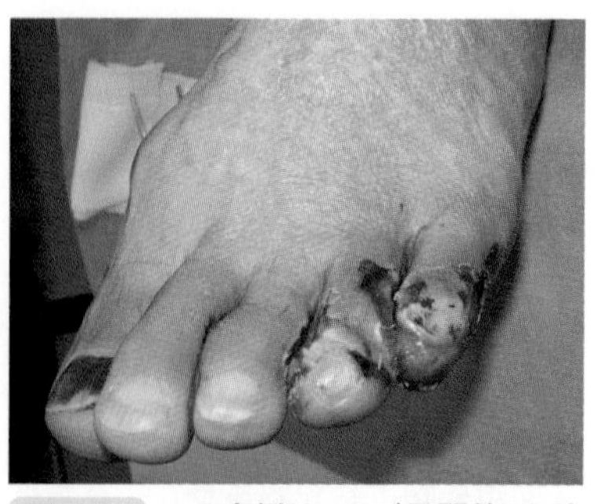

図4-31　この症例はABI（足関節/上腕血圧比）が正常だが，皮膚潰瘍を生じた

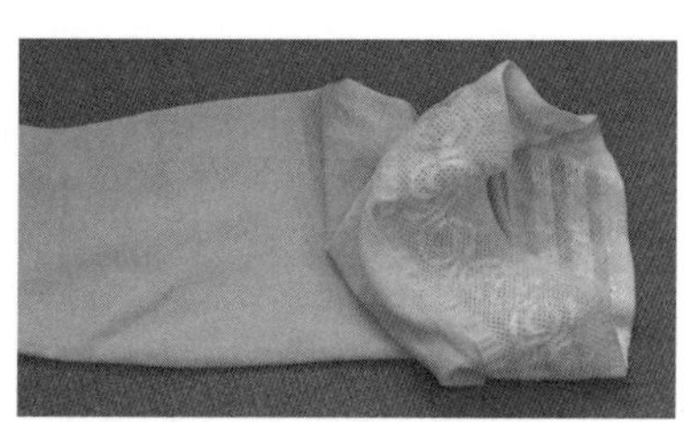

図4-32　ストッキング上端の内側に付いている滑り止め（トップバンド）
シリコンやウレタンから作られている

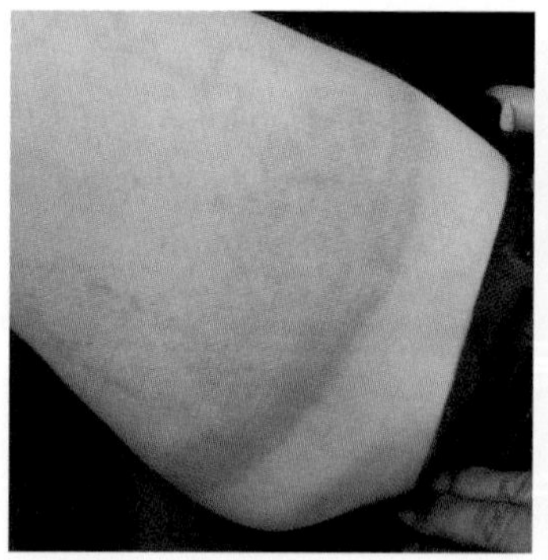

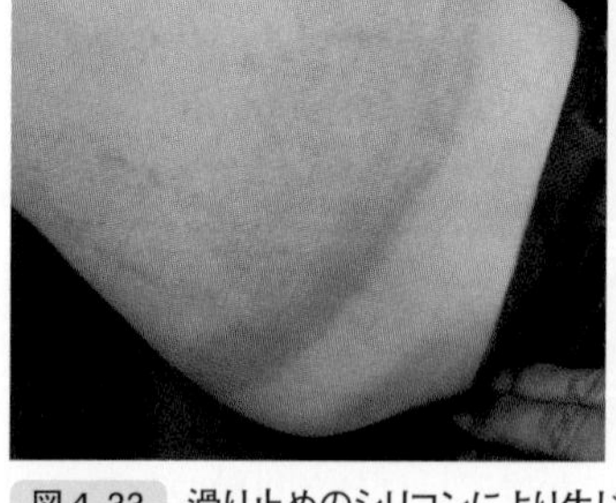

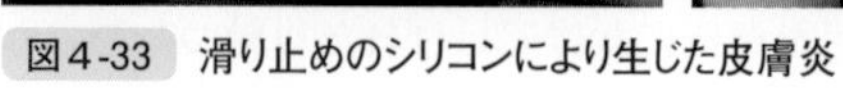

図4-33　滑り止めのシリコンにより生じた皮膚炎

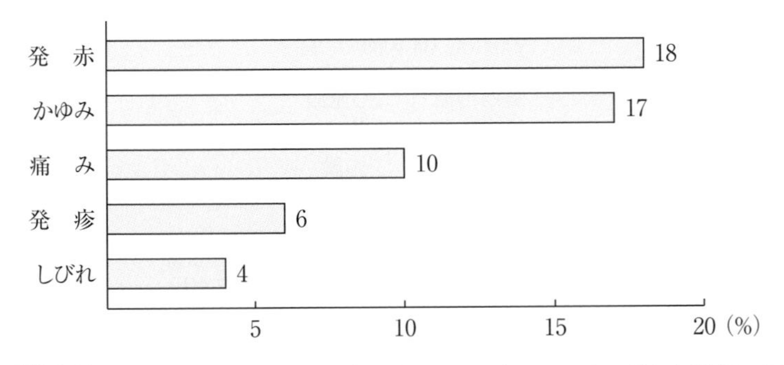

図4-34 弾性ストッキングによるトラブル（30mmHg台のストッキングタイプを履いた89人対象）

表4-9 リンパ浮腫患者と静脈瘤患者の弾性ストッキングの合併症発生率（%）

	リンパ浮腫	静脈瘤
皮膚発赤	20	27
皮膚発疹	13	15
水疱形成	6	0

〔平井正文，岩田博英，澤崎直規：弾性ストッキングへの不満；リンパ浮腫患者と静脈瘤患者のちがい．静脈学 2005；16：259-265．より引用・改変〕

接触性皮膚炎（かぶれ）やアレルギー性皮膚炎も高頻度にみられます。とくにストッキングタイプの滑り止めにシリコンが使われている場合に注意が必要です（**図4-32，33**）。最近は，シリコンが使われていない商品も出てきています。アレルギー体質の方の弾性ストッキングを選ぶ場合には，使っている素材にも気を配る必要があります。通常の化学繊維が合わなかった場合でも，綿を混入している製品で皮膚障害が起こらなくなることがあります。

図4-34は30mmHg台の弾性ストッキング（ストッキングタイプ）を1カ月以上履いた89人のトラブル調査結果です。重篤な合併症である壊死や深部静脈血栓症はありませんでしたが，マイナートラブルは少なからず生じていることがわかります。また，**表4-9**はリンパ浮腫の患者さん（93人）と静脈瘤の患者さん（105人）への弾性ストッキング使用中の合併症の違いです[3)]。皮膚の発赤や発疹の頻度には両者間で差は認めませんでしたが，リンパ浮腫の患者さんでは，より高圧のストッキングを使用していたため，水疱形成はリンパ浮腫の患者さんに多くみられました。悪化する前に気づき，適切に対応することが大切です。

表4-10は日本静脈学会サーベイ委員会が2013年に行った全国の病院・静脈

表4-10　弾性ストッキングの合併症に関する全国サーベイ（日本静脈学会）

潰瘍形成	20施設
神経障害	6施設
肺塞栓	2施設
下腿切断	1施設

〔杉山悟，東信良，孟真,他；弾性ストッキングの合併症に関するサーベイ. 静脈学 2014；25：403-409. より引用・改変〕

専門クリニックなどへのアンケート調査に回答があった192施設の合併症報告のまとめです[4)]。近年，弾性着衣などにより生じた皮膚潰瘍は，医療関連機器圧迫創傷（medical device related pressure ulcer；MDRPU）の中でももっとも日常的にみられる合併症として注意が喚起されています（p.117, **Topics 10**参照）。

2）正しい履き方

弾性着衣を着用する際には，ストッキング・スリーブを十分に引き上げて，シワが寄らないようにし，均一な圧迫圧が得られるように履くことが大切です。シワが寄った状態で装着していますと，シワの部分で圧がかかり，皮膚の発赤，しびれ，痛みの原因になりますし，ひどくすると動脈血行障害や静脈還流障害を引き起こしてしまいます。かといって，強く引っ張りすぎることもよくありません。力まかせに引っ張るとストッキング・スリーブの繊維の配列が乱れ，圧迫圧が変化してしまうことがあり，また上端が上がりすぎて後のずり落ちの原因にもなります。さらにストッキング・スリーブが伝線すると圧迫圧が不均一になり，本来の効果が得られなくなってしまいます。爪や指輪，ブレスレットなどでストッキングを傷つけないように注意が必要です。弾性ストッキングがめくれ上がったり（**図4-35**），つま先なしのタイプを足首から上に履いたりすると（**図4-36**），その末梢に著明な浮腫を生じます。

弾性ストッキングを履くことによって，静脈還流障害が改善し症状も軽快することが証明されてはいます。しかし，静脈還流障害が完全に正常化するほどの効果はありません。したがって，弾性ストッキングを使用している間も，長時間の立ち仕事を避けるなど日常生活の指導が重要となります。

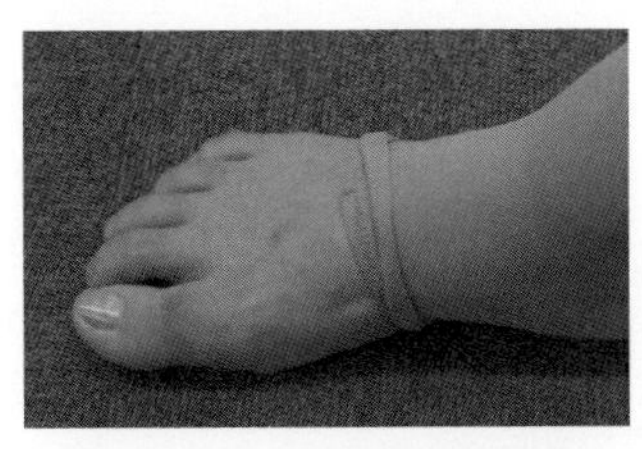

図4-35　足の浮腫

つま先なしタイプの先端部分が上にめくれ上がってくると，その末梢部分に浮腫が生じる

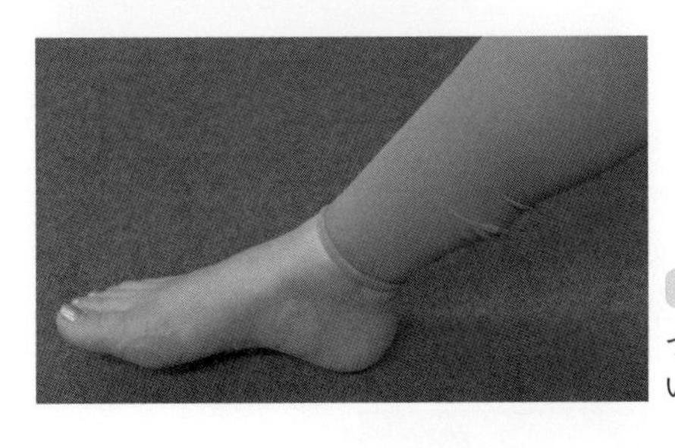

図4-36　間違がった弾性ストッキングの履き方

つま先なしタイプを足首から上に履いた患者さんもいた

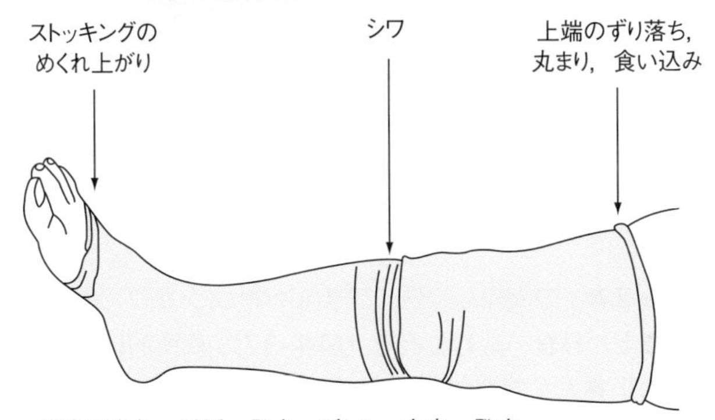

図4-37　弾性ストッキングによる使用中の注意

3）使用上の注意

ストッキングタイプやハイソックスタイプでは，重力に従ってストッキングがずり落ちやすく，注意していないと太ももやふくらはぎの上部で脚を締め付けることになります（**図4-37**）。ストッキング全体がずり落ち，たるんでシワが寄る場合には，下肢のどの部位でもストッキングの食い込みが生じる可能性があります。とくにリンパ浮腫の患者さんでは高圧のストッキングを用いるため，より強い食い込みが生じます（**図4-38**）。ストッキングの上端がずり落ちるためにゴムバンドでストッキングの上端を強く締め付けるなどはもってのほかです。絶対に

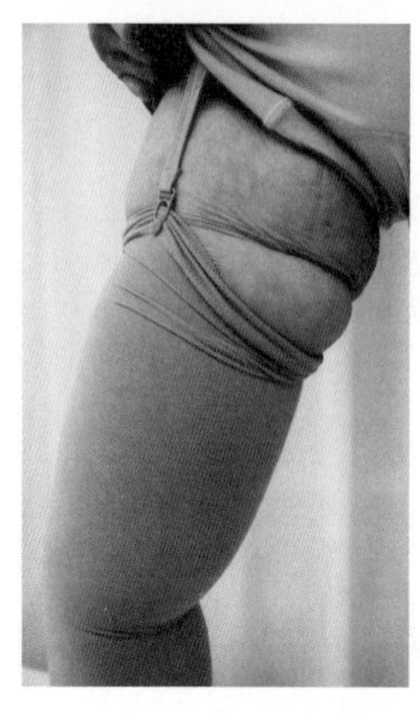

図4-38 弾性ストッキングの食い込み
リンパ浮腫患者の大腿部に強く食い込んでいる

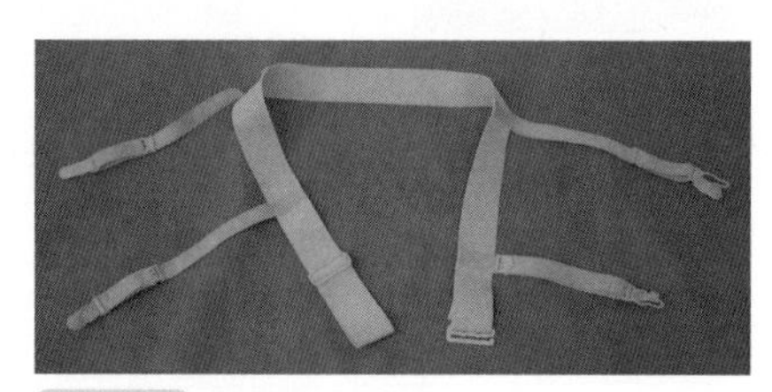

図4-39 ガーターベルト

避けてください。また，つま先なしタイプ（open toeタイプ）のストッキングでは，上方へめくれ上がり食い込むことで（**図4-37**），局所的に足を締め付けることもあります。食い込んだ状態でおりますと，局所の発赤やしびれ，痛みといった症状だけではなく，静脈還流障害によりかえって脚のむくみがひどくなったり静脈血栓症を生じたり，動脈血行障害による重篤なびらんや皮膚潰瘍といった合併症の原因となりかねません。

対策として，患者さんの脚の長さに適した長さのストッキングを選択しましょう。ストッキングタイプではガーターベルトを用いるなどずり落ちない工夫をしましょう（**図4-39**）。部分的なシワが生じていないか，つま先なしタイプではめくれ上がりが生じていないかをこまめに確認し，ストッキングをしっかりと伸ばしておくように心がけましょう。しびれや痛みなどの症状がある場合には当然ですが，症状がない場合でも，つま先なしタイプのストッキングでは先端のホールから，つま先ありタイプ（closed toeタイプ）のストッキングではときどきはストッキングを脱がせてみて，足の色調変化（末梢循環不全による紫色への変化）や著しい皮膚温低下がないかどうかの定期的なチェックを行いましょう。とく

表4-11 弾性ストッキングの禁忌，慎重な使用が必要な対象

- 動脈血行障害
  足関節血圧：65あるいは80mmHg未満
  ABI（足関節/上腕血圧比）：0.6あるいは0.7未満
- 蜂窩織炎，血栓性静脈炎などの急性炎症
- 急性期外傷・創傷
- 糖尿病
- うっ血性心不全
- 深部静脈血栓症の急性期

に，高齢者や糖尿病，神経疾患が基礎にある患者さんでは，末梢血流障害が生じていても，症状が出にくいため，十分な注意が必要です。

弾性ストッキングは，一般には浮腫の軽い起床時に装着し，就寝時に脱ぐのですが，リンパ浮腫の患者さんでは，医師から就寝時も弾性ストッキングなどの装具を履いたままにするよう指示される場合があります。しかし，就寝中の臥位では静水圧が下がり，相対的に弾性ストッキングの圧迫が強くなり，脚が強く締め付けられるおそれがあります。就寝時には，低圧の弾性ストッキングに替えるか，２枚重ね着をしているときには１枚脱ぐほうがよいでしょう。就寝時に圧迫療法を継続する場合，痛みやしびれ，締め付けを強く感じるときは要注意です。

弾性ストッキング・スリーブでかぶれることもあります。かゆみが出た場合には，ストッキング・スリーブを他の製品に交換してみるか，弾性ストッキングの下に普段使用している通常のストッキングを履くなど工夫するとよいでしょう。

弾性ストッキング・スリーブはすべての患者さんに問題なくフィットするものではありません。実際に，着けてみて初めて合わないことがわかることも少なくありません。しびれ，痛み，かゆみといった症状が出た際には，医師や看護師など，とくに弾性ストッキング・コンダクター資格を有するスタッフに相談するように説明しておいてください。

4）圧迫療法の禁忌（表4-11）

前述したように閉塞性動脈硬化症やバージャー病といった動脈血行障害を有している患者さんへの弾性ストッキングの使用は注意が必要です。弾性ストッキングの加圧により，動脈血行障害をさらに増悪させる危険性があるからです。悪化の危険性はもともとの血流障害の程度や使用する弾性ストッキングの圧迫圧にもよりますが，動脈血行障害による安静時の痛みや間欠性跛行（歩行時に下肢の痛みが出現し，安静にすると消失）がある場合には使用を避けるべきです。また，

症状がなくとも，足関節血圧が65mmHgあるいは80mmHg未満，ABI（ankle brachial pressure index，足関節/上腕血圧比）が0.6あるいは0.7未満にまで低下した患者さんには圧迫療法は行わないほうがよいともいわれています。下肢の色調が悪い人や冷感の強い人では，ストッキング装着前に足関節血圧やABI，TBI（toe brachial pressure index，足趾/上腕血圧比）を測定することをお勧めします。動脈血行障害が疑われ場合には，あらかじめ医師へ相談する必要があります。

下肢に炎症性疾患，化膿性疾患，つまりけがをしていたり，いわゆるおできができていたりする場合などには，弾性ストッキング着用は慎重に判断します。少なくともストッキング着用後に痛みが強くなるようでしたら，中止するか，あるいはもっと弱い圧迫圧のストッキングへの変更を検討します。

心機能の低下した患者さん，とくにうっ血性心不全を合併した患者さんに弾性ストッキングを着用させると，静脈環流量が増加し，心不全が悪化する可能性があります。

糖尿病の患者さんでは，動脈硬化の進行により，下肢の動脈血行障害を合併しやすく，また，感染症に対する抵抗力も低下するために皮膚感染症も生じやすく，さらに糖尿病性神経障害のため痛みを自覚しにくいなどの要因が重なって，軽微な皮膚病変が重症化することがあります。弾性ストッキングを使用する際にはとくに注意が必要となります。

深部静脈血栓症（DVT）の急性期では，従来は弾性ストッキング着用による静脈血の還流増加が血栓を遊離させ，肺血栓塞栓症を生じる危険性があるため，弾性ストッキング着用は避けるべきと考えられていました。一方，最近では弾性ストッキング着用によって肺血栓塞栓症の発生は増加せず血栓伸展も予防するとの結果も報告されています。しかし，DVTの急性期に弾性ストッキングを着用させる前には，医師の指示を受けるべきです。

以上をふまえ，弾性ストッキングの着用を指導する際に，患者さんに伝えるべき情報を**表4-12**にまとめました[5]。わかりやすい文章で説明した書面を用意しておき，指導の際に活用することは，弾性ストッキングに対する患者さんの理解度やアドヒアランスを高める一つの方法と思われます。

5）血栓予防目的に弾性ストッキングを使用する際の注意事項

近年，入院中の患者さんのとくに周術期において，肺血栓塞栓症/深部静脈血栓症の予防目的に弾性ストッキングの着用が広く行われるようになりました。血栓予防目的の弾性ストッキングは夜間も通して24時間継続して着用する必要があ

表4-12　弾性ストッキング着用を指導する際に伝えるべき情報

1）弾性ストッキングを着用する目的や理由
2）弾性ストッキングを毎日，着用することで得られる利益
3）弾性ストッキングの種類（商品名），タイプ，サイズ
4）正しい着用法
5）毎日，いつからいつまで着用するのか?
　例：起床時から就眠時，朝から夜の入浴時，外出時
6）弾性ストッキングはいつごろ，新しいものに交換するか?
7）洗濯方法
8）発生する可能性のある問題やトラブル，その予防や対策方法
9）問題やトラブルが生じたときの対処方法，また誰に相談すればよいか?

〔Lim SC, Davies AH: Graduated compression stockings. CMAJ 2014; 186: E391-398. を参考に作成〕

ります。弾性ストッキングを正しく使用し，合併症を回避するためにも，使用前には**表4-11**に掲げた項目に注意しましょう。また，下肢に強い変形がある場合には特別な配慮が必要です。無理に弾性ストッキングを履かせれば，局所的に強い圧迫が加わり，皮膚のトラブルの原因にもなりますし，また，うまく圧迫圧がかからず静脈血栓塞栓症の予防効果が得られなくなる危険性もあります。ストッキングが足の形に合わない場合や下肢の手術や変形のために使用できないといった場合には弾性包帯を用いて対応するのがよいでしょう。

アドヒアランスも大切です。加齢とともに理解力は低下しがちで，認知症を伴うこともまれではありません。さらに，緊急手術の患者さんでは事前の説明も十分にはできません。患者さんの理解が十分でないときには，説明を繰り返すことや医療者側のより注意深い観察が必要とされます。

予防用弾性ストッキングを装着している患者さんに適正に予防効果が得られ，合併症や不快感が生じないようにするために，使用中は以下の項目をチェックしましょう。

- 上端が丸まっていないか（**図4-40**）
- 上端のずり落ち予防にゴムバンドなどを使用していないか（**図4-41**）
- シワやよじれができていないか（**図4-42**）
- モニターホールから足が出ていないか，先端がめくれ上がっていないか（**図4-43**）
- 皮膚の色が悪くなっていないか，足に浮腫が生じていないか
- 皮膚の発赤，発疹，水疱はできていないか
- 痛み，しびれ，かゆみなどの訴えはないか

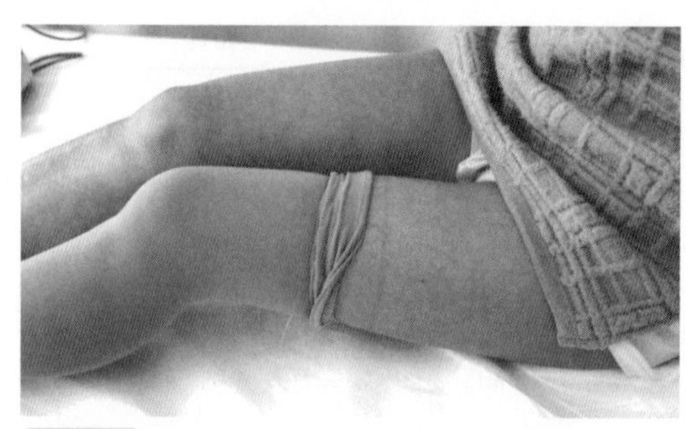

図4-40　弾性ストッキングの上端部分の丸まり

この部分で締め付け，血行障害の危険性がある

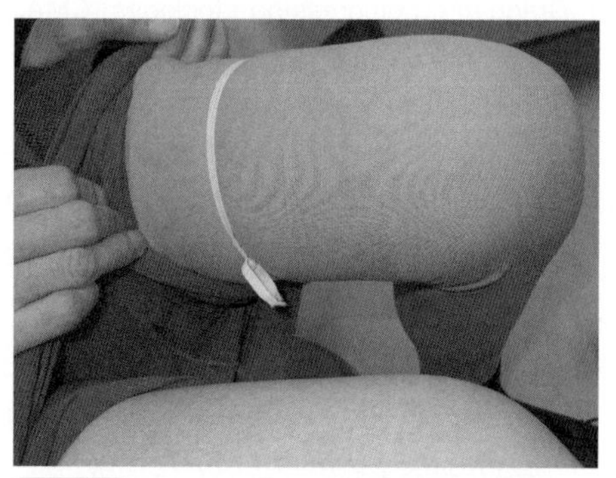

図4-41　ゴムバンドでのずり落ち防止は危険

局所的に圧迫し合併症を生じる可能性がある

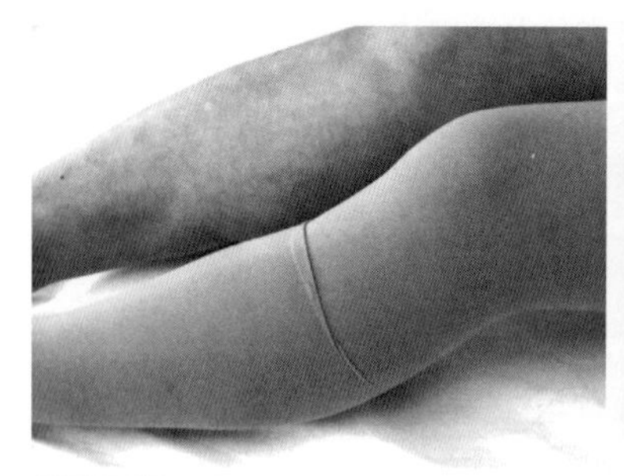

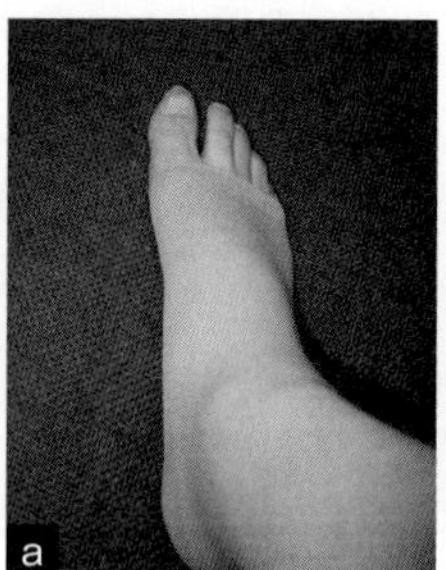

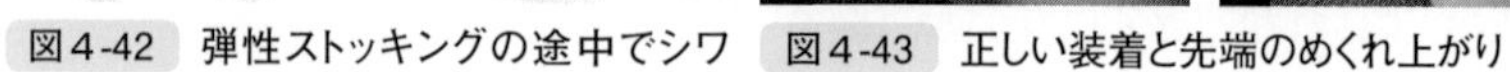

図4-42　弾性ストッキングの途中でシワが寄っている

局所に圧がかかり，動脈血流障害や静脈還流障害を引き起こす

図4-43　正しい装着と先端のめくれ上がり

a 正しい使い方
b 先端のめくれ上がり：足が締め付けられ，痛み，発赤，水疱，浮腫，動脈血行障害の原因となる

〔杉山　悟〕

4 弾性包帯

1）弾性包帯の役割

弾性包帯は弾性ストッキング・スリーブ（以下，弾性着衣）よりはるかに歴史が古く，四肢の静脈疾患やリンパ浮腫に欠かすことのできない治療法です。弾性包帯には，弾性着衣に比較し，**表4-13**に示すような長所と短所があり，特徴を生かしつつ臨床応用していくことになります。実際には，手術後や下腿潰瘍などで頻繁にガーゼ交換が必要なとき，患肢の大きさが弾性着衣の規格に合わないとき，変形や高度浮腫のため弾性着衣が使用できないとき,治療により短期間で患肢の周径や形状が変化する可能性のあるときなどは弾性包帯が適応となります。

2）弾性包帯の素材と作り方

弾性着衣と弾性包帯とでは伸縮性の作り方が違っています。一般に弾性ストッキングや弾性包帯の伸縮性は使用する糸の素材，その太さ，糸の加工法，編み物か織り物かなどによって異なってきます。

弾性着衣の多くは，非弾性糸であるナイロンと弾性糸であるポリウレタンとを用いた編み物ですが，多くの弾性包帯は織り物です。弾性着衣では，使用する弾性糸の特徴と編み物というループを形成する構造によって伸縮性を出すのに対し，弾性包帯では強い“より”をもつ強撚糸（きょうねんし）を作る加工方法と織り方の密度によっ

表4-13　弾性着衣と比較した弾性包帯の長所と短所

長所	● 患肢の大きさが弾性着衣の規格に合わないとき，変形や高度浮腫のため弾性着衣が使用できないときに応用できる ● 巻き方により，圧迫圧を調整できる ● 手術後や下腿潰瘍などで頻繁にガーゼ交換が必要なときに対応しやすい ● 治療により短期間で患肢の周径や形状が変化する可能性のあるときに適用できる ● 種々の伸び硬度の製品がある
短所	● 巻いたときの圧迫圧（初期圧）が不明 ● 患肢全体の圧迫圧が均等にならず，段階的圧迫圧が得にくい ● 巻く人により圧迫圧が異なる ● 巻くたびに圧迫圧が変わる ● ゆるみやすい ● ファッション性が悪い

て伸縮性が生まれてきます。このため，軽度伸縮性包帯の伸縮性は比較的早期に喪失します。

弾性ストッキング・スリーブでは，着脱を可能にするため一定以上の伸縮性を必要とします。これに対し，弾性包帯は非常に伸縮性の高い製品からまったく伸縮性のないものまで実に多くの製品があり，目的に応じて選択されます。伸縮性は簡易的には非伸縮性（伸張率10%以下），軽度伸縮性（ショートストレッチ，伸張率100%未満），高度伸張性（ロングストレッチ，伸張率100%以上）と定義されています。

3）弾性包帯を用いた臨床包帯法

現在の弾性包帯を用いた静脈疾患，リンパ浮腫への臨床応用では，従来から施行されている一般的な包帯法と多層包帯法とがあります。

前者の一般的包帯法とは，通常１種類の弾性包帯を用いて患肢を巻き上げていく方法です。包帯の巻き方には基本包帯法として知られている環行帯，螺旋帯（らせんたい），折転帯，亀甲帯，麦穂帯（ばくすいたい）などがありますが，静脈疾患やリンパ浮腫において弾性包帯を患肢巻き上げに用いるときには螺旋帯と麦穂帯がよく応用されます。

多層包帯法は，1980年代より発達してきた方法ですが，数種類の包帯を用いて患肢を包み込む（ラッピング，wrapping）方法で，主として静脈性潰瘍やリンパ浮腫に応用されています。

一般的包帯法，多層包帯法のいずれにおいても，安全かつ効果的に巻くためにはLaplaceの法則を熟知しておくことが必要です。

（1）Laplace（ラプラス）の法則

①Laplaceの法則とは

Laplaceは，18～19世紀にかけて活躍したフランスの数学者・天文学者です。安静時の圧迫圧をLaplaceの法則に当てはめると，

P=T/r（P：圧迫圧，T：張力，r：半径）

となります。

これをさらに詳しく臨床に即した形にすると以下のとおりです[6]。

P=t×n×c/r×w
（P：圧迫圧，t：張力，n：包帯（ストッキング）の層数，c：係数，
r：半径，w：包帯の幅）

表4-14　Laplaceの法則と弾性包帯

- 包帯を強く引っ張って巻けば，高い圧迫圧となる
- 同じ張力ならば，四肢の細い部分の圧迫圧が高くなり，太い部分が低くなる（足首より，大腿のほうが低い圧迫圧になる）
- 包帯を多く重ねると高い圧迫圧となる
- 横断面が楕円形であると，楕円形の細い径の部分が高い圧迫圧になる（下腿では，前後方向の圧迫圧が横方向の圧迫圧よりも高くなる）
- 同じ張力ならば，使用する包帯の幅が広いと低い圧になる

ここで示す張力（T，t）は弾性包帯でいえばどれぐらいの強さで引っ張りながら包帯を巻くかによって規定されます。また，Laplaceの法則は肢を円筒として扱った場合を想定しているので，その断面が正円の場合には半径 r は肢の半径になりますが，下腿のように楕円形の場合には部位によって異なってきます（曲率半径を採用します）。Laplaceの法則を包帯法に当てはめると**表4-14**のようになります。

②Laplaceの法則と段階的圧迫圧

弾性包帯でも弾性ストッキングと同様に段階的圧迫圧になるように巻くことが大切ですが，下肢は足関節，下腿，大腿と上にいくに従って太くなるため，同じ引っ張り（張力）で巻けば大腿のほうが低い圧迫圧になり，自然に段階的圧迫圧となります。あえて大腿に向かって弱く巻く必要はなく，これは上肢においても同じことがいえます。

③足の形と圧迫圧

足の横断面をみると，円形の大腿に比較し下腿は前後方向が長軸の楕円形をしています。楕円形の部分では，長軸方向と短軸方向とで圧迫圧が異なってきます。Laplaceの法則によれば，同じ引っ張り（張力）のときには円周が小さく細い部分の圧迫圧が高くなります。このため楕円形の下腿では，前後の部分が左右よりも適合する円周が小さく（**図4-44**），弾性包帯下の圧迫圧は前後方向のほうが左右よりも高くなります。

このことは，皮下組織が少なく，すぐ下に骨のある下腿前脛部には強い圧迫圧がかかり，びらんや潰瘍などの皮膚損傷が起こりやすいことを意味します。とくにやせた患者さんへの圧迫療法では，綿やスポンジなどをクッションのように用いて径の拡大を図り，正円に近づけることが必要です。同じことがアキレス腱部，足背部，かかとの部分にも当てはまります。

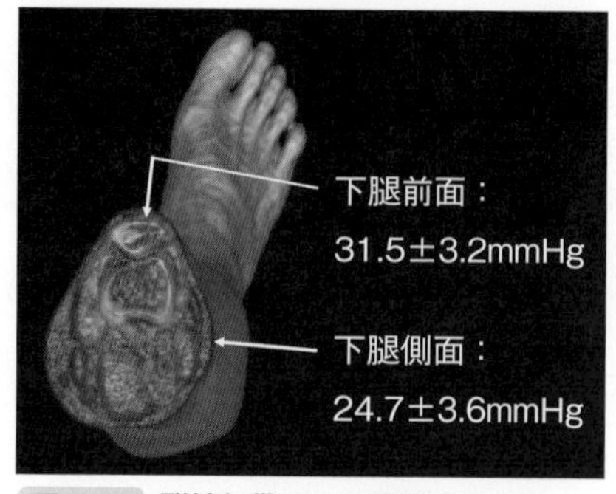

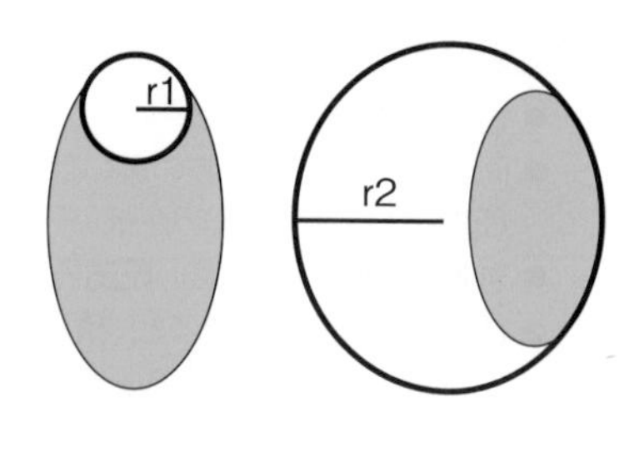

図4-44 弾性包帯下の下腿部の圧迫圧

3D-CTで観察すると，下腿の横断面は前後方向に長軸の楕円形をしている。Laplaceの法則に従うと下腿前面に適合する円は下腿側面に適合する円より小さくなるので，弾性包帯を巻くと前面により高い圧がかかる（n＝10, $p<0.05$）

（2）一般的包帯法

弾性包帯を用いた患肢への包帯法では，螺旋帯と麦穂帯がしばしば応用されます。

螺旋帯は，患肢を巻き上げるときに用いられる方法で，多くは包帯の幅を1/2～2/3ずつ重ねながら巻いていきます（**図4-45**）。麦穂帯はとくに関節部を中心に応用されます。巻いた外観が麦の穂に似ていることからこの名前がありますが（**図4-46**），外国では８字帯（figure of eight bandage, figure-eight technique）と呼ばれ，数字の８を書く要領で包帯を巻きます。国際的には，麦穂帯よりも８字帯あるいは８字巻きという言葉のほうがよいかもしれません。

包帯法基本手技の注意点は**表4-15**のとおりです。合併症なく，目的とする治療効果を得るためには正しい包帯法の習得が大切です。

（3）多層包帯法

静脈還流障害に基づく下腿潰瘍およびリンパ浮腫への弾性包帯の応用では，多層包帯法が多く用いられます。多層包帯法を用いることで弾性包帯の短所である時間経過に伴う圧迫圧の低下や下肢の各部位で圧迫圧が不均衡になったり，また巻くたびに圧迫圧が異なる不安定性などが，完全ではないにしろ，ある程度カバーできます。多層包帯法については第５章の③（p.131）に詳しく記述します。

4）印付き（圧インジケータ）弾性包帯

弾性包帯はどれぐらい引っ張りながら包帯を巻くかによって圧迫圧（着圧）が異なってきます。適切な引っ張り具合（張力）は練習と経験で習得するしかあり

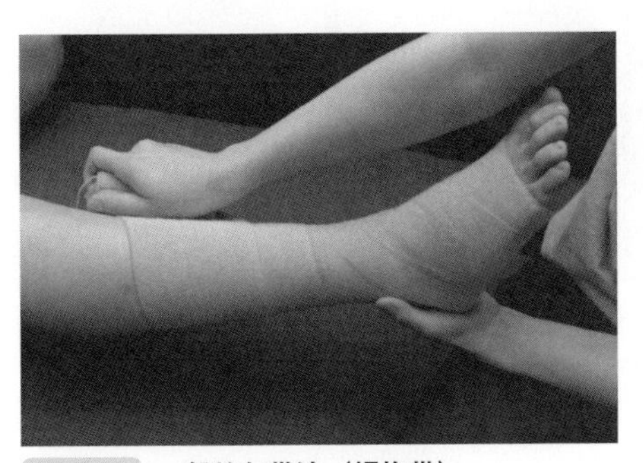

図4-45　一般的包帯法（螺旋帯）

螺旋帯では四肢を螺旋状に巻き上げていく

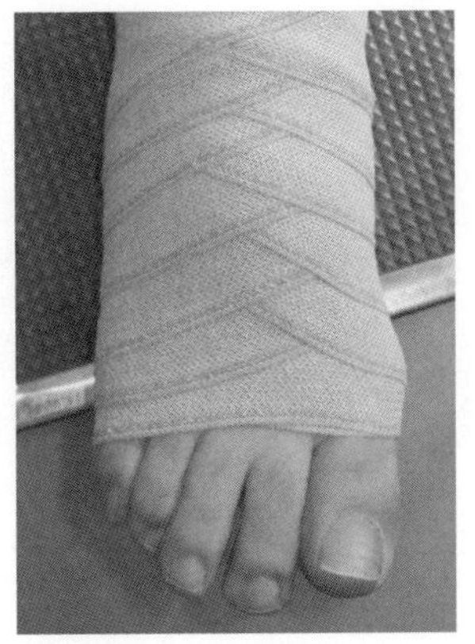

図4-46　足への麦穂帯（8字帯）

数字の8を書くように巻く

表4-15　弾性包帯の基本手技

- 末梢から中枢へと巻き上げていく
- 足趾の付け根を巻き始めとし，足趾をまとめて巻かない
- 常に同じ強さで引っ張りながら，同じ重なり幅で巻く
- 包帯が余っても原則として巻き戻しはしない
- シワが寄らないように注意する
- 足関節や膝関節などは90°に屈曲させてから巻き，可動制限を予防する
- 巻き終わった後に，足のしびれや痛み，皮膚の変色，浮腫，関節可動域制限を確認する
- 脛骨などの辺縁は圧が高くなりやすく，内踝外踝周囲の凹面では圧がかからないことがあるので，必要時にはパッティング包帯などを用いて全体が正円になるように調整する

ませんでした。近年，この欠点を補うため引っ張る目安がわかる印（圧インジケータ）が付いた包帯が販売されています。三角形の印は二等辺三角形になるように，楕円形の印は正円になるように引っ張ると目的の張力が得られます（図4-47）。この弾性包帯を使用すると，誰が巻いても同じ張力がかかるので，慣れない医療従事者はもちろん，患者さんや家族でも適切なレーニングを受ければ目的とする圧迫圧で巻くことができます。

5）弾性包帯の慎重使用と禁忌

弾性包帯においても弾性着衣と同様に慎重な使用と禁忌，合併症（本章③参照）に気をつけることが大切です。弾性包帯ではとくに食い込みや高度の圧迫圧によ

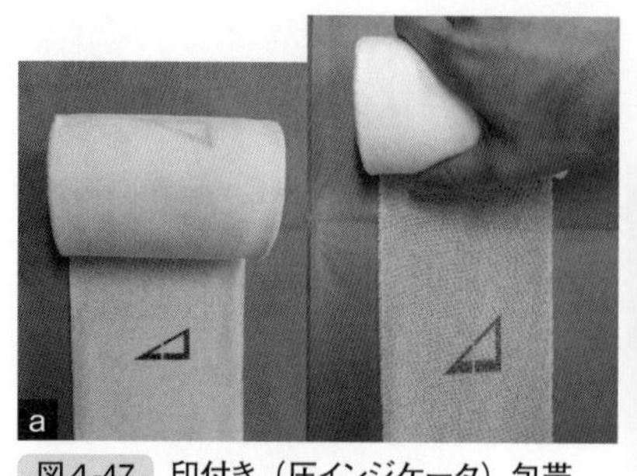

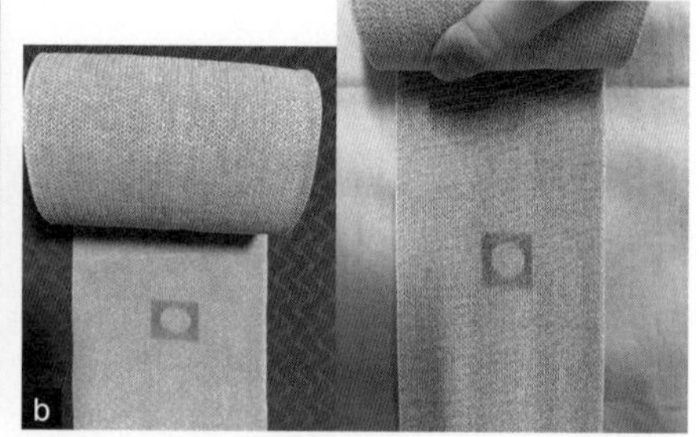

図4-47　印付き（圧インジケータ）包帯

a 高伸縮性印付き包帯（エラスコット®・テンションガイド）：三角形を二等辺三角形になるまで引っ張る
b 低伸縮性自着性印付き包帯（コンプリ2®包帯）：楕円を正円になるまで引っ張る

る動脈，静脈，神経障害が起こりやすいことに注意を要します。

また，弾性包帯では多層包帯法を用いても目的とする正しい圧迫圧や段階的圧迫圧が必ずしも得られるわけではありません。時間とともにゆるみが生じ，よじれなどから皮膚への食い込みも起こります。皮膚への強い食い込みは，血管や神経の障害に結びつき壊死などの大きな合併症を起こす危険があります。弾性包帯は基本的には訓練を受けた医療者が巻くべきだと思いますが，患者さんあるいはその家族に委ねざるを得ないときにはしっかりとした巻き方の教育と，合併症を起こさない注意事項の徹底が必要です。

〔松原　忍〕

5　間欠的空気圧迫法（IPC）

1）間欠的空気圧迫法（IPC）とは？

下肢にうっ滞した静脈血やリンパ液を，ポンプを用いて一定の時間間隔で空気圧による圧迫によって押し戻す方法を間欠的空気圧迫法（intermittent pneumatic compression；IPC）と呼び（**図4-48**），わが国では主に静脈血栓塞栓症の予防で使用されていますが，ほかにはリンパ浮腫と静脈性潰瘍の治療などでも用いられています。

IPCは1930年ごろに研究開発されたといわれています[7]。1934年，HermannとLandisらが下肢に陽圧と陰圧を交互に加える機器として作製し研究を行いました。当初は慢性動脈閉塞症の治療を目的としたようです。1955年，Brushは空気チャンバーをひもで締めることにより圧迫するデバイスを開発・発売し，主

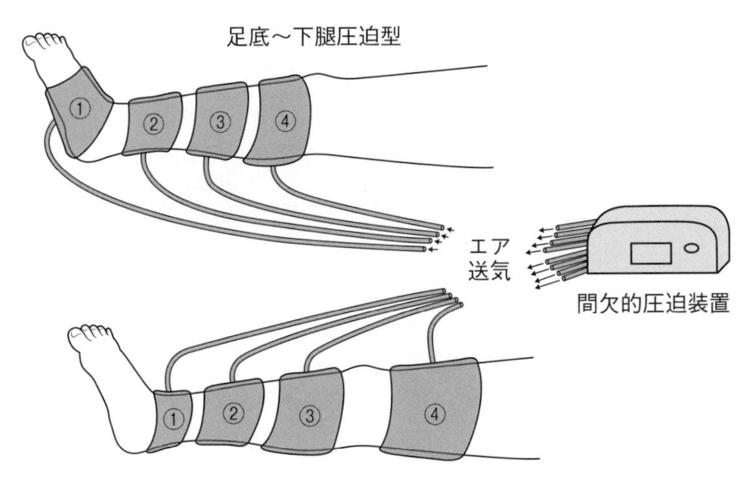

図4-48　間欠的空気圧迫法のイメージ図

スリーブ①→④へと順に圧迫していくことで，静脈やリンパの還流を促進する。手術や内科的治療の静脈血栓予防の場合は，下腿あるいは下腿大腿圧迫型が主に使用される。足底圧迫のものは主に下肢手術症例などで用いられる

にリンパ浮腫の臨床に応用しました。同年，SamsonとKirbyは最初の多室構成の連続圧迫装置を開発（14分画で20回/分）しました。1970年代の英国においてCalnan[8)]とSabriらは主に静脈血栓塞栓症の予防を行う患者を対象に臨床試験を実施しました。

血管超音波装置による観察では，IPCは足底静脈叢，下腿，大腿の静脈を圧迫することにより安静臥床時と比較して静脈の血流量および血流速度を改善することが示されています[9)]。静脈血栓塞栓症の予防においてIPCによる圧迫は，とくに意識下に運動できない場合に有効と考えられています。これは麻酔，鎮静，術後など安静を伴う治療中や麻痺を伴う急性期の脳卒中患者などの場合に該当します。一方で，IPCによる浮腫の改善，皮膚潰瘍の治癒に関しては十分なエビデンスがありません。

2）IPCの種類と特徴

（1）静脈血栓塞栓症予防用のIPC

わが国ではIPCは静脈血栓塞栓症の予防に保険適用があります。足部のみを圧迫する足底圧迫型，下腿あるいは下腿と大腿を圧迫する下肢圧迫型（一部は足底も同時に圧迫）に大きく分かれます。各社の装置は，①下肢を圧迫するために空

気を溜める部屋（チャンバー）がいくつあるか，②下肢を圧迫するためのエアカフ（スリーブと呼びます）にどのような種類やサイズがあるか，③加圧減圧と圧迫周期，④圧調整機能の有無，などに違いがあります（**表4-16**）。下腿・大腿型IPCの最大圧迫圧は40～60mmHgが多く，足底型は130mmHgで，1分間に10秒程度加圧し，間欠期はほぼ無圧となっています。IPCでは患者さん本人や同室者から「夜間にうるさくて眠れない」などの騒音に対する苦情が出ることがあります。血栓症リスクが軽減するまで長期間使用する機器の静音性は選択の重要な要素となります。

（2）浮腫治療用のIPC

家庭用マッサージ器の一部は，リンパ浮腫に対する使用も考慮して作製されていますが，疾患に対する明確な効能は記載されていません。下肢用は足背から大腿まで圧迫できるようにズボン型の形状をしています。下肢用に併せて上肢用のスリーブも用意されています。多くの静脈血栓塞栓症予防用IPCとは異なり，圧迫圧は約15～100mmHgぐらいに調整され，最大圧部を中枢側へと移動することで組織間液の移動を促すようになっています。したがって，静脈血栓塞栓症予防用IPCのように間欠期に完全に除圧されないものが多いようです。このため装着前に後述の装着禁忌事項がないかよく判断することが重要です。上肢の浮腫に対しては，最大圧迫圧が60mmHgの場合に比べて，90～120mmHg前後の圧力で圧迫するほうがより効果があると報告されています。

3）IPCの臨床応用

（1）静脈血栓塞栓症予防へのIPCの臨床応用

2004年に『静脈血栓塞栓症（VTE）の予防に関するガイドライン』の発刊と保険制度（管理料305点）の導入によりIPCは急速に普及しました。2018年に改訂された日本循環器学会のガイドライン[10]においてもIPCは静脈血栓塞栓症の予防のうち中リスクから最高リスクに推奨されています。とくに出血リスクが高いため抗凝固薬などが使用できない場合にもっとも有効な予防方法と位置づけられています。近年，脳卒中領域における静脈血栓塞栓症予防に関連してIPCの使用頻度が高くなっています。これは『脳卒中治療ガイドライン2015』に弾性ストッキングよりはIPCの使用を推奨する記述がなされたためです。他者の介助がなければトイレまでの歩行が不可能な麻痺を伴う急性脳卒中患者を対象として，IPCの有効性を評価するために実施されたCLOT 3試験では，深部静脈血栓症の発生率はIPC装着群で8.5%，非装着群で12.1%でした[11]。IPCは長期間装着すると，患者さんの離床や活動を妨げる可能性があるため，長期使用あるいは歩行

表4-16　間欠的空気圧迫装置の機種別の特徴

装置名称	装着部位	圧迫圧	スリーブ	設定と特徴
Kendall SCD SCD™700 バッテリー内蔵	大腿下腿型 下腿型 足底型	大腿下腿：30～45mmHg 足底：130mmHg	多室スリーブ	大腿・下腿 11秒，休止時間 20～60秒 （下腿中央カフにうっ滞検知機能あり） 加圧時間2～8秒，休止時間 20～60秒
ベノストリーム®Ⅱ	下腿足底型 下腿型 足底型	下腿：45mmHg 足底：130mmHg	①多室スリーブ ②単室スリーブタイプ ①②の選択が可能	下腿足底・下腿 10秒，加圧間隔 60秒
フロートロン ACS900 バッテリー内蔵	大腿下腿型 下腿型 足底型	40mmHg 40mmHg 130mmHg	①単室スリーブ ②多室スリーブ	大腿・下腿 12秒，加圧間隔 60秒 足底約3秒，加圧間隔約30秒
フロートロン エクセル	大腿下腿型 下腿型	30～60mmHg	単室スリーブ	大腿・下腿 12秒，加圧間隔 60秒
A-Vインパルスシステム	足底型	130mmHg	単室スリーブ	足底 1～3秒，加圧間隔 12～50秒
アクティブケア®DVT& with SFT バッテリー内蔵（旧ウィズエア）	大腿型 下腿型 足底型	大腿・下腿 50mmHg 足底 130mmHg	多室スリーブ	大腿 13秒，下腿 8秒，足底 6秒 （加圧間隔：大腿・下腿 60秒，足底 30秒） ● ポータブルとなっておりバッテリー駆動時に着用歩行可能 ● With SFTでは呼気時加圧機能あり

開始後も使用できるように，バッテリーを内蔵したポータブルタイプの機種が開発されています。

（2）リンパ浮腫，静脈性潰瘍治療における臨床応用

リンパ浮腫への応用は行われていますが，改善効果が十分に示されていないためエビデンスは低く，推奨度はC２（十分な科学的根拠がないので奨励できない）と低い[12)]傾向にあります。欧米の文献の中には上肢・下肢ともに有効性を指摘するものもありますが，効果がなかった論文もあり，したがって有効性については定まった見解はありません。現在のリンパ浮腫の標準的な治療方法である複合的

治療に，IPCによる圧迫治療は含まれていません。わが国ではIPCは静脈血栓塞栓症の予防に対して保険適用がありますが，リンパ浮腫に対しては保険適用がなく，主に家庭用マッサージ機器が臨床家により応用されています。いったん発症すると生涯治癒しないリンパ浮腫が，IPCのみで著しく改善することはありませんが，体幹部や中枢側のリンパ液をリンパドレナージなどで減少させておけば効果が望めるとの意見[13]もあります。

静脈性潰瘍の治療において，通常の圧迫療法や手術で改善しない難治性潰瘍に対してIPCの併用療法が行われることがあります。しかしその有用性については，弱いエビデンスがあるとされますが，確固たるものではありません。

4）装着における注意点

（1）禁忌事項

装着四肢における重度の動脈血行障害，コンパートメント症候群，蜂窩織炎などの感染症，深部静脈血栓症であり，これらを合併している場合には使用禁忌となります。また心不全などの循環不全がある場合も装着できないことがあります。

（2）装着注意点

IPC装着の際，身体とスリーブは２横指ぐらい隙間のあるように装着し，エアチューブが身体の下に入り込まないように配慮して医療関連機器圧迫創傷（MDRPU）の発生を防止することが大切です（p.117，**Topics 10**参照）。また禁忌ではありませんが，低栄養状態ではIPC装着による圧迫によりMDRPUの頻度が増加するため，とくに注意が必要です。

弾性ストッキングとIPCを併用すると，部位によっては60～70mmHg程度の高い圧迫圧が体表にかかるため注意が必要です。慢性動脈閉塞症などがある場合に動脈血行障害やコンパートメント症候群を発症する可能性があるため，併用しない，あるいはどちらか一方の装着にとどめたほうがよいでしょう。

〔保田　知生，孟　真〕

［引用文献］
1）平井正文：データとケースレポートから見た圧迫療法の基礎と臨床．東京，2013，メディカルトリビューン
2）International Lymphoedema Framework: Best practice for the management of lymphoedema, International consensus, London, 2006. MEP
3）平井正文，岩田博英，澤崎直規：弾性ストッキングへの不満；リンパ浮腫患者と静脈瘤患者のちがい．静脈学 2005；16：259-265
4）杉山悟，東信良，孟真，他；弾性ストッキングの合併症に関するサーベイ．静脈学 2014；25：403-409
5）Lim SC, Davies AH: Graduated compression stockings. CMAJ 2014; 186: E391-398
6）Thomas S：The use of the laplace equation in the calculation of sub-bandage pressure. EWMA journal 2003；3：21-23
7）Partsch H, Rabe E, Stemmer R：Compression therapy of the extremities, Paris, 1999, Editions Phlebologiques Francaises
8）Calnan S, Pflug J, Mills J：Pneumatic intermittent-compression legging simulating calf-muscle pump. Lancet 1970；2（7671）:502-503
9）太田覚史：静脈血栓塞栓症に対する各種理学的予防法の静脈血流増加効果についての検討．静脈学 2004；15：1-7
10）日本循環器学会，2016-2017年度活動：肺血栓塞栓症および深部静脈血栓症の診断，治療，予防に関するガイドライン（2017年改訂版）．2018
http://www.j-circ.or.jp/guideline/pdf/JCS2017_ito_h.pdf
11）CLOTS（Clots in Legs Or sTockings after Stroke）Trials Collaboration, Dennis M, Sandercock P, Reid J, et al：Effectiveness of intermittent pneumatic compression in reduction of risk of deep vein thrombosis in patients who have had a stroke（CLOTS 3）：a multicentre randomised controlled trial. Lancet 2013；382（9891）：516-524
12）日本リンパ浮腫学会編：2018年版リンパ浮腫診療ガイドライン，東京，2018，金原出版
13）加藤逸夫，小川佳宏，佐藤佳代子編著：浮腫疾患に対する圧迫療法；複合的理学療法による治療とケア，東京，2008，文光堂

Topics 8

弾性ストッキングの着脱のコツ

弾性ストッキングの着用方法

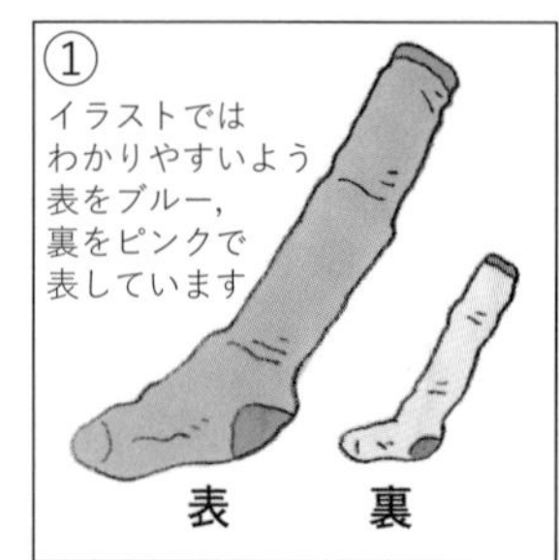

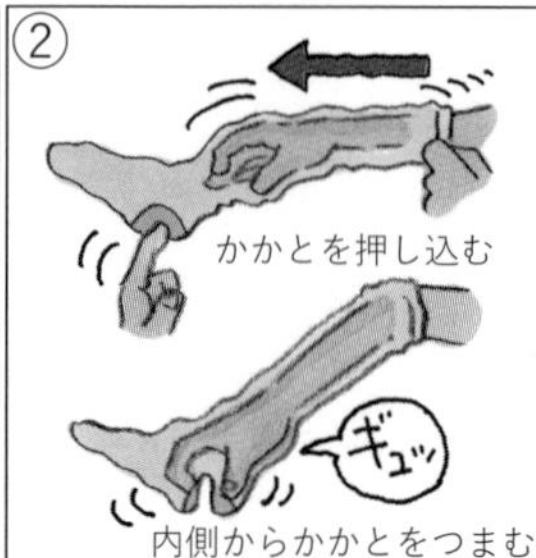

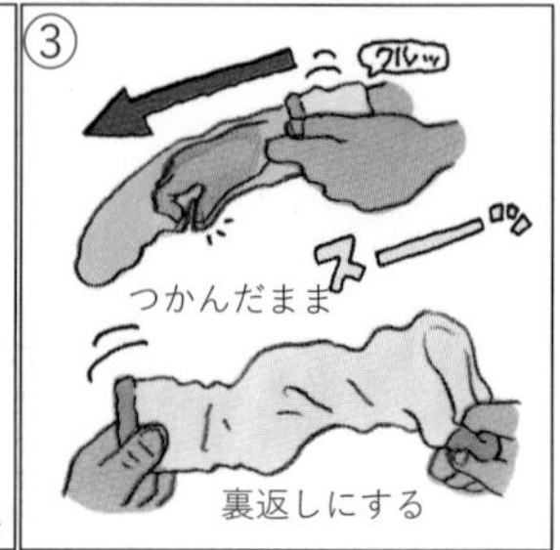

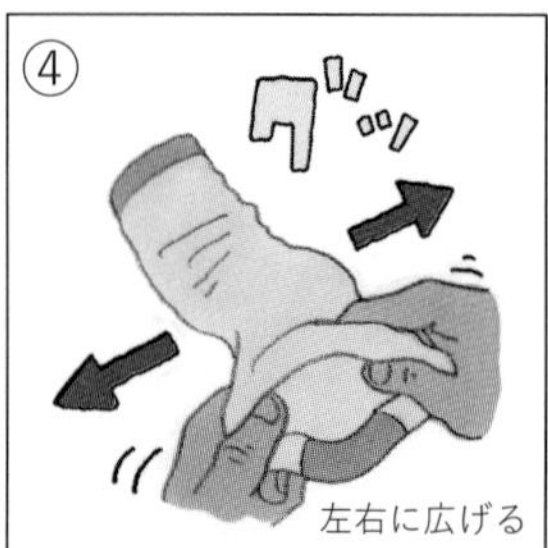

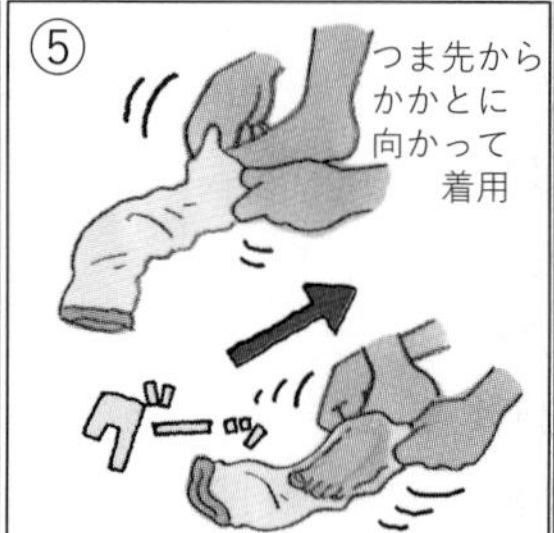

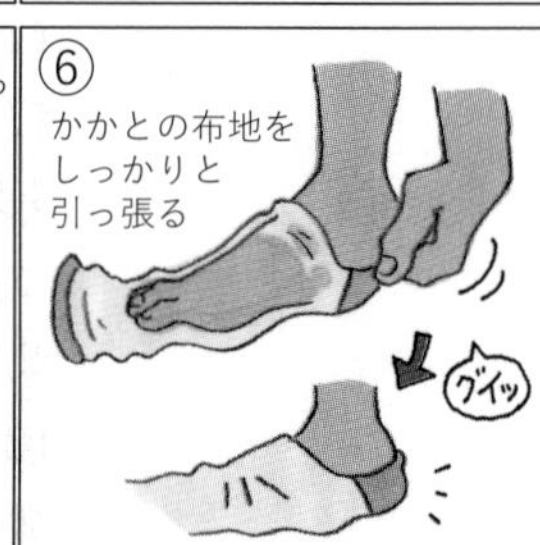

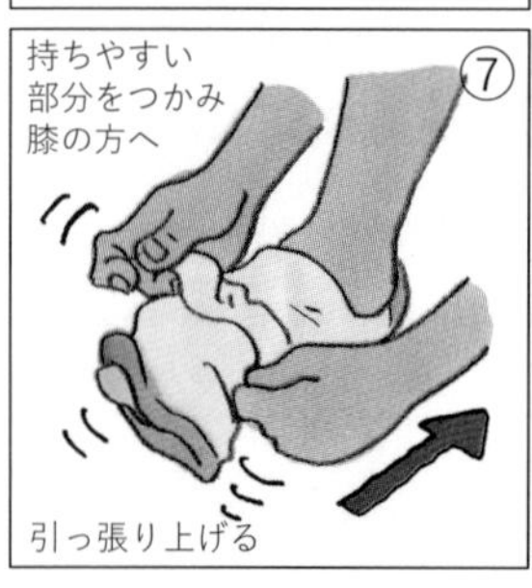

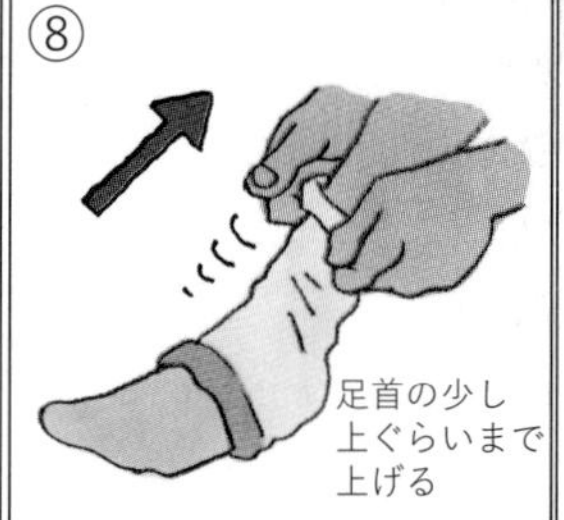

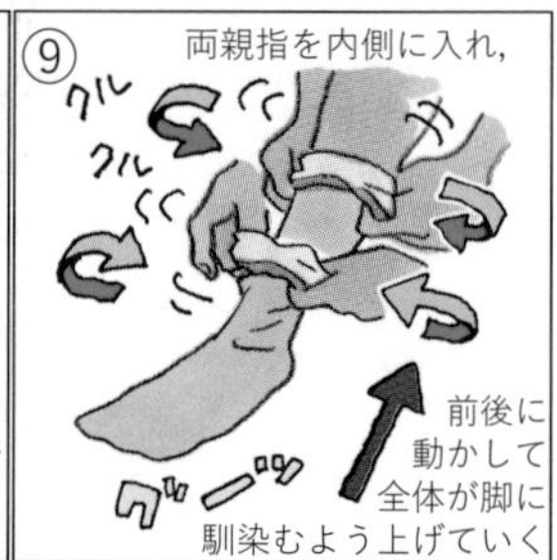

⑩
つま先部分を
少し引っ張り
ゆとりを
もたせる
シワに
ならない
ように
注意する
OK!
かかとの位置を合わせる

着用後のチェックポイント

ストッキングの上縁は膝下に納まっていますか？
→引き伸ばしすぎると，上縁が丸まってずり下がり，強く食い込むことがあります。

足首付近のシワは食い込みの原因になります。
→足首から上縁まで均一の伸び具合になるよう調整しましょう。

弾性ストッキング・コンダクター養成委員会作成

ちょっとしたコツで弾性ストッキングの着脱が楽になります。イラストにまとめました。

〔松原　忍〕

相手に弾性ストッキングを履かせる方法

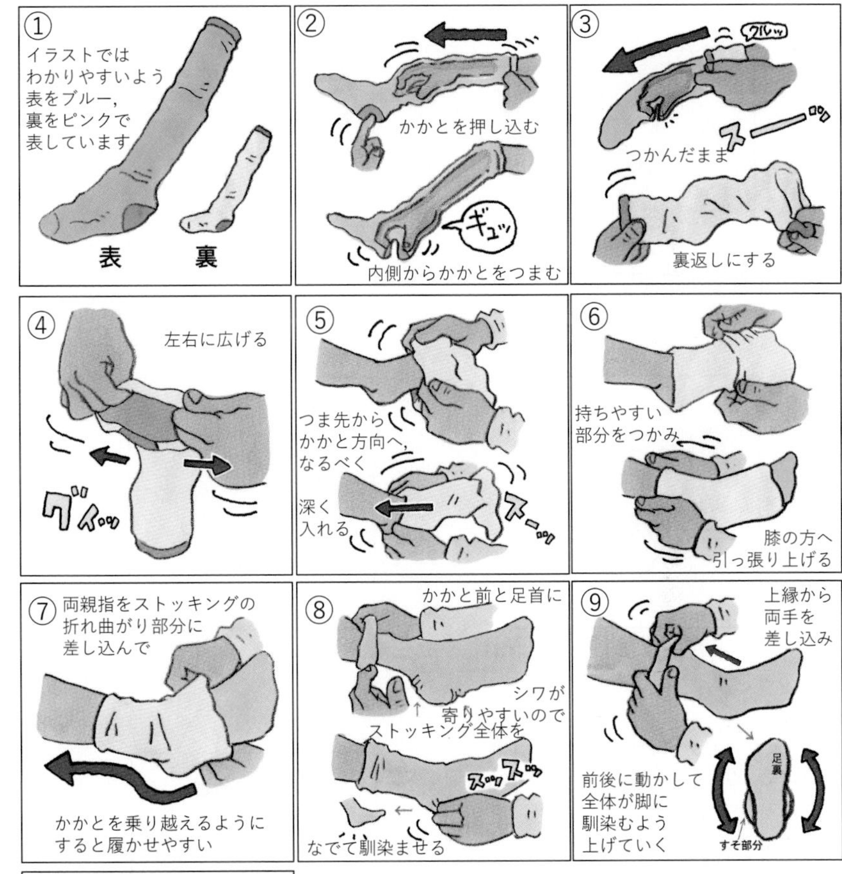

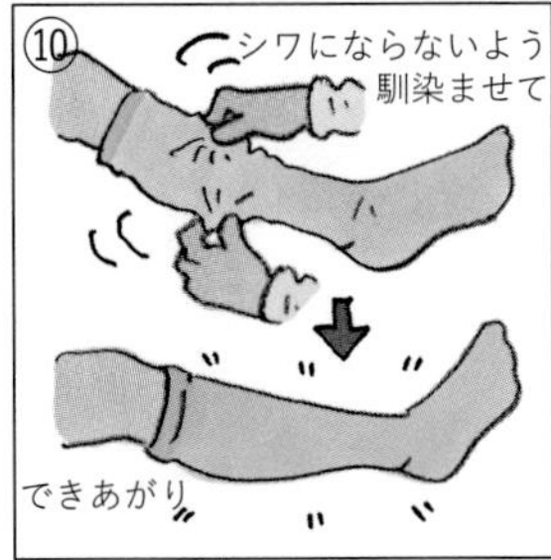

⑤⑥⑦の動作時は，
被着用者にも協力を依頼しましょう。
かかとをベッドや床に置いて，
つま先から足関節まで動かないように力を
入れてもらうと，スムーズに履かせることが
できます。

弾性ストッキング・コンダクター養成委員会作成

弾性ストッキングの脱ぎ方

脱ぎ方のコツはかたまりにしないで脱ぐことです。履くときと同じ要領で，かかとの部分でストッキングを裏返しにひっくり返して伸ばし，かたまりをなくし，かかとで２枚分のみの厚さにすると脱ぎやすくなります。

①

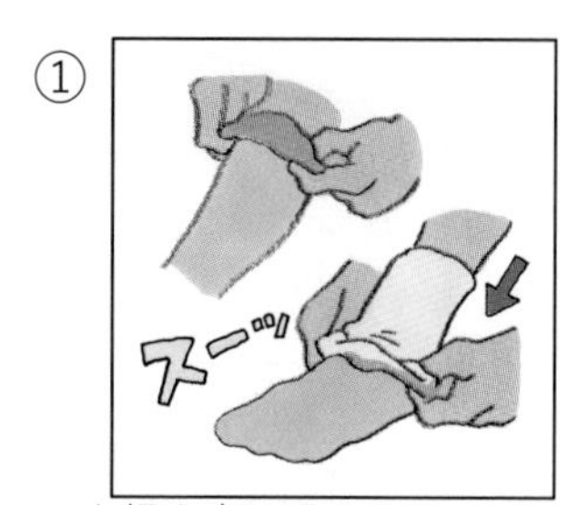

上縁を裏返すようにかかとまで下ろす

②

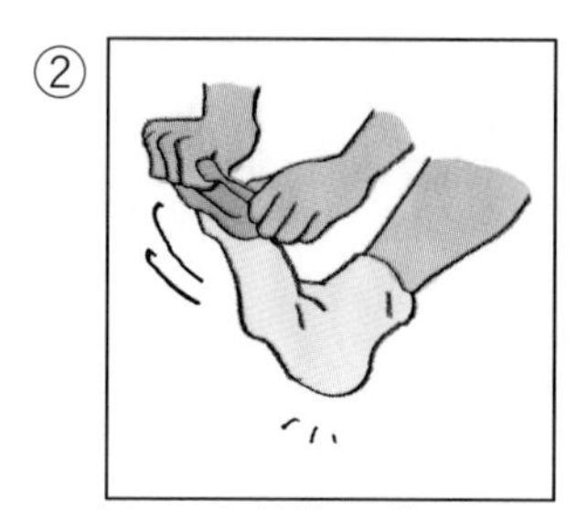

裏返した状態で脱いでいく

③

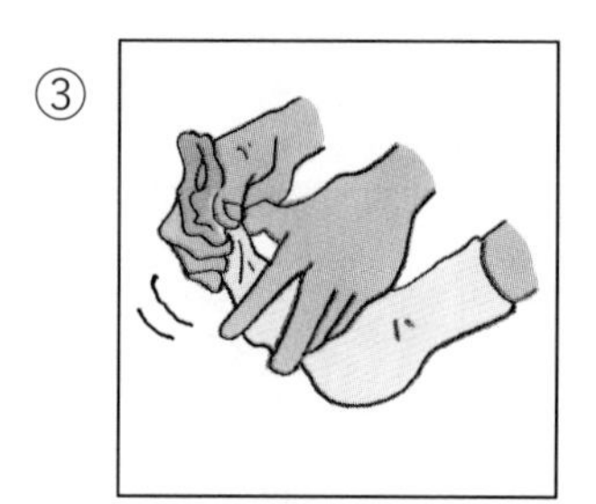

かかとが脱げにくいときにはストッキングの上部を持ち直す

④

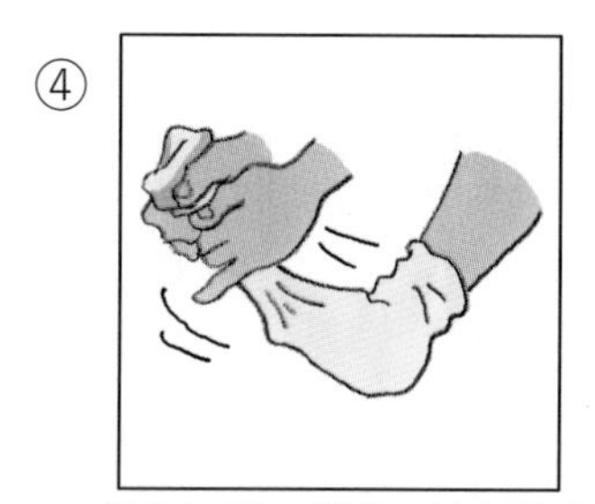

足先に近い部分へ持ち替えながら引っ張る

⑤

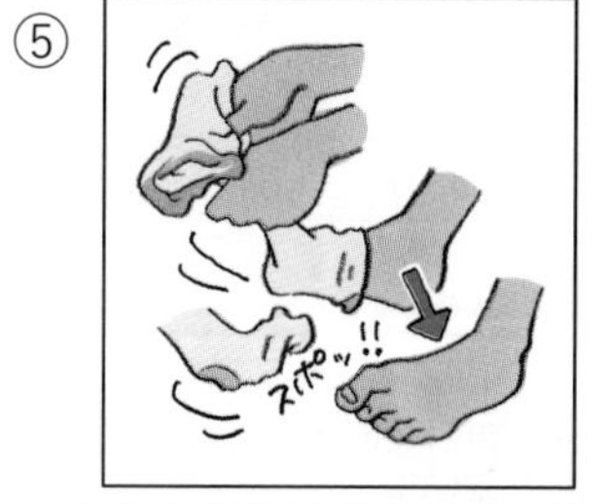

かかとが抜けるまで引っ張る

⑥

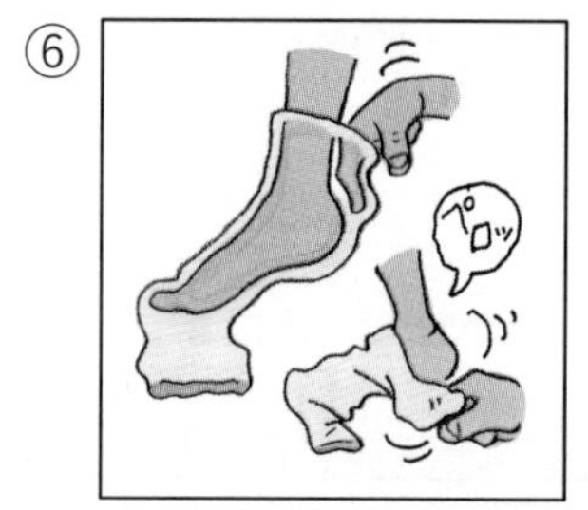

脱げないときにはストッキングの中に指を入れてかかとをはずす

弾性ストッキング・コンダクター養成委員会作成

◆ Topics 9 ◆

圧迫圧測定装置について

圧迫圧測定装置には大きく分けて，２種類あります。編み物の張力を測定するものと体表の圧力を測定するものです。前者は編み物の繊維を横方向に引っ張ることで張力を測定し，これを肢に装着した場合の圧迫圧を，その部位の円周を用いてLaplaceの法則に従い算出します。弾性着衣を製造するときにはこの方法が主に用いられています。後者は人体の表面にエアカフを装着し，体表の圧（接触圧）を測定する方法です。以下に各測定方法の概略を記載します。

1．非着用時の張力を測定することを目的に開発された主な機器

1）HOSY（図T9-1a）

Hohenstein Measurement System (HOSY) はドイツの民間と公的機関が共同で作成した張力測定機器です。製作された弾性着衣の張力を５cm間隔の張力センサーで測定し，これを0.5cm間隔に解析します。得られた数値から製品の張力を算出し，RAL規格（日本のJISに相当するドイツの品質保証規格）に適合しているかを検定することができます。

2）MST（図T9-1b）

MSTはスイスのザルツマン社が開発した圧力測定器で，マネキン上の着圧を測定するために作られましたが，人体に応用することができます。センサー接点が空気圧によって解離するときの圧力を測定する方式となっているため，末梢側から段階圧になっている弾性着衣しか測定できません。数値は比較的正確で，わが国の弾性着衣製品の開発に欠かせないものとなっています。

2．体表の圧力を測定することを目的に開発された主な機器

この方法は経時的な測定，さまざまな部位での測定など利点があり，弾性着衣の圧管理など臨床応用に適しています。しかし，誤差が生じやすく測定データが安定しにくい欠点があります。体表用の測定機器（着圧測定器）に共通の問題点は，センサーの厚み

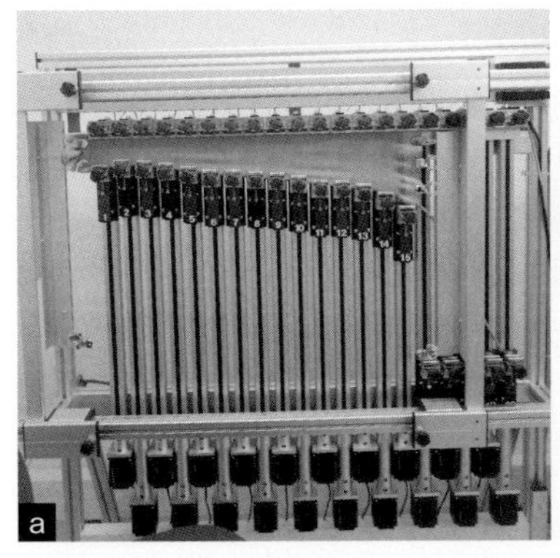
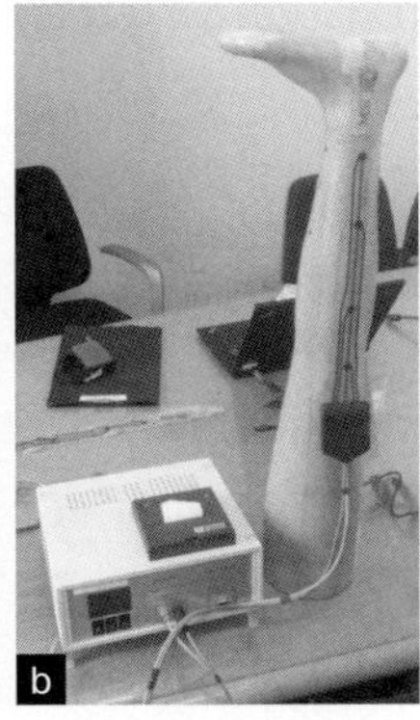

図T9-1　非着用時の張力を測定することを目的に開発された主な機器

a Hohenstein Measurement System；HOSY（Hohenstein Institute, German）
b MST（Saltzman, Switzerland）

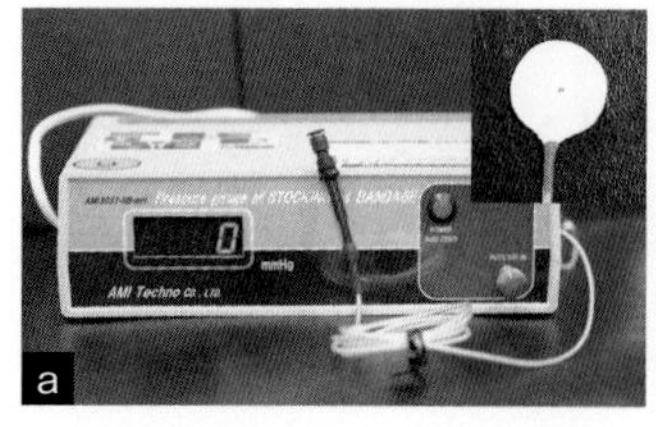

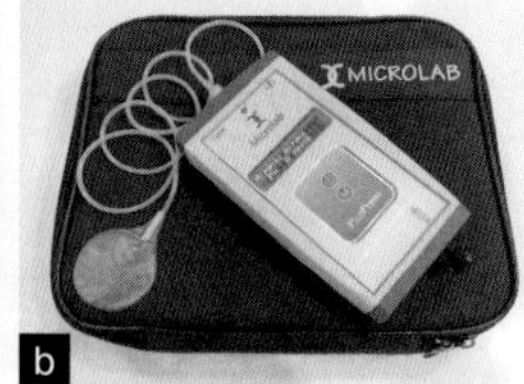

図T9-2 体表の圧力を測定することを目的に開発された主な機器

a AMI（株式会社エイエムアイ・テクノ，日本）
b PicoPress（Microlab, Italy）

で曲率半径に変化を生じること，マネキンや人体の硬性部分ではやや高めの圧を示すこと，さらに縦方向の張力も受けることです。

1）AMI（図T9-2a）

AMIは日本で開発された機器です。基本のエアカフ部分の直径は2cmですが，種々の大きさが選択できます。測定機器が比較的堅牢で1mmHg単位の経時的測定が可能であるなど臨床への応用性が高く，弾性ストッキング・コンダクター講習会ではこれを使用し，下腿内側のB1部（図T9-3）の圧測定実技を行っています。

2）PicoPress（図T9-2b）

PicoPressはイタリアで開発された機器です。エアカフは直径4.5cmとやや大きく比較的誤差が少ない傾向にあります。経時的測定が可能で研究目的にも広く使用されています。

腓腹筋
ヒラメ筋
アキレス腱
B1部

図T9-3 B1部

B1部は，腓腹筋のアキレス腱への移行部の高さである。仰臥位から立位になったときに，この部位の下肢容積がもっとも大きく増大する

〔文献1）より引用・改変〕

3）KIKUHIME

もともと日本で開発された機器です。エアカフ式の誤差を補うために内部にスポンジが挿入されています。弾性着衣の装着前に設置したセンサーを後で取り出すことができます。

弾性着衣の測定には大きく分けて2つあることを概説しました。今回説明した着圧に影響する要因以外にも着衣の摩擦係数や温度，湿度などにも影響されます。製造時の正確性の高い測定方法による数値を参考にしながら，着圧測定器を実臨床での応用や適切な圧迫圧で包帯を巻く技術の習熟と教育のために上手に使用されることを願います。

〔保田　知生，佐久田　斉〕

［引用文献］
1）平井正文：データとケースレポートから見た圧迫療法の基礎と臨床，東京，2013，メディカルトリビューン

Topics 10

医療関連機器圧迫創傷（MDRPU）とは?

わが国では日本褥瘡学会を中心として病院入院患者，介護施設，訪問看護ステーションの患者に発生する褥瘡の検討が行われ，2002年より褥瘡管理の保険収載もされ，その減少に向けた対策がなされてきました。経年的に褥瘡発症率は低下をみたものの，その過程で，ギプスや弾性ストッキングなど医療機器が原因となって発生する褥瘡がかなりの数を占めていることが判明しました。日本褥瘡学会は2011年に医療関連機器圧迫創傷（medical device related pressure ulcer；MDRPU）に関する指針を策定し，褥瘡対策の一環として全国的な統計調査を行い，その減少に向けた対策を実施しています。

MDRPUの定義は「医療関連機器による圧迫で生じる皮膚ないし下床の組織損傷であり，厳密には従来の褥瘡すなわち自重関連褥瘡と区別されるが，ともに圧迫創傷であり広い意味では褥瘡の範疇に属する」で，その有病率は0.14 ～ 0.74%であり全褥瘡に占める割合は1.8 ～ 50%を占めています。

静脈血栓塞栓症の予防を目的として使用される弾性ストッキングによるMDRPUは，一般病院ではすべてのMDRPUの14.3%を占め全体の第２位，大学病院においては23.5%にも達し第１位でした。また日本静脈学会サーベイでも192施設のうち28施設が予防用弾性ストッキングによるMDRPUを経験しており，下肢切断例も報告されました[1)]。

2016年には同学会編集による『ベストプラクティス医療関連機器圧迫創傷の予防と管理』[2)] が発刊されました。その内容は，MDRPUと重大な虚血合併症を防ぐために弾性ストッキング着用前には必ず足部脈拍触知，冷感の有無をチェックすることとされ，虚血が疑われる際は医師への相談あるいは足関節-上腕動脈圧比（ankle brachial pressure index；ABI）の測定が勧められています。ABIが異常である場合は弾性ストッキングの使用の中止（ABI＜0.5）あるいはハイリスクケア（ABI＝0.5 ～ 0.9）として4～８時間おきの頻回の観察を推奨しています。またフィッティング時には，適切なサイズを選択し，シワを作らないように弾性ストッキングを引き上げすぎないように指導することや，脆弱な皮膚にはスキンケア，フィルムドレッシングを用いることが推奨されています。私たち医療従事者はすべての患者にMDRPUが起こり得ることを認識することが大切であると思われます。

MDRPUの好発部位は，シワや丸まりが生じやすい弾性ストッキングの上端（ハイソックス上縁の腓腹部），脛骨前縁や足関節屈側の足趾伸筋腱などが突出する部分で，弾性ストッキングの圧迫圧が集中する部位，足関節部など動きによって弾性ストッキングのシワやズレが生じやすい部位であることが指摘されています（**図T10-1**）。MDRPU発症後の対策としては，適切なサイズの選択によるサイズ変更，創傷発生部の筒状包帯やフィルムドレッシングでの保護，頻回に経過観察することですが，それでも悪化する場合は弾性ストッキングを中止し，ほかの予防方法への変更を検討します。

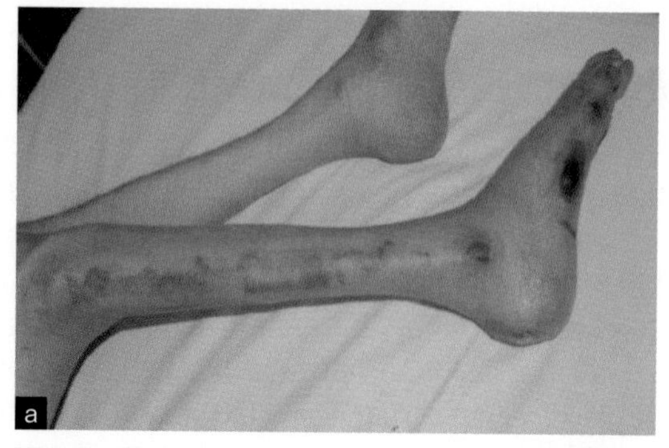

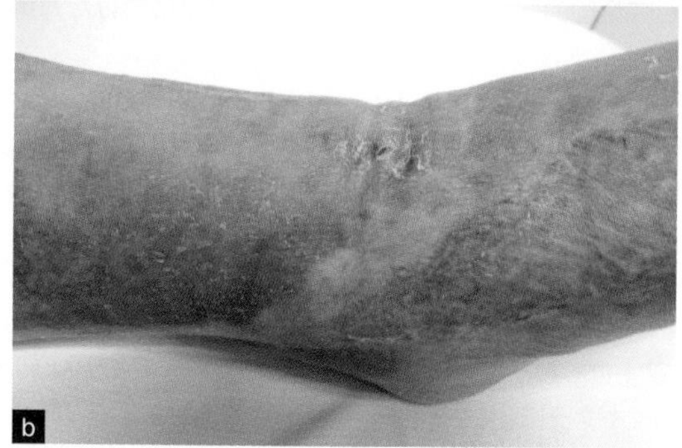

図T10-1　弾性ストッキングによるMDRPU

a 閉塞性動脈硬化症患者に発生したMDRPU
b 静脈血栓後症候群に対する弾性ストッキング（40mmHg）でのMDRPU

現状では比較的低圧の予防用弾性ストッキングに対する研究や対策が進んでいますが，今後はより重症の合併症が起こることが推定される中圧や強圧の治療用弾性ストッキングでの対策も同様に進めていかなければなりません。

〔孟　真〕

［引用文献］
1）杉山悟，東信良，孟真，他；弾性ストッキングの合併症に関するサーベイ．静脈学 2014；25：403-409
2）日本褥瘡学会編：ベストプラクティス　医療関連機器圧迫創傷の予防と管理．2016
http://www.jspu.org/jpn/info/pdf/bestpractice_.pdf

第5章 圧迫療法の具体的応用法

1 下肢静脈瘤の治療方法と圧迫療法

下肢静脈瘤に対する治療は，圧迫療法，硬化療法，手術の３つに分類されます（**表5-1**）。静脈瘤の種類，程度，症状，患者さんの希望によって治療法が選択されます。硬化療法や手術においても補助療法として圧迫療法は必須です。

圧迫療法には，弾性ストッキングまたは弾性包帯を使用します。弾性ストッキングの圧迫圧は弱圧（20 ～ 29mmHg）または中圧（30 ～ 39mmHg）を選択します（p.66「第４章①弾性ストッキングと弾性スリーブの種類と選び方」およびp.69 表4-1参照）。

サイズは主に足関節部の周径によって決まりますが，各製品の指示書に従って正しいサイズを選択します。よくみられる大伏在静脈や小伏在静脈が原因となって発症した静脈瘤（伏在静脈瘤）では手術後に弾性ストッキングを着用しますが，うっ血症状が強い場合には術前から着用します。この場合に気をつけたいのは，圧迫療法によってむくみが改善した場合，患肢の周径を再チェックし適切なサイズに変更する必要があることです。

1） 下肢静脈瘤に対する圧迫療法

下肢静脈瘤によるうっ血症状（重い，だるい，痛み，むくみなど）に対する治療としての圧迫療法は，静脈還流を改善させ症状の緩和に非常に有効です。弾性ストッキングを履いてもらうと患者さんから「足が軽くなった」とたいへん喜ばれます。一方，もともとうっ血症状が乏しい人に勧めても効果を実感しないため長続きしません。

下肢静脈瘤に対する弾性ストッキング着用の適応は，①手術までの対症療法，とくにうっ血症状が強い症例，②手術を希望しない場合やできない場合の対症療法，③下肢静脈瘤手術後，硬化療法後の補助療法，④静脈性潰瘍（うっ血性潰瘍）

表5-1　下肢静脈瘤に対する治療

1）圧迫療法
- 弾性ストッキング
- 弾性包帯

2）硬化療法
- 液状硬化療法
- フォーム硬化療法

3）手術療法
- 血管内焼灼術（レーザー，高周波）
- ストリッピング手術
- 高位結紮術
- 交通枝（穿通枝）切離術（直視下，内視鏡下）
- 静脈瘤摘出術（直接法，stab avulsion法）

やうっ滞性皮膚炎に対する圧迫療法，などです。

弾性ストッキングのタイプには，ハイソックス，ストッキング，パンストの3種類があります。どのタイプでも効果に大きな差はないので，通常は一番履きやすいハイソックスタイプを選択します。大腿部に大きな静脈瘤がある場合には，ストッキングやパンストを選択することもあります。妊娠時には下肢静脈瘤（とくに大腿後面や外側）が発生しやすいことが知られています（妊娠時静脈瘤）。いったん静脈瘤が発生すると，うっ血症状のみならず，時に血栓性静脈炎や出血，陰部静脈瘤を合併することがあります。合併症の治療やその発生を抑制するため弾性ストッキングによる圧迫療法が大切です。妊婦さん向けにマタニティータイプの弾性ストッキングも市販されています。

静脈性潰瘍に感染や強い炎症を合併している場合は，患肢を挙上させた状態でなるべく安静にする必要があります（炎症が強い場合には入院治療が望ましい）。局所の炎症のコントロールができたなら，弾性包帯による圧迫療法を開始します。

2）硬化療法と圧迫療法

硬化療法とは，下肢静脈瘤硬化剤を静脈瘤内に注入する治療法です（p.40，Topics 2参照）。硬化剤によって血管内皮を障害させ，その結果瘤内血栓ができて閉塞し，やがて線維化し退縮します。下肢静脈瘤用の硬化剤は，わが国では2006年にポリドカスクレロール®（ポリドカノール）が初めて承認されました（それ以前は食道静脈瘤用の硬化剤や高張食塩液などを代用していました）。

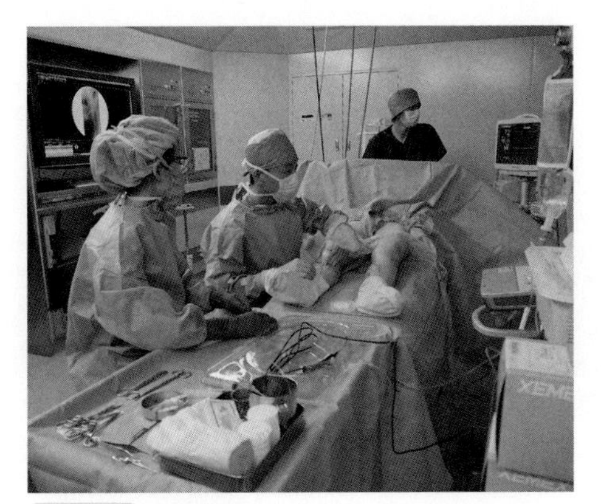

図5-1　手術風景

血管内焼灼術は術者，介助者，外回りの3名程度で安全に行うことができる

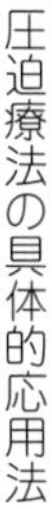

硬化療法は側枝型や手術後に生じた再発性の静脈瘤，陰部静脈瘤に対してはたいへん有効です。また，網目状静脈瘤やクモの巣状静脈瘤は手術の対象にはなりませんが，美容目的や痛みを伴う場合に硬化療法を行います。

近年,「フォーム硬化療法」が普及してきました。この治療は硬化剤と空気を混合し，泡状（フォーム）にしたものを静脈瘤内に注射します。硬化剤を泡状にすると，血液で薄まらずに血管内に長くとどまり，血管の強い収縮を起こします。そのため静脈を閉塞させる効率が向上し伏在静脈本幹への応用も一部可能です。

硬化療法の補助治療としての圧迫療法は必須かつ重要です。施設によって圧迫方法や期間は異なりますが，基本的には硬化剤を注入した直後にガーゼやウレタン製品などの枕子を当て，圧迫包帯を巻いて圧迫します。その際，弾性包帯がずれないようテープでしっかり固定しますが，水疱形成や皮膚炎の合併に注意が必要です。１～２日後に包帯をはずして弾性ストッキングに履き替えます。上述のフォーム硬化療法では，硬化剤の有効性が高いため，初めから弾性ストッキングによる圧迫を行う場合もあります。

3）手術と圧迫療法

手術治療にはいろいろな術式があります（**表5-1**）。もっとも頻度の高い伏在静脈瘤に対しては，血管内焼灼術が第一選択となっています（**図5-1**，**Topics 2**参照）。伏在静脈本幹にレーザーや高周波を発するカテーテルを挿入し，静脈を内腔側から熱焼灼し，閉塞させる治療です（**図5-2**）。2011年に保険適用となり，急速に普及してきました。通常，局所麻酔で行い，日帰り手術が可能です。

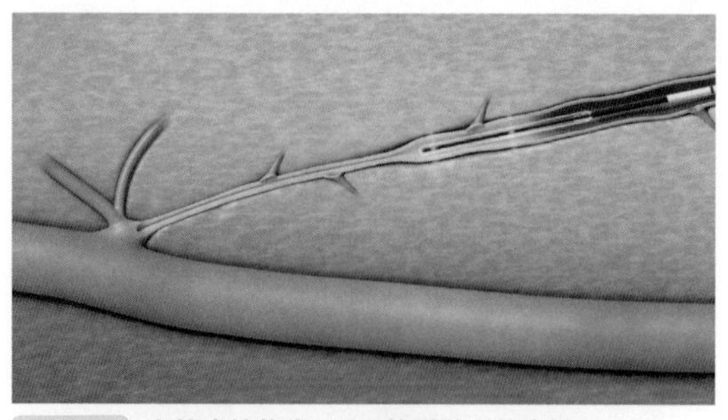

図5-2　血管内焼灼術による静脈壁の熱変性

レーザーでは，レーザー光が生体内の光吸収物質に吸収され，熱エネルギーに変換され，静脈壁が熱変性する。高周波では，120℃の伝導加熱により静脈壁が熱変性する
〔提供：株式会社インテグラル〕

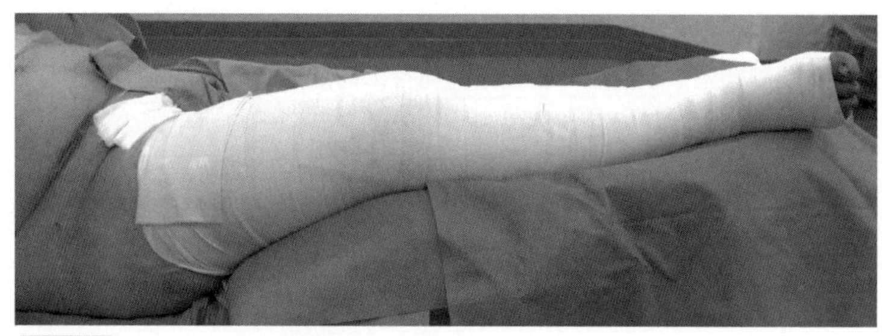

図5-3　ストリッピング手術後の圧迫療法

弾性包帯をつま先から足の付け根まで巻きます

ストリッピング手術は，以前は標準術式でしたが，現在では血管内焼灼術の不適例や重症例を中心に行われています。かつては足関節の内果から鼠径部まで，大伏在静脈の全長を抜去する方法で行われていました。この全長抜去法では，下腿で大伏在静脈に沿って存在する伏在神経を傷つけてしまうことがあったため，手術後の痛みやしびれが強く，短期滞在の治療には不向きでした。その後，膝近傍から鼠径部までの大伏在静脈を抜去する部分ストリッピング術が主流となり，近年，同部を焼灼する方法へと変遷してきたのです。

手術直後は，止血および表在静脈の圧迫のため，弾性包帯による圧迫療法が行われます（**図5-3**）。施設によって方法が異なりますが，手術翌日からシャワー浴と弾性ストッキングへの履き替えが可能です。一般的には，最初の数日間は24時間着用し，その後は日中のみストッキングを着用します。手術後しばらくはむくみが出やすいので通常約１カ月間のストッキング着用を行います。また，静脈性潰瘍やうっ滞性皮膚炎合併例などの重症例や手術後も立ち仕事（美容師，調理師など）を続ける場合には，再発防止のため圧迫療法の長期継続が必要です。

〔佐久田　斉〕

2 深部静脈血栓症の予防・治療と圧迫療法

1）下肢の深部静脈血栓症と肺血栓塞栓症との関係

肺血栓塞栓症（PTE）とは，静脈で形成された病的な血栓が遊離して，静脈血流に乗り，肺動脈を閉塞することで発症します（**図5-4**）。肺動脈を閉塞する血栓量が少ない場合には無症状ですが，多量になると血圧低下，ショック，さらには心停止に至る場合もあります。PTEの塞栓源の90%以上が下肢あるいは骨盤内の静脈に形成された血栓ですから，PTEは深部静脈血栓症（DVT）の合併症です。DVTとPTEとの密接な関係から，この両疾患を総称して静脈血栓塞栓症と呼びます[1)]。

血栓を形成する原因として，Virchow（ウィルヒョウ）の三徴（①血流の停滞，②血管内皮障害，③血液凝固能の亢進）が有名です。静脈血栓塞栓症は**表5-2**[1)]に示したようなさまざまな危険因子を原因として発症します。とくに病院の入院患者ではこうした危険因子が重なりやすいことより発症しやすい環境にあるといえます。手術や外傷，悪性疾患，安静臥床，下肢の麻痺などは静脈血栓塞栓症の代表的な危険因子です。また，静脈血を心臓方向へ戻すためには下腿の筋肉の収縮が重要な役割を演じていて，いわゆる筋ポンプの作用を有しています。したがって，安静臥床や下肢の麻痺といった筋ポンプが働かない状態では静脈血の停滞から静脈血栓を生じやすくなるわけです。最近では自然災害時の避難所や車中泊でも高頻度に発症しており，予防知識の啓蒙が重要です。

DVTは血栓が存在する部位によって，中枢型（近位側）と末梢型（遠位側）に大きく分けられます。中枢型とは膝窩静脈を含めてより心臓に近い静脈に血栓が存在する場合であり，末梢型は下腿に限局した静脈血栓を指します。DVTの多くは下腿静脈，とくにヒラメ筋静脈で形成され始め，その一部が上方へ伸展します（**図5-4**）。しかし，なかには腸骨静脈，大腿静脈，下大静脈，大伏在静脈，小伏在静脈，上肢の静脈などで形成され始めることもあります。DVTでは，常にその合併症であるPTEの発症を考えておくことが重要です。中枢型DVT，とくに腸骨・大腿静脈や下大静脈に達するDVTは遊離した際に重篤なPTEにつながりやすいのに対して，末梢型DVTは下腿に限局している限り遊離しにくく，たとえ遊

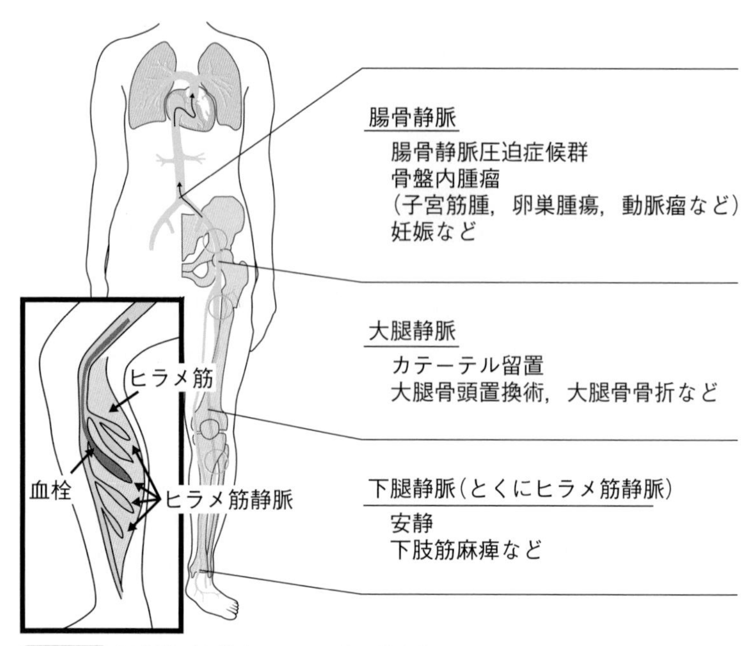

図5-4　深部静脈血栓症の原因と肺血栓塞栓症の関係

離したとしても心臓や肺の機能が正常に保たれている患者さんであれば，重篤化しにくいと考えられています。DVTの典型的な症状としては，片脚の腫脹，痛み，皮膚の発赤などですが，症状のない中枢型DVTも少なくなく，先進部が血管内腔に浮かんでいる血栓（free-floating type）は遊離しやすいのでより注意が必要です。表在静脈の血栓性静脈炎も一般にはPTEを生じにくいとされていますが，DVT合併例の中には交通枝を通じて深部静脈へと伸展していき，PTEを発症する例もあります。

2）DVT・PTEの予防が大切

DVTやPTEは，最近，わが国において増加しつつあることが示されています（**図5-5**）[2)]。その原因として，食住生活の欧米化，高齢社会の到来，医療従事者の本疾患に対する関心の向上，診断機器の進歩に伴う診断率の向上などが考えられています。わが国でDVTやPTEに対する認識が高まってはいますが，依然として重症のPTEの死亡率が高いことが大きな問題とされています。

DVTやPTEは病院内での発症が多く，手術，とくに下肢や骨盤内臓器に対する手術を扱う整形外科，産婦人科，一般腹部外科などに関連した発症が多くみられ

表5-2　静脈血栓塞栓症の主な危険因子

	後天性因子	先天性因子
血流停滞	長期臥床 肥満 妊娠 心肺疾患（うっ血性心不全，慢性肺性心など） 全身麻酔 下肢麻痺，脊椎損傷 下肢ギプス包帯固定 加齢 下肢静脈瘤 長時間坐位（旅行，災害時） 先天性iliac band, web，腸骨動脈によるiliac compression	
血管内皮障害	各種手術 外傷，骨折 中心静脈カテーテル留置 カテーテル検査・治療 血管炎，抗リン脂質抗体症候群，膠原病 喫煙 高ホモシステイン血症 VTEの既往	高ホモシステイン血症
血液凝固能亢進	悪性腫瘍 妊娠・産後 各種手術，外傷，骨折 熱傷 薬物（経口避妊薬，エストロゲン製剤など） 感染症 ネフローゼ症候群 炎症性腸疾患 骨髄増殖性疾患，多血症 発作性夜間血色素尿症 抗リン脂質抗体症候群 脱水	アンチトロンビン欠乏症 PC欠乏症 PS欠乏症 プラスミノーゲン異常症 異常フィブリノーゲン血症 組織プラスミノーゲン活性化因子インヒビター増加 トロンボモジュリン異常 活性化PC抵抗性（第V因子Leiden*） プロトロンビン遺伝子変異（G20210A*） *日本人には認められていない

〔日本循環器学会，2016-2017年度活動：肺血栓塞栓症および深部静脈血栓症の診断，治療，予防に関するガイドライン（2017年改訂版）．p7, http://www.j-circ.or.jp/guideline/pdf/JCS2017_ito_h.pdf（accessed 2018-11-8）より引用〕

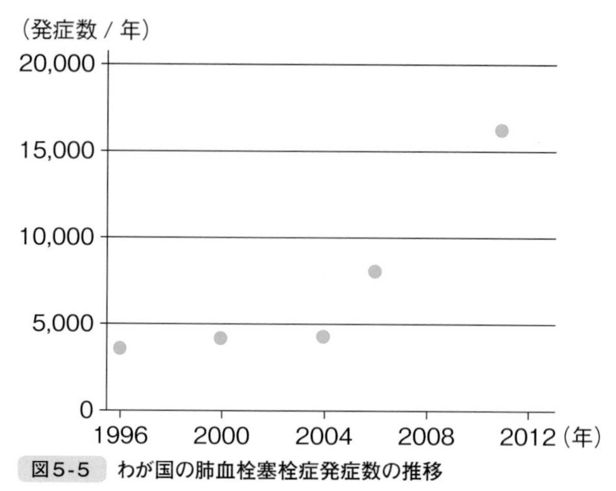

図5-5　わが国の肺血栓塞栓症発症数の推移

〔Nakamura M, Yamada N, Ito M：Current management of venous thromboembolism in Japan：Current epidemiology and advances in anticoagulant therapy. J Cardiol 2015；66：451-459. より引用〕

ます。しかし，そうした診療科においてのみ生じるわけでは決してなく，あらゆる診療科で発生する可能性があることを肝に銘じておく必要があります。

最近の増加傾向や高い死亡率を改善するためには，危険因子を有する患者さんに対する一次予防が不可欠です。わが国でも2004年に『肺血栓塞栓症/深部静脈血栓症（静脈血栓塞栓症）予防ガイドライン』[3] が公表されました。さらに厚生労働省によりPTEの予防管理料（305点）が診療報酬として新たに加えられ，患者のリスクを評価して理学的予防法を行った際には保険により予防管理料が支払われることとなり，一次予防の取り組みが広く普及しました。その結果，わが国の周術期PTEは減少しました。同時に，今後，高リスク患者に対して適切な一次予防を行わずにPTEを発症した場合には，医療訴訟に発展しかねないといった側面を有しています。

3）どんな予防法があるか

予防の基本は，可能な限り安静臥床を避け，早期離床および早期歩行を行い，下腿の筋肉ポンプを働かせることで静脈還流を促して，静脈うっ滞を防ぐことにあります。しかし，十分な歩行が行えない症例に対しては，**表5-3**のようにリスクレベルに応じた予防法が推奨されています。予防法には，大きく分けて理学的予防法と薬物的予防法があります。

表5-3　静脈血栓塞栓症リスクレベルと推奨される予防法

リスクレベル	推奨される予防法	
低リスク	早期離床 および 積極的な運動	—
中リスク		弾性ストッキング あるいは 間欠的空気圧迫法（IPC）
高リスク		IPC あるいは 薬物的予防法
最高リスク		薬物的予防法とIPCの併用 あるいは 薬物的予防法と弾性ストッキングの併用

薬物的予防法：未分画ヘパリン皮下注，経口ワルファリン，フォンダパリヌクス皮下注（下肢整形外科手術や腹部手術），エノキサパリン皮下注〔整形外科（股関節全置換術，膝関節全置換術，股関節骨折手術），腹部手術〕，経口エドキサバン（下肢整形外科手術）

理学的予防法には，下肢の挙上，運動，マッサージ，弾性ストッキング，間欠的空気圧迫法（IPC）があります。

薬物的予防法は抗凝固薬を用いた予防方法で，これまでは，未分画ヘパリンとワルファリンが用いられてきました。しかし，最近になって，わが国でも整形外科や腹部外科領域に限って抗Xa阻害薬のフォンダパリヌクス，エドキサバンや低分子量ヘパリンのエノキサパリンといった新しい抗凝固薬が使用可能となりました（p.42，**Topics 3**参照）。アスピリンなどの抗血小板薬は予防効果があるとされていますが，保険適用がないために静脈血栓塞栓症の予防に用いることは推奨されていません。

薬物的予防法を行う前には出血性合併症の危険性を十分に考慮し，得られる効果と出血の可能性やそれに伴う危険の程度を評価して行うかどうかを決定すべきです。最高リスク患者に対しては薬物的予防法が推奨されていますが，出血のリスクの高い患者さんに対しては理学的予防法のみの選択も考慮されるべきです。

実際に行う予防法の選択は，それぞれの患者さんの有する背景，例えば，出血のリスク，基礎疾患の予後，年齢などを考慮したうえで，主治医が各患者さんにもっとも適した予防法を最終的に決定することになります。また，いずれの予防法を行う際にも合併症の発生に留意して，患者さんやその家族への事前の説明を行う必要があります。各予防法の実施期間に関しては，原則として十分な歩行が可能になるまで継続すべきです。

表5-4　弾性ストッキングの深部静脈血栓症予防効果（一般外科手術における前向きコントロール試験）

	弾性ストッキング群	コントロール群	オッズ比
Allan（1983）	16%（15/97）	36%（37/103）	0.35 [0.18,0.65]
Bergqvist（1984）	0%（0/80）	10%（8/80）	0.12 [0.03, 0.51]
Holford（1976）	23%（11/48）	49%（23/47）	0.33 [0.14, 0.75]
Scurr（1977）	11%（8/70）	40%（28/70）	0.23 [0.11, 0.48]
Scurr（1987）	1%（1/78）	9%（7/78）	0.21 [0.05, 0.86]
Tomgern（1980）	4%（4/98）	12%（12/98）	0.34 [0.12, 0.94]
Tsapogas（1971）	4%（2/51）	14%（6/44）	0.29 [0.07, 1.22]
Wille-Jorgensen（1985）	1%（1/86）	8%（7/90）	0.22 [0.05, 0.90]
Wille-Jorgensen（1991）	3%（2/79）	15%（12/81）	0.22 [0.07, 0.65]

〔Sachdeva A, Dalton M, Amaragiri SV, et al：Graduated compression stockings for prevention of deep vein thrombosis. Cochrane Database Syst Rev 2014 Dec 17；(12)：CD001484. より引用・改変〕

4）弾性ストッキングは有効か　～どんな弾性ストッキングが予防に使用されるのか～

PTEの予防を目的として使用される弾性ストッキング（以下，予防用弾性ストッキング）は夜間も通して24時間継続して着用する必要があります。予防用弾性ストッキングは中リスクの手術後の患者に対しては単独でDVTの発生を明らかに抑制することが示されています（**表5-4**）[4]。

しかし，整形外科領域の手術などリスクの高い患者に対する予防用弾性ストッキングの単独使用は予防効果が限られています。したがって，高リスクや最高リスクの患者にはIPCや薬物予防法を併用する必要があります。また，脳卒中の患者に対する弾性ストッキングの一次予防効果も乏しいことが示されています。CLOTS-1研究では脳卒中患者を弾性ストッキング装着群（1,256名）と非装着群（1,262名）に割り振り，静脈超音波検査でDVTの発生頻度を調査しましたが，両群間で差はなく，一方，皮膚トラブルは5.1%対1.3%〔OR 4.18（CI 2.40-7.27)〕と有意にストッキング装着群で多く発生しました[5)]。したがって，患者の背景によっては弾性ストッキング単独では予防効果が乏しいことも知っておく必要があります。

また，予防を行うことでDVTの発生を減少させることができますが，当然のことながら発生を完全になくすことはできません。弾性ストッキング使用中や他の予防を行っている際でも，常にDVTやPTEの発生を念頭に置いて対応することが求められます。

予防用弾性ストッキングは，足関節部の圧迫圧が16～20mmHg（21～27ヘクトパスカル）の低圧のものが使用されます。上にいくほど圧迫圧が低下する段階的圧迫圧になっています。また，ストッキングの先端にモニターホールが付いているタイプ（ガセットトウ），つま先なしタイプ（オープントウ）になっていて，足や足趾の皮膚の色を観察し，血行障害が生じていないかを確認できるようになっています。

予防用弾性ストッキングのタイプについては結論が得られておりません。しかし，パンストタイプは下腹部など術創部にかかること，蒸し暑く，履きにくいことより敬遠されます。膝下までのハイソックスタイプと大腿部までのストッキングタイプの間では，術後のDVTの発生頻度に差がないこと，どちらもDVTの発生頻度がもっとも高い下腿を圧迫できること，血行動態的な改善度に差がないことなどから明らかな効果の差が示されていないため，どちらを使用してもよいと思われます。一般には着脱が簡単で，不快感も少なく，値段の安いハイソックスタイプが好まれて使用されており，ハイソックスタイプを第一選択としてよいと考えます。しかし，股関節全置換術のように大腿部にDVTが起こりやすい手術では，ストッキングタイプを使用したほうがよいのかもしれません。

5）DVTの予防とIPC

IPCでは，弾性ストッキング同様の静脈うっ滞を防ぐ効果に加えて，血栓を溶解させる効果を強める作用もあるようです。IPCの血栓予防効果は，弾性ストッキングより優れ，薬物予防法と同程度との報告もあるほどです。現在，わが国でも，足部のみの圧迫，下腿のみの圧迫，足部と下腿部の圧迫の組み合わせ，下腿部と大腿部の圧迫の組み合わせなど，圧迫する部位の異なるさまざまな機器が使用可能ですが，予防効果の差については明らかになっておりません。IPCの使用は，原則として手術前から開始し，骨折・外傷患者においては受傷直後から使用を開始することが勧められています。しかし，急性期のDVTを有する患者に対して使用した際に，静脈血栓の遊離を引き起こし，PTEを生じたとする報告もあるため，使用にあたっては遊離した際に重篤なPTEを生じる危険がある急性DVTがすでに存在していないかどうかに注意する必要がありますし，急性期の静脈血栓の存在が明らかな場合には使用すべきではありません。使用期間は十分な歩行が可能となるまでが推奨されていますが，実際には病院での保有台数が限られていることから，必要とされる間，使用することが困難な場合も少なくないようです。IPCの合併症として，腓骨神経麻痺，コンパートメント症候群があり，低栄養状態や砕石位での手術に多いとされます。弾性ストッキングと同様，下肢の急性炎症や皮膚潰瘍がある症例，動脈血行障害の強い症例，うっ血性心不全症例に対して使用する際には慎重を要します。

6）DVTの治療と弾性ストッキング

弾性ストッキングはDVTの予防だけではなく，治療にも用いられます。DVTの治療の中心は抗凝固療法であり，静脈血栓の増大を防ぎ，血栓溶解を促す役割があります。以前は，急性期に即効性のある未分画ヘパリンの静脈内投与あるいはフォンダパリヌクスの皮下注射で治療を開始し，経口薬であるワルファリンに切り替えるという治療でしたが，最近は直接作用型経口抗凝固薬（DOAC）が使用可能となり，初期からDOAC単剤での治療も可能となり，DVTの薬物治療が大きく変化を遂げました。抗凝固療法は，基本的には少なくとも３カ月間，血栓を生じた危険因子の種類によってはさらに長期間継続投与します。そのほかにも，血栓溶解療法やカテーテル治療，下大静脈フィルター留置といった治療法が用いられることもあります。

DVTの後遺症に静脈血栓後症候群（血栓後症候群，静脈血栓後遺症）という病気があります。静脈血栓後症候群とは深部静脈血栓による静脈弁の破壊によって静脈血の逆流を生じ，慢性期に血栓を生じた脚の痛み，静脈拡張，浮腫，色素沈着，静脈性潰瘍といった静脈弁不全に伴うさまざまな症状を呈することで患者のQOL（生活の質）を低下させます。その発生頻度は，DVTの発症後１年で17%，２年で23%，５年で28%，皮膚潰瘍など重篤な皮膚変化は１年後2.6%，５年後9.3%にみられるとされています。

この静脈血栓後症候群を起こさないようにする目的で弾性ストッキングが使用された時期もありましたが，最近のSOX研究では弾性ストッキングに静脈血栓後症候群の発症予防効果がないことが明らかとなりました。初発の中枢型DVT患者806名を十分な圧のかかるストッキング群と十分な圧のかからないストッキング群に割り振り，２年間観察したところ，両群間で静脈血栓後症候群の発生率に差がないことが示されたのです[6)]。しかしその後のアドヒアランス良好な患者を対象として行ったRCTではストッキング着用が有効との結果が出ています[7)]。したがって，最新の欧米ならびにわが国のガイドラインではDVTに対して静脈血栓後症候群の発症予防目的で画一的に全員に弾性ストッキングを長期間着用することは推奨しないことが記載されました[1))]。しかしうっ血症状の強い患者さんでは下肢腫脹や疼痛の改善と静脈血栓後症候群を減らすことができると期待できますので弾性ストッキング着用を勧めます。

〔山田　典一〕

3 リンパ浮腫の治療と圧迫療法

1）弾性ストッキング・スリーブ・グローブ

リンパ浮腫の治療は複合的治療と呼ばれる保存的治療が中心です。その中でも患肢の状態に合った圧迫療法を継続できるかどうかが治療効果にもっとも影響します。

「第９章　各種製品の特徴」（p.183）にまとめられたように，近年いろいろな特徴をもった弾性ストッキング・スリーブ・グローブ（以下，総称は弾性着衣）が販売されています。発症時の病態や現在の患肢の状態，患者さんの好みなどを考慮して，継続使用可能な最適な製品を選択してもらいます[9)]。例えば下肢リンパ浮腫では，一般的に静脈疾患より圧迫圧の高い弾性ストッキングが使用されます。高齢者など圧迫力が強く着脱が困難なときには，重ね履き（double stockings）を勧めることがあります。患肢の変形がある重症例や治療に抵抗する難治例では，筋ポンプ作用を増強させるために硬く伸びにくい平編みのストッキングが用いられます。上肢リンパ浮腫では，浮腫の範囲や皮膚の硬さなど患肢の状態に合わせて，弾性スリーブやグローブを使い分けるとともに，関節での食い込みなど圧迫療法の欠点が目立つようであれば，圧迫しないという選択肢もあります。通常，弾性着衣は起床時より就寝前まで装着しますが，重症例では夜間の圧迫も勧められます。

製品を選択する際には，予想される治療効果ばかりではなく，価格，着脱の容易さ，履き心地，食い込みの有無など患者側の要因も十分に考慮してください。患肢の状態によっては，より高価なオーダーメイド製品や，技術を習得する必要がある弾性包帯を選択せざるを得ないこともあります。肘関節・手関節部分で食い込んで症状が改善しない上肢リンパ浮腫では，**図5-6**のような前腕部分まで

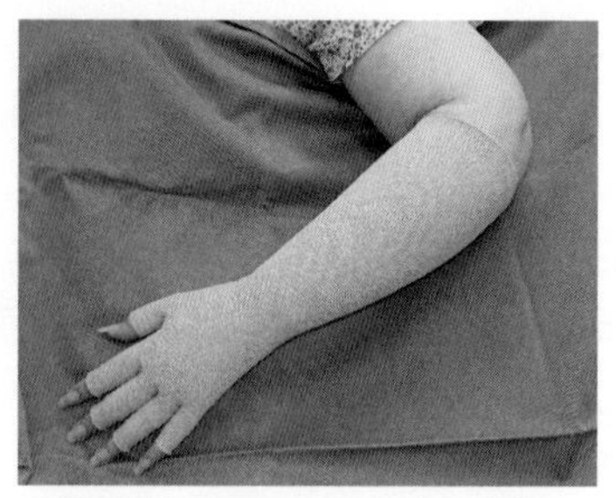

図5-6　前腕まで圧迫できる弾性グローブ

肘関節や手関節で食い込まず，前腕の浮腫の改善が見込める。ただ上腕の浮腫は悪化するため，状況に応じて使用してもらう

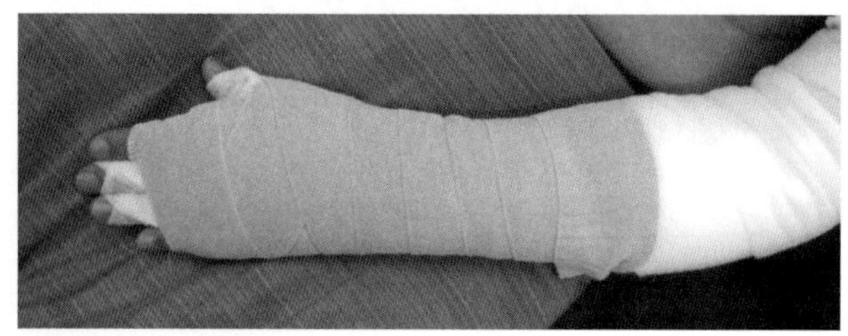

図5-7　多層包帯法

数種類の包帯を重ね巻きする

伸ばした弾性グローブを使用することがあります。

既製品でも高価な弾性着衣を継続使用できるようにするためには，弾性着衣の着脱方法を含めて，初回購入時や製品を変更する際に十分指導することを心がけてください。

2）弾性包帯（多層包帯法）[10)]

（1）多層包帯法の構成

リンパ浮腫治療において，弾性包帯は弾性着衣に比較し治療効果が大きく，難治性の重症リンパ浮腫症例には積極的に用いられます。一般的包帯法も用いられますが，複合的治療では多層包帯法が基本です。多層包帯法は，種類の異なった複数の包帯を幾重にも重ね巻きして圧迫圧を均等化し，それぞれの包帯のもつ特徴を生かす包帯法です（**図5-7**）。

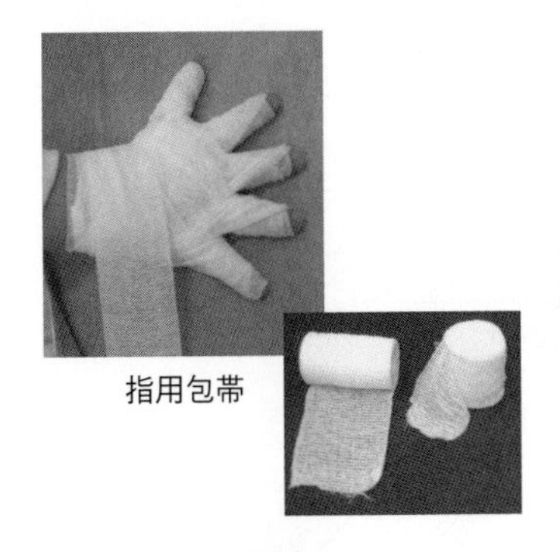

指用包帯

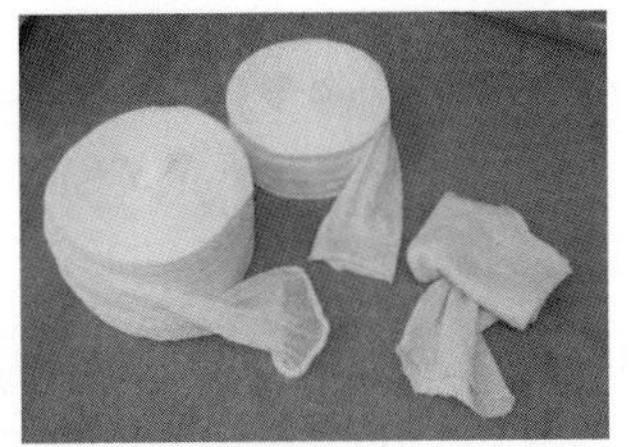

筒状包帯

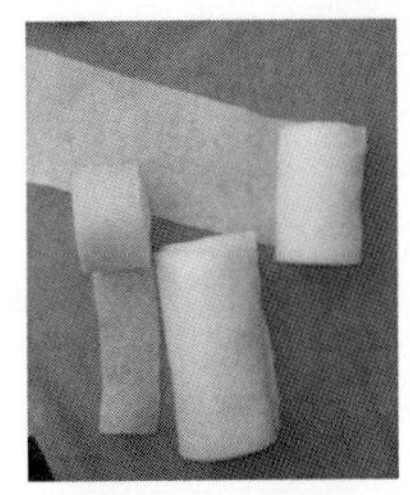

パッティング包帯

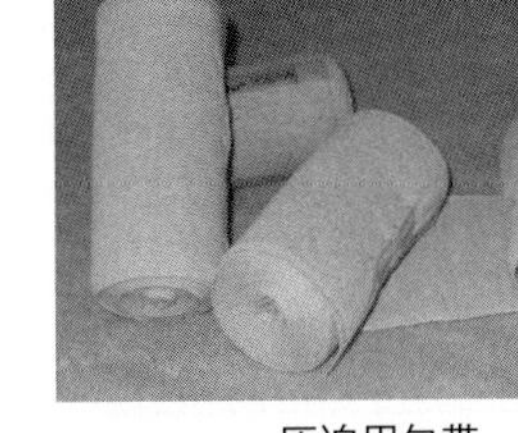

圧迫用包帯

図5-8　**リンパ浮腫治療でよく応用される多層包帯法**

一般的な多層包帯法は４層包帯法であり，一般に次の４種類の包帯が使用され（**図5-8**），それぞれの役割があります（**図5-9**）。

①指用包帯（伸縮ガーゼ包帯）

足趾・手指の浮腫に用いられます。

②筒状包帯

最初に使用する皮膚に接触する包帯で，主として綿を素材とし汗など分泌物を吸収して接触する皮膚を保護し，また過度の圧迫圧がかからないクッションの役割をもちます。

③パッティング包帯

皮膚の保護に加えて，クッション効果で圧迫圧を分散・均一化させるという役目をもっています。綿包帯がよく使われますが，さらにクッション性の高いウレタン性のフォーム包帯が使用されることもあります。

④圧迫用包帯

圧迫圧を作る包帯で，多くは軽度伸縮性包帯が使用されます。さらに強い圧迫圧が必要な症例では高度伸縮性包帯を短時間だけ併用することもあります。

弾性着衣を装着できなかった重症例を多層包帯法で軽減させ装着できるように

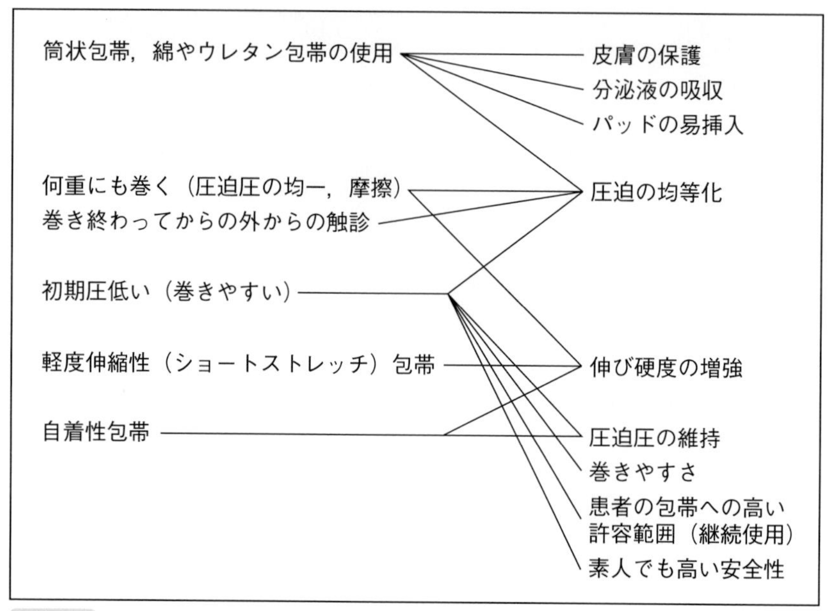

図5-9　**多層包帯法の特徴**

したり，今まで装着していた弾性着衣のサイズを小さくすることも可能です。しかしいくつかの課題があります。

（2）多層包帯法の課題

①至適圧迫圧

難治性の下肢静脈性潰瘍に対する圧迫療法では，一般に40mmHg以上の圧迫圧がよいといわれていますが，リンパ浮腫治療における至適圧迫圧は現在も不明で，「関節の動きを損なわず，痛み・しびれなどの症状が出ない圧迫圧」といったあいまいな巻き方になっています。今後も検討されるべき大きな問題です。

②圧迫圧の確認

弾性包帯による圧迫圧は，Laplaceの法則（p.101，第４章④およびｐ.103 **表4-14**）による①包帯を引っ張る張力，②包帯の重なりの数，③四肢の太さ，④包帯の幅，⑤包帯の伸縮性，によって決まりますが，多層包帯法における圧迫圧は張力よりも厚さ（重なり）に大きく影響されます。このため多層包帯法では通常の包帯法に比較し，比較的安定した均一な圧迫圧が得られます。しかし,どの程度の圧迫圧になっているか，きちんとした段階的圧迫圧になっているかなど，各症例でその絶対値を知ることは困難です。治療担当者は圧迫圧測定装置（p.115，**Topics 9**参照）などを使い，日ごろよりトレーニングを積んで自分の巻く圧迫圧を知っておくことが望ましいと考えます。

③リンパ浮腫の特異性

皮膚の硬化，患肢の変形：リンパ浮腫が重症になると皮膚の硬化，関節付近での患肢の変形が生じるため，通常の包帯法とは異なった工夫が必要です。とくに圧迫圧の均一化のためにはパッティング包帯を十分に使用し，また局所的な変形部分や関節・深い皮膚のシワなどには食い込ませないために種々の大きさ・材質のパッドなど応用が必要です。

指趾の浮腫：指趾の浮腫や硬化がみられる進行したリンパ浮腫では，指趾を圧迫する指用伸縮性包帯の使用が必須となります。

分泌物：汗への対応に加えて，皮膚損傷を起こしやすいリンパ浮腫では皮膚の保護の観点からも，筒状包帯やパッティング包帯の厚みや材質の選択など目的に合った工夫が望まれます。

包帯のゆるみと自着性包帯：リンパ浮腫治療が主として通院で行われているわが国では，日常生活の中で包帯がゆるむことが考えられます。包帯同士がくっつく自着性包帯を使用することでゆるみにくくする工夫もあります。また包帯を使用した上にゆるめの弾性着衣を装着することもあります。

〔小川　佳宏〕

［引用文献］

1）日本循環器学会, 2016-2017年度活動：肺血栓塞栓症および深部静脈血栓症の診断，治療，予防に関するガイドライン（2017年改訂版）.
http：//www.j-circ.or.jp/guideline/pdf/JCS2017_ito_h.pdf

2）Nakamura M, Yamada N, Ito M：Current management of venous thromboembolism in Japan：Current epidemiology and advances in anticoagulant therapy. J Cardiol 2015；66：451-459

3）肺血栓塞栓症/深部静脈血栓症（静脈血栓塞栓症）予防ガイドライン作成委員会：肺血栓塞栓症/深部静脈血栓症（静脈血栓塞栓症）予防ガイドライン，東京，2004，メディカルフロントインターナショナルリミテッド

4）Sachdeva A, Dalton M, Amaragiri SV, et al：Graduated compression stockings for prevention of deep vein thrombosis. Cochrane Database Syst Rev 2014 Dec 17；(12)：CD001484

5）CLOTS Trials Collaboration, Dennis M, Sandercock PA, Reid J, et al：Effectiveness of thigh-length graduated compression stockings to reduce the risk of deep vein thrombosis after stroke（CLOTS trial 1）：A multicenter, randomized controlled trial. Lancet 2009；373（9679）：1958-1965

6）Kahn SR, Shapiro S, Wells PS, et al：Compression stockings to prevent post-thrombotic syndrome：A randomized placebo-controlled trial. Lancet 2014；383, 880-888

7）Mol GC, van de Ree MA, Klok FA, et al：One versus two years of elastic compression stockings for prevention of post-thrombotic syndrome（OCTAVIA study）：Randomised controlled trial. BMJ 2016；353：i2691

8）Kearon C, Akl EA, Ornelas J, et al：Antithrombotic Therapy for VTE Disease：CHEST Guideline and Expert Panel Report. Chest 2016；149：315-352

9）平井正文，新美清章，岩田博英，他：上肢リンパ浮腫，下肢リンパ浮腫の病態の違いと弾性着衣の臨床応用．静脈学 2010；21：37-43

10）平井正文，新美清章，宮崎慶子，他：リンパ浮腫治療への弾性包帯の応用；とくに多層包帯法について．静脈学 2010；21：45-51

◆Topics 11◆

災害時における弾性ストッキング

1. 発災時：避災者に深部静脈血栓症の危険性

近年，甚大な自然災害がたびたび発生し，そのたびに被災者に対する健康管理の重要性が指摘されています。災害発生時，避難所での生活や車中泊など不自由な環境下での生活を余儀なくされると，足を動かさないこと，脱水，足のけがなどが関連し（血栓形成の原因となるVirchowの三徴をすべてを満たす），いわゆるエコノミークラス症候群（深部静脈血栓症/肺血栓塞栓症，静脈血栓塞栓症）の危険性が高まります。中越地震の際には，車中泊の被災者に高率に静脈血栓塞栓症が起こり，不幸な二次的災害関連死の原因となりました。また東日本大震災でも車中泊による肺血栓塞栓症が報告されています[1)]。その予防のためにもっとも重要なことは，エコノミークラス症候群の危険を被災者に知ってもらい，積極的な運動や，脱水を避けることなのですが，避難生活ではそれが困難であることも事実です。やむを得ず車中泊をしなければならない場合や避難所の中で運動がままならないハイリスクの方は，弾性ストッキングを使用することで，エコノミークラス症候群の予防効果が期待されています。

避難されている方々には，エコノミークラス症候群の予防への関心をもっていただく，長時間自動車のシートに座った姿勢で眠らない，ときどき足首の運動を行う，ふくらはぎのマッサージを行う，十分な水分補給をする，必要に応じて弾性ストッキングを着用する，可能であれば避難所にて簡易ベッドや段ボールベッドを使用するなどの点に留意していただく必要があります。

日本静脈学会弾性ストッキング・コンダクター養成委員会，災害対策委員会は学会活動を通じ発災時の静脈血栓塞栓症予防の重要性を啓発し，また弾性ストッキングを現地へ供給する活動を行ってきました。発災時には，学会より声明を出しマスメディアに協力要請を行い，エコノミークラス症侯群の予防に関する情報を積極的に提供するよう努めています。また災害用の弾性ストッキングを届ける体制も整えています。学会で寄付を募り，弾性ストッキング関連企業や災害用弾性ストッキング協会（医療機器メーカーと一般靴下メーカー有志が設立）の援助協力のもと，日本赤十字病院など日本各地の協力病院に災害用ストッキングの備蓄体制を整え，速やかに被災地に届けられるよう準備しています。

2. 災害時：知っておいていただきたい現実

混乱した被災現場で静脈血栓塞栓症の予防を実施するにあたり，現実には非常に多くの問題点があります。発災初期にもっとも優先されるのは人命救助・救急医療であり，また水や食事といった栄養状態，衛生環境を整えることが非常に重要です。一方，この時期には車中泊も多くエコノミークラス症候群が高率に発症することも知られています[2)]。ゆえに発災初期からマスコミや行政などを通して，エコノミークラス症侯群や積極的な下肢運動の必要性を啓発することが大切です。

災害用ストッキングの輸送と分配は，被災地がまだ混乱しているなかで行います。こ

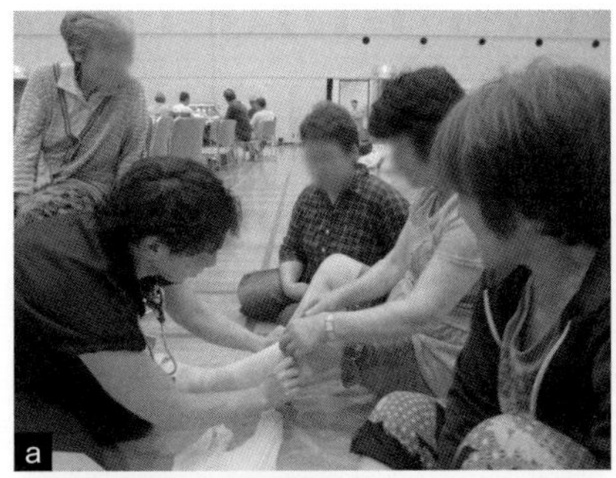
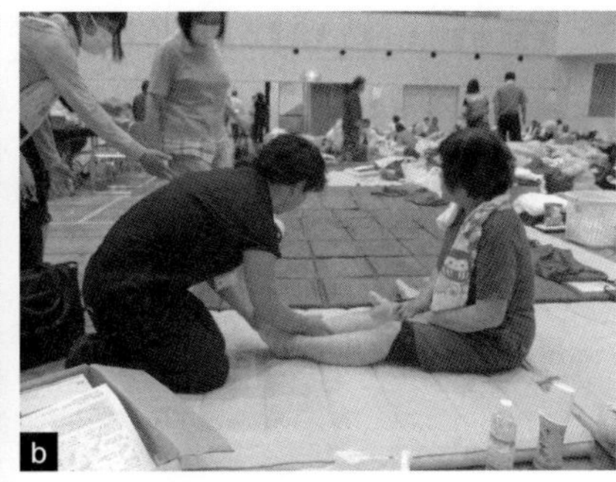
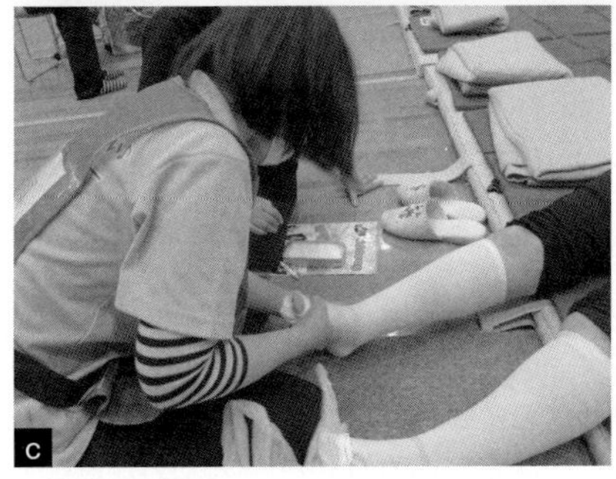

図T11-1 避難所における弾性ストッキング着用指導風景

九州北部豪雨災害時，福岡県朝倉市の避難所にて（2017年7月11日）
a b 医師による履き方の指導
c 地元の保健師に着用指導の教育

れには，エコノミークラス症候群予防に協力する現地チームの確立，専門知識のあるチームの被災地への派遣，物流拠点を確立したうえでの災害用弾性ストッキングの現地移送が必要です。そのうえで被災者の方々にエコノミークラス症候群予防の啓発をしながら，必要な方にはストッキングの配布，着用指導を行います。また継続的に活動をするために地元の保健師への教育を行うことも重要です（**図T11-1**）。

3. 弾性ストッキング配布基準と合併症への注意

これまでの災害の際に静脈血栓塞栓症を発症された方々は，とくに基礎疾患がない，若く健康な方も含まれ，普通の生活をされていた方であったことがわかっています。医療現場と災害現場とでは状況が異なるため，一般の病院における静脈血栓症発生のリスク因子等をすべて当てはめることはできません。一方で，被災者全員に弾性ストッキングを配布することは現実的ではありません。過去の経験から日本静脈学会では，ハイリスクの被災者に効率よく弾性ストッキングを配布し着用指導することを推奨し，その配布基準を作成しています（**表T11-1**）。ただし，この配布基準は暫定的である程度幅をもたせながら現地のチームの判断を優先して活動するのがよいでしょう。

弾性ストッキング着用によるトラブル，合併症に関しては第４章で論じられている内容とほぼ同様です。配布時に「もし着用して足がしびれたり，痛くなるようなら，着用をやめてください」という一言を付け加えれば，重度の合併症である下肢の循環不全，虚血によるトラブルなどは未然に防げます。また衛生状況が悪い環境下では，足のけがから感染が悪化していく危険性も考えられます。ストッキング着用により足の状態が確

表T11-1　災害時の弾性ストッキング・包帯の配布基準

1）車中泊をしている方あるいは避難所で寝ていることが多い方 2）肺血栓塞栓症・深部静脈血栓症の既往，家族歴を有する方 3）妊娠中，出産前後，ピルの服用中の方 4）がんを患い治療中の方 5）高度の肥満の方 6）下肢にけがをしている方（弾性包帯が適応です） 上述の基準が1項目以上ある方は，生活が通常の状態に戻るまで着用を続けます 弾性ストッキング・弾性包帯の禁忌：閉塞性動脈硬化症・下肢動脈の閉塞のある方には使用しないでください

〔日本静脈学会　2018年7月9日改訂版〕

認できにくくなることもありますので，こまめに足の状態をチェックしていただくよう，アドバイスすることも重要です。

4. 弾性ストッキングにかかわる方々へ

これまで全国各地区にて弾性ストッキング・コンダクター講習会が開催され，多くのコンダクターが養成されてきています。コンダクターの資格をもった方が医療スタッフとして被災地に派遣された場合，静脈血栓塞栓症の発症予防に大きな手助けになり得ます。また，コンダクターの資格をまだ取得していなくても，講習会で学んだ方が避難所にいらっしゃるとストッキング着用を指導できる即戦力となることが期待されます。現地に残る保健師などの医療スタッフに，災害用弾性ストッキングの配布適応，履き方，脱ぎ方，トラブル対応等を指導することも大切です。

5. 実際に災害が起きたら

災害はその規模，地域，季節によって対応がまったく異なります。またその必要な対応は，時間の経過とともに変化していきます。本項で論じている内容は，実際の災害の状況によって常にアップデートされる必要があります。日本静脈学会ホームページ内に災害対策委員会のページを作成しました。皆様が医療スタッフとして被災地に向かう場合や，血栓症予防に関する現地状況を確認する際には，「災害時エコノミークラス症候群についてはこちら」（http://www.js-phlebology.org/japanese/eco/index.html）を参照していただきますと，必要な最新情報を得られるようになっています。普段，弾性ストッキングや弾性包帯を扱う業務に携わっている方々が，災害時に血栓症予防の観点で活動していただくと，被災者の方々のエコノミークラス症候群の発症予防につながり，ひいては災害関連死の減少に貢献することが可能です。

〔星野　祐二〕

[引用文献]
1）榛沢和彦：東日本大震災後における深部静脈血栓症（DVT）と問題点；新潟県中越地震の教訓を生かすには．医療の質・安全学会誌 2011；6：248-251
2）榛沢和彦：災害と肺塞栓症（静脈血栓塞栓症）．心臓 2014；46：569-573

血が固まりやすくなり起こる病気（肺血栓塞栓症と深部静脈血栓症）《いわゆるエコノミークラス症候群》の予防について

避難所生活の方 と 車中で避難をされておられる方 へ

☆肺血栓塞栓症とは、どんな病気ですか？

肺血栓塞栓症とは、「エコノミー症候群」として有名になった病気ですが、長岡の地震の際には避難所で生活をされておられた方や車中で避難されておられた方にも起こることがわかりました。場合によっては生命に危険が及ぶため、予防が重要です。

この病気の主な原因は、下肢の深部静脈血栓症という病気です。長時間あしを動かさずにいると、太ももの奥にある静脈に血栓（血のかたまり）ができることがあります。避難生活から回復して動き始めたときに血栓の一部がはがれ、血液の流れに乗って肺の血管に引っかかり、肺の血管を詰まらせてしまうことで肺血栓塞栓症が起ることがあります。肺の血管に詰まると、呼吸困難（息苦しい）や胸痛（胸が痛い）、時には心肺停止を引き起こすことがあります。

どんな時に起こるの？

血栓ができる主な原因はあしの血流の停滞です。あしを動かさないと、ふくらはぎの筋肉のポンプ作用が弱まり、血液の流れがゆっくりになることで血液がかたまりやすくなります。

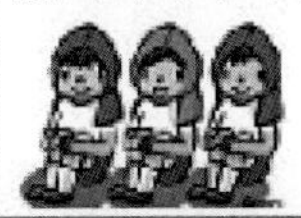

どんな方がなりやすいの？

◇ 長期間寝たままでいる方
◇ 長い時間座ったままの方
◇ 車中で泊まって避難されておられる方
◇ 下肢にけがを負った方
◇ 悪性腫瘍を患っておられる方
◇ 以前に静脈血栓を患った方
◇ 肥満の方
◇ ご高齢の方
◇ 妊娠中・出産後　など

☆予防方法【重要です！】

下肢の静脈に血栓ができることを予防するためには、血流のうっ滞をさける必要があります。

□ 下肢の運動
できるだけゆったりとした服装をとってください。上端のゴムのきつい靴下やぴったりとしたジーンズ、強く腹部を圧迫するガードルなどはあしの血行を悪くするので使用を避けてください。避難所で動けない場合には、血行を促進させるために、下の図のようなあしの運動を1日3回程度、1回20回くらい行ってください。

□ 水分補給
水分が不足すると血液がドロドロになって固まりやすくなります。適度な水分を摂ってください。

□ ラジオ体操や散歩なども可能であれば予防に有効です。ふくらはぎのマッサージも有効です。

□ あしがむくんだり、違和感のある方は医師や医療スタッフにご相談ください。

下肢の運動

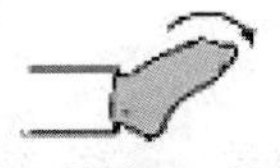

①つま先を下へ向け足の甲を伸ばす。

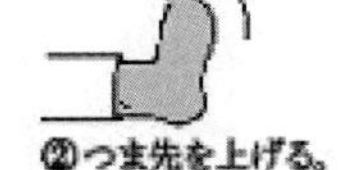

②つま先を上げる。

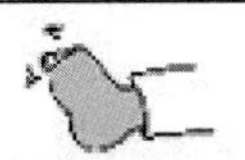

③足の指を閉じ、足の指でグーをつくる。

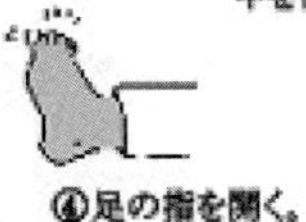

④足の指を開く。

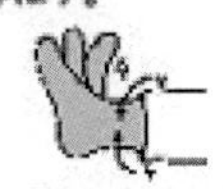

⑤足首を回す。

⑥両足を伸ばした状態から片足ずつ膝を伸ばしたり曲げたりする（膝や股関節がご不自由なかたは避けてください）。

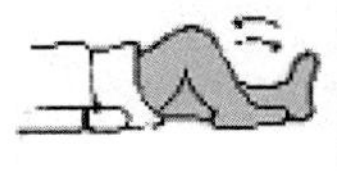

図T11-2　VTE予防パンフレット

第6章 慢性静脈不全症による静脈性下肢潰瘍

静脈性下肢潰瘍は慢性静脈不全症の最重症型であり，難治で再発が多く社会的経済的負担が大きいことで知られています。2020年４月からは慢性静脈不全症による静脈性下肢潰瘍に対する静脈圧迫処置が保険適応となり，圧迫装具も療養費として保険から補助が出るようになりました。本章ではその病態，診断，治療と付随する管理法も含め記載します。圧迫療法が中心の治療となりますが，圧迫療法を施行できない場合もあるので注意が必要です。

1 病　態

静脈性下肢潰瘍は慢性静脈不全による静脈高血圧と炎症によって発生するとされています。発症は多因子で起こるとされ，筋ポンプ不全・歩行障害(下肢変形，廃用症候群，虚弱，精神疾患)，動脈疾患が関連しています。基礎疾患として下肢静脈瘤，静脈血栓後症候群（血栓後症候群，静脈血栓後遺症），動静脈奇形・動静脈瘻があります（**図6-1**）。2016年に施行された静脈性下肢潰瘍に関する静脈学会サーベイでは，原因疾患は一次性下肢静脈瘤由来が86.3%，静脈血栓後症候群が4.1%，機能的静脈不全が7.7%でした[1)]。

2 症　候

慢性静脈不全症の症状は初期には静脈拡張のみで，静脈瘤（**図6-2a**）があっても無症候あるいは軽度浮腫のみであり患者自身も自覚症状が軽度です。進行すると，ふくらはぎの重圧感，鈍痛，こむら返り，静脈瘤あるいは罹患する伏在静脈に沿った疼痛などの下肢痛が出現し，長時間立位や夕方に悪化します。皮膚病変は初期には湿疹・色素沈着などのうっ血性皮膚炎（**図6-2b**）で，進行すると皮膚，皮下組織，脂肪織に線維化が進み，脂肪皮膚硬化症（**図6-2c**）を，最後

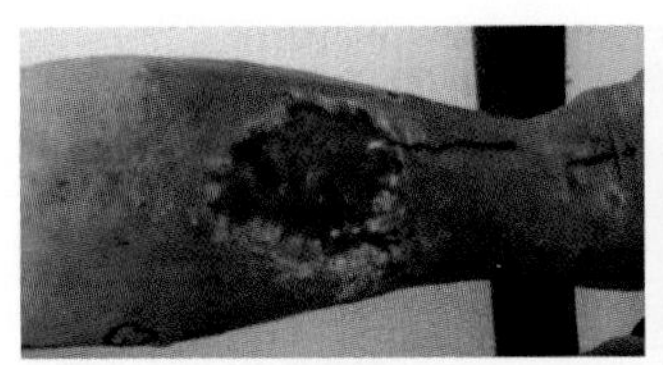

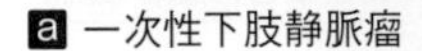

a 一次性下肢静脈瘤

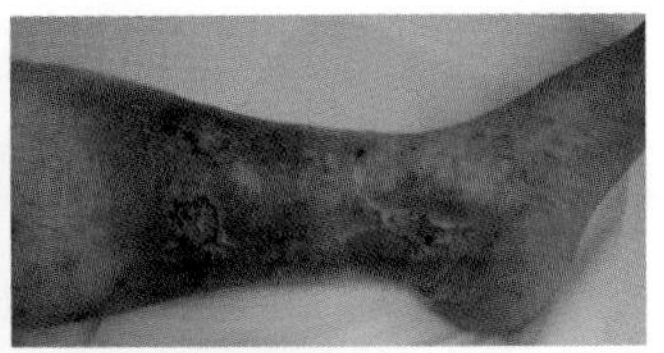

b 静脈血栓後症候群

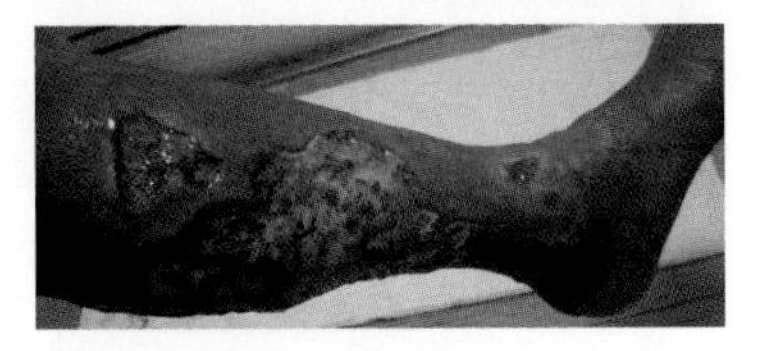

c 動静脈奇形・動静脈瘻

図6-1　静脈性下肢潰瘍とその原因疾患

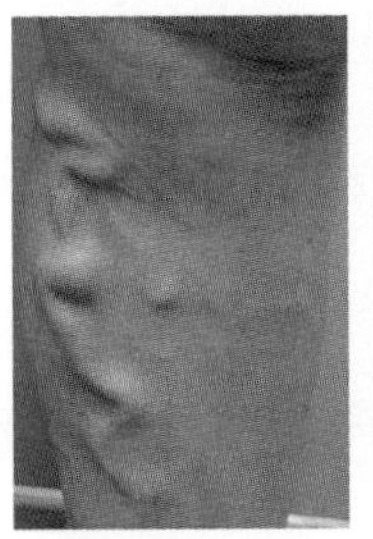

a 静脈瘤

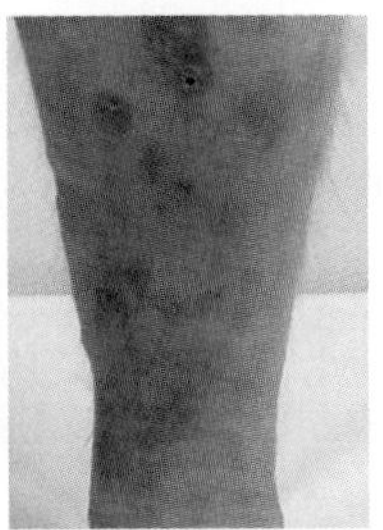

b 湿疹・色素沈着

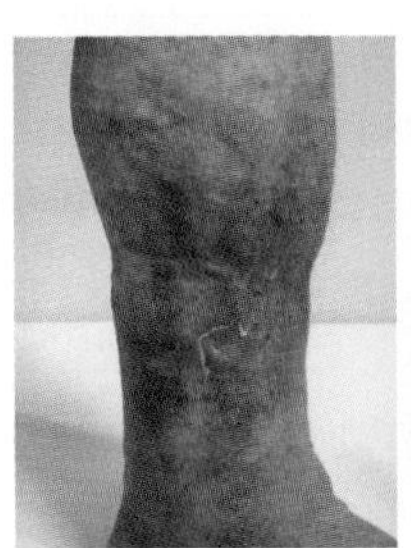

c 脂肪皮膚硬化症

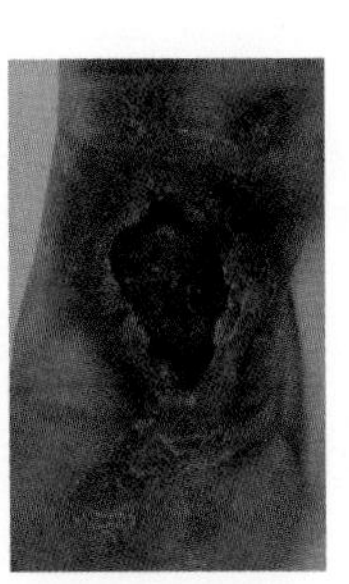

d 静脈性下肢潰瘍

図6-2　慢性静脈不全症の症候

には静脈性下肢潰瘍を発症します（**図6-2d**）。それゆえ通常，潰瘍はさまざまな皮膚病変に囲まれています（図6-1，6-2d）。部位は下腿内側足関節のやや頭側に多いのですが，下腿外側，足背にも起こり得ます。

3 診　断

慢性静脈不全症による静脈性下肢潰瘍の診断は典型的な症候で比較的容易です（図6-1，2）。さらに病歴，身体所見，下肢超音波検査，空気脈波法などの検査所見より原因疾患を同定することが治療につながります。外科や血管内治療で予後の改善がみられる一次性下肢静脈瘤を早く診断，選別することも大切で，また

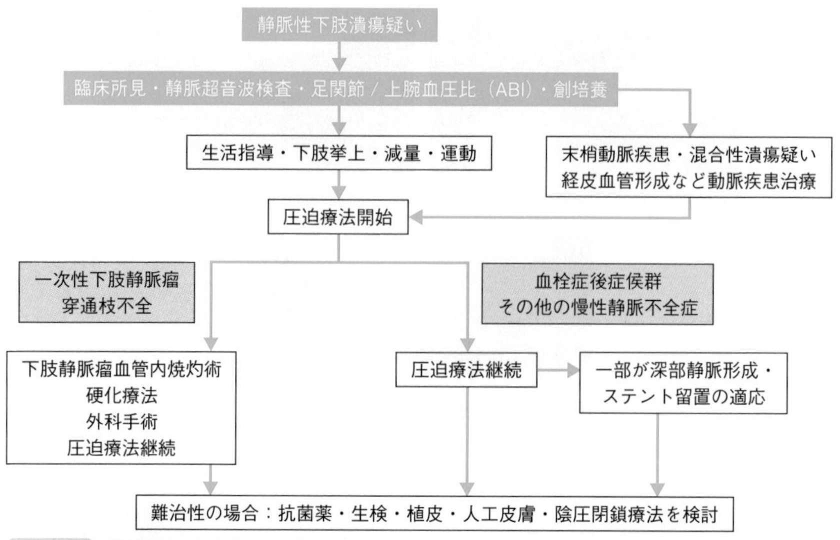

図6-3　静脈性下肢潰瘍の診断と治療の流れ

診断には動脈，静脈血流評価が必要。その後の治療は圧迫療法が基本となる

他の原因疾患も診断ができるので下肢静脈超音波検査は重要です。廃用性浮腫などによる慢性静脈不全症は除外診断となります。

静脈性下肢潰瘍はその形態，部位から特徴的で虚血性潰瘍と区別は容易ですが，末梢動脈疾患との合併はあり得ます。動脈血流障害を合併する静脈性下肢潰瘍（混合性潰瘍）は治療方針が異なり，圧迫療法が禁忌となる場合があるので動脈血流を評価することも重要です。末梢動脈疾患があると治癒が遅延するだけではなく，圧迫療法で末梢動脈圧が減少して虚血が悪化する可能性があります。診察では動脈脈拍触知，冷感，色調変化など末梢動脈疾患の要素がないかを確認するとともに足関節/上腕血圧比（ABI），足関節動脈血圧測定を行います。ABI 0.5以下，足関節動脈血圧60mmHg以下での圧迫療法の安全性は検討されていないので注意が必要です[2)]。

すなわち静脈性下肢潰瘍が疑われる場合は血流評価が大切になります。**図6-3**に診断・治療の流れを示します。

4 圧迫療法と共に行う治療法

1）生活指導

原因が静脈高血圧なので安静立位を避けるようにして，就寝時はもちろん座位のときに前に椅子を置くなど下肢が下垂する時間をなるべく減らします。肥満は静脈性下肢潰瘍，慢性静脈不全症の発症・進行因子なので減量は必須です。

2）創傷管理

創傷管理法は一般の創傷管理（デブリドマン，感染管理，湿潤環境管理，創辺縁・周囲皮膚管理）に準じます。まず汚い組織の切除（デブリドマン）を行います。広範なデブリドマンが必要なことは多くはありません。感染があるときは，頻繁な洗浄，抗菌性軟膏の使用を行います。周囲に感染が及んでいなければ全身的な抗菌薬の投与は通常は必要ありません。湿潤環境管理は浸出液が多い場合は周囲皮膚が浸軟しないように吸湿性の高いドレッシング，吸水パッドを使用します。また，周囲皮膚を浸軟や皮膚炎から守るために軟膏を使用します。周囲のうっ滞性皮膚炎にはステロイド軟膏，乾燥があるときは保湿剤を使用します。急性期で炎症が強いと疼痛が強く圧迫療法が行えないので，まず下肢挙上，感染管理などで炎症が治まってから圧迫療法を行うようにします。さまざまな軟膏，コラーゲン被覆材，抗菌性被覆材，陰圧閉鎖療法，人工真皮，細胞治療，植皮なども施行されていますが，明らかな優越性を示すエビデンスをもった方法はありません。高価な治療，侵襲的な治療を行う前に生活指導，圧迫療法，基本的な創管理を行うことが大切です。

3）潰瘍の原因が一次性下肢静脈瘤であるときの静脈逆流遮断手術

静脈性下肢潰瘍の多くは一次性下肢静脈瘤に由来します[1)]。診察，超音波診断法で表在静脈逆流があり一次性下肢静脈瘤に由来する静脈性下肢潰瘍と診断された場合は，圧迫療法に加え早期の表在静脈手術を検討します。以前は，早期のストリッピング手術は潰瘍の早期治癒には寄与せず，潰瘍再発予防のみに寄与するとされていたので，潰瘍が治癒してから手術でもよいとされていました。しかし低侵襲な血管内焼灼術が導入され，早期に血管内焼灼術やフォーム硬化療法を行うと潰瘍治癒時間，治癒率の向上がみられるとの結果が出ています。そのため今日では，潰瘍の治癒を待たずに早期の手術が推奨されています[3)]。

5 圧迫療法

圧迫療法の効果は，創管理に加え圧迫療法を行うと潰瘍治癒を促進することが多くの研究で示されています。ただしその圧迫方法はギプス様の硬い圧迫装具であるウナブーツ，多層包帯法，低伸縮性包帯，弾性ストッキングなどと多様でした[4)]。

圧迫療法の圧迫圧は，一般的に高い圧が低圧より効果的であるとされ，とくに静脈性下肢潰瘍では高い圧が推奨されています。静脈性下肢潰瘍の圧迫療法の基本とされてきた多層包帯法の研究で40mmHg以上の圧が弱い圧より有効との結果があり，目標の圧迫圧は40mmHg以上が目安にされています[5)]。ただ一方で，はじめから高い圧迫圧では不快感が強く装着困難な患者も多くアドヒアランスが下がってしまいます。また，高い圧迫圧の弾性ストッキングは着用が困難になってしまうので，弾性ストッキングでは包帯法のように圧迫圧を高くすることは難しいのが現実です。このため高い圧迫圧を使用するときは包帯法が中心になります。

圧迫療法の伸縮性は，弾性ストッキング，単層包帯，多層包帯の順に低下してより硬い低伸縮性素材となります。低伸縮性の多層包帯法のほうが理論的には筋ポンプ作用を増強することから潰瘍治癒に有利であるとされてきましたが，一部では伸縮性を下げても潰瘍治癒に差がないとの報告もありました。実臨床では，前述の高い圧が必要なことと包帯交換の容易なことから，潰瘍がある場合は弾性包帯がはじめに多く使用されます。軽症例は安価で快適な高伸縮包帯から開始して，経過がよくないときに高価で不快感が強いですが低伸縮性包帯に変更するのが現実的です。あるいは重症例では，はじめから低伸縮性包帯を使用します。高伸縮性の弾性ストッキングを潰瘍治療に使用する場合はガーゼや創傷被覆材などの固定に下巻きとして圧迫力のないストッキングを使用し，ストッキングを二重履きして圧迫圧を上げるなどの工夫が必要となります（**図6-4**）。

静脈性下肢潰瘍の治療では圧迫療法のアドヒアランスがとても大切です。圧迫療法は患者にとって装着が困難で装着中も不快感を伴うため，圧迫療法を自己中止してしまうことがあるためです。アドヒアランスが高い患者と低い患者の長期観察の結果では，静脈性下肢潰瘍の治癒率と再発率がアドヒアランスに大きく影響されるとの結果も出ています。すなわち，圧迫方法そのものよりアドヒアランスのほうが潰瘍治療，再発に関連していたのです[6)]。患者の圧迫療法に対する理解を得てアドヒアランスを高めるために，十分な説明を行い，受け入れ可能な圧迫法を提供することが重要です。

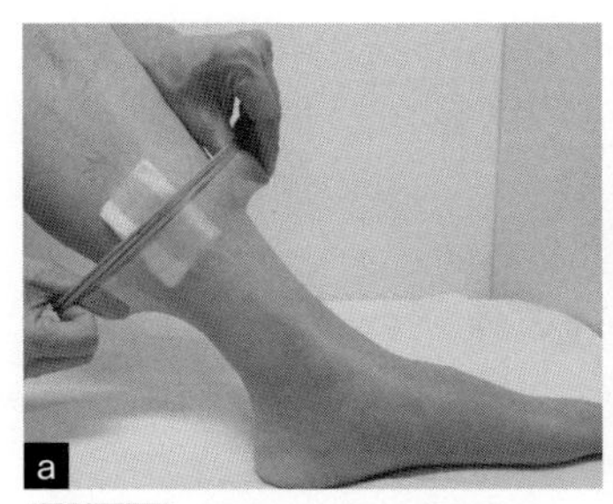

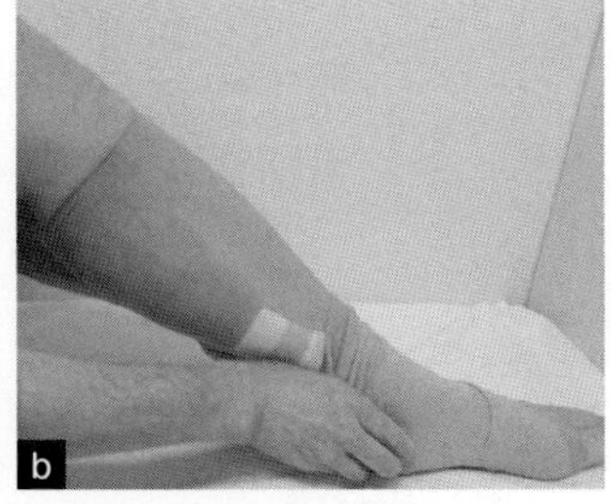

図6-4　弾性ストッキングを使用しての静脈性下肢潰瘍治療

a 圧迫力のないストッキングを第一層としてドレッシングを固定
b その上から圧迫圧の強い弾性ストッキングを着用

静脈性下肢潰瘍症例に対する圧迫方法には弾性ストッキング，単層包帯法，多層包帯法，ベルクロ式圧迫装具，間欠的空気圧迫法があり，それぞれ圧迫圧，伸縮性，装着の難易度が異なります。

1）弾性包帯

弾性包帯は，潰瘍症例でとくに浸出液の多い初期などに適します。しかし，どれくらいの“引っ張り”で巻くか，何層に重ねて巻くかにより圧迫圧が異なる，緩みやすくずり落ちやすい，圧迫圧が下がりやすい欠点があります。

静脈性下肢潰瘍では，圧迫圧を高くできること，伸縮性を低くできること，圧迫圧を均一化し皮膚の保護ができること，潰瘍治癒が高いことから何層かの包帯を組み合わせる多層包帯法が推奨されています。しかし多層包帯法で一般的な4層包帯法は煩雑であり，最近は同様の効果がみられる2層包帯法も使用されています。圧迫圧を一定にするための圧インジケータ付き包帯は，医療者はもちろん，多少の練習をすれば患者でも一定の圧迫圧で巻くことが可能であり有効です（**図6-5，6**）。また包帯の緩みやすくずり落ちやすい欠点を補った自着性包帯もあります。自着性包帯は硬度が増すので包帯での皮膚障害が起こりやすく，皮膚障害を避けるためには柔らかい綿包帯，筒状包帯を下巻きとして使用するのが一般的です（図6-6）。

2）弾性ストッキング

弾性ストッキングはサイズを合わせれば一定の圧迫圧を安定的にかけることができ，長期の使用に適します。静脈性下肢潰瘍には30～40mmHg以上の圧のストッキングが低圧のストッキングより推奨されています。ただ弾性ストッキング

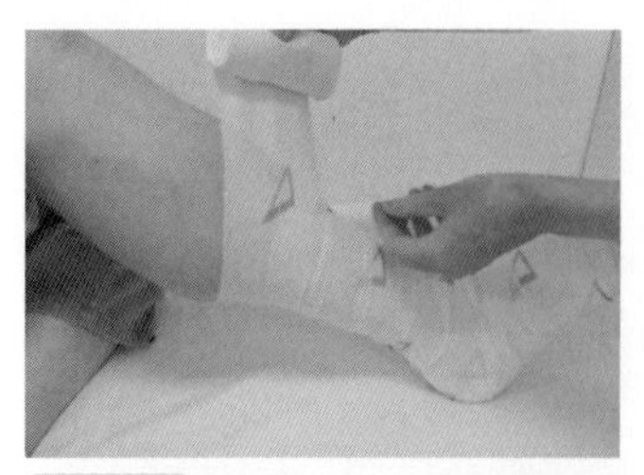

図6-5 圧インジケータ付き高伸縮性弾性包帯

インジケータを二等辺三角形にするように引っ張って1/2重ねで30mmHg，2/3重ねで45mmHgの圧迫圧が得られる
〔エラスコット®・テンションガイド（アルケア）〕

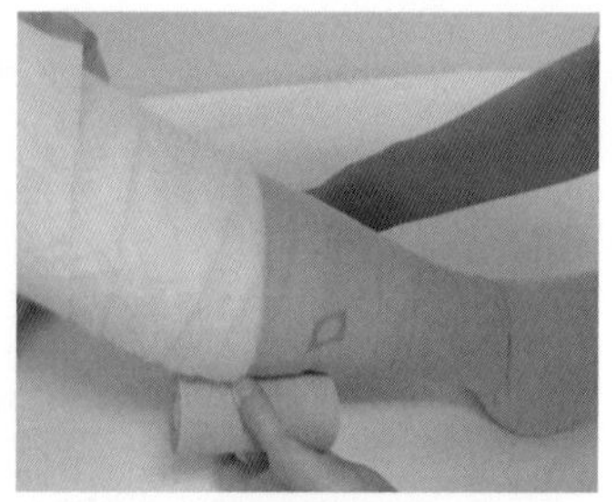

図6-6 圧インジケータ付き低伸縮性自着弾性包帯・綿包帯の2層弾性包帯キット

綿包帯の上に，楕円形のインジケータを正円にするように引っ張って1/2重ねながら自着包帯を巻くと45mmHgの圧迫圧が得られる
〔コンプリ2®（テルモBSN）〕

は，圧迫圧が高く伸縮性が低いと着脱が困難になる，着脱で潰瘍のドレッシングが剝がれやすいなどの欠点があり，主に潰瘍初期治療より再発予防に多く使用されます。ただし，一部の研究では包帯法より弾性ストッキングでの治癒率が高いとの報告も出ているので，適切に装着できれば潰瘍の初期治療にも有用な選択肢となります[7)]（図6-4）。また弾性ストッキングは潰瘍治癒後も皮膚病変があれば再発予防に基本的に使用できるので，下肢周径が安定した後に弾性ストッキングを導入すれば経済的でもあります。

3）ベルクロ式圧迫装具

低伸縮性素材であり装着が容易なので，弾性包帯や弾性ストッキングで効果がないあるいはアドヒアランスが得られない場合は選択する価値があります（**図6-7**）。低伸縮性素材であり下肢浮腫が改善すると圧迫圧が下がりやすいですが，患者自身で締め直して圧迫圧の調節ができるので，浮腫の急性期改善効果は低伸縮性包帯より優れるとの結果が出ています。2層包帯法との比較で，静脈性下肢潰瘍治癒率は変わりなく経済的には有利との結果も出ており，今後使用が広がる可能性があります。

4）間欠的空気圧迫法（IPC）

IPCは静脈性下肢潰瘍に対してはストッキングに追加して有効との報告もありますが，否定的な研究もあり，確定的な結果が出ていません。通常の手術や圧迫

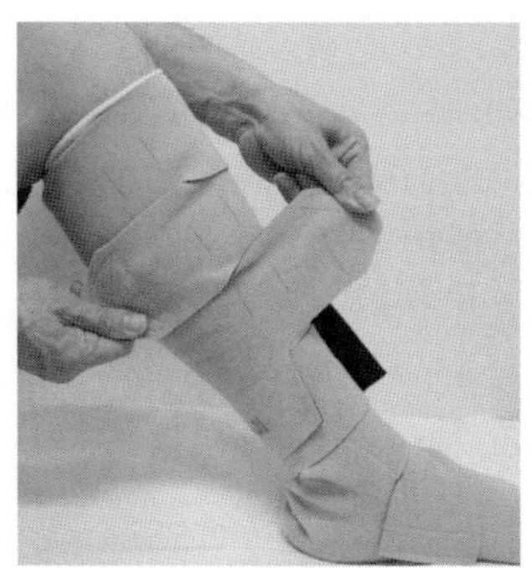

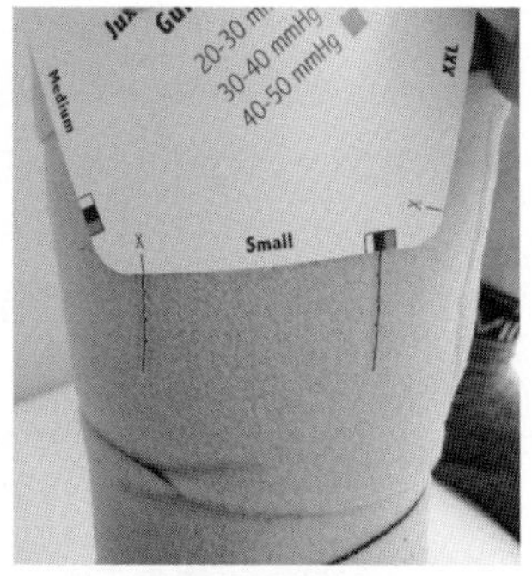

図6-7　圧迫圧調節可能なベルクロ付き低伸縮性圧迫装具

ベルクロを引っ張りながらくっつけることで圧迫圧を調節する。圧スケールに従って牽引すると圧の調節が可能である
〔circaid® juxtalite®（メディ・ジャパン）〕

療法で効果がないときに選択肢とするとよいでしょう。

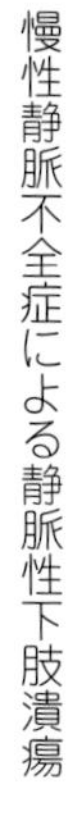

6　末梢動脈疾患を合併した静脈性下肢潰瘍（混合性潰瘍）

静脈性下肢潰瘍の中には閉塞性動脈硬化症などの末梢動脈疾患を合併し虚血のために難治となっている場合があり混合性潰瘍と呼ばれています。その頻度は数%～ 10%程度とされています。混合性潰瘍で圧迫療法を行うと下肢動脈血流が減少する可能性あり，下肢虚血の悪化や医療関連機器圧迫創傷が起こりやすいので注意が必要です。ただ，混合性潰瘍の圧迫療法は禁忌ではなくABI ＞0.5，足関節圧＞60mmHg 以上であれば，40mmHgまでの低伸縮性包帯での圧迫圧で動脈血流を阻害せず静脈機能を改善するとされています[2)]。混合性潰瘍に対する治療は動脈血流の改善をまず行い，その後は圧迫圧を正確に調節しながら低めの圧迫圧での治療と慎重な経過観察が必要です。

7　再発予防

静脈性下肢潰瘍は再発が多いことで知られ，その社会的，経済的損失が多いことが指摘されています。潰瘍治癒後も圧迫療法を継続することは潰瘍再発を減少させます[4)]。圧迫圧は25 ～ 35mmHgで患者が許容できる圧迫圧のものを選択し，皮膚病変がある限り使用を継続することが好ましいとされています。

8 治療方法のまとめ

弾性包帯，弾性ストッキングなど各圧迫方法の優劣は確定的な結果が出ていませんので，個々の経験に従った選択をある程度行ってよいと思います。ただ，臨床経過，アドヒアランスを観察し，患者に合わせた圧迫方法に変更することを常に考えましょう。これこそが，弾性ストッキング・圧迫療法コンダクター資格をもった人材が活躍し患者さんに貢献する点と考えられます。

【静脈性下肢潰瘍の診断・治療の手順の一例】

・診察で静脈疾患診察，潰瘍の性状から静脈性下肢潰瘍を疑います。
・混合性潰瘍除外と圧迫療法が安全に施行できるか脈拍などの動脈系の診察と足関節/上腕血圧比（ABI），足関節血圧測定を施行します。
・下肢静脈超音波検査で表在静脈の逆流，深部静脈閉塞や逆流がないかを評価し，伏在静脈逆流があれば早期に下肢静脈瘤血管内焼灼術などを施行します。
・同時に下肢挙上励行，下垂時間の減少，減量の指導，圧迫下運動療法を指導します。
・圧迫療法は安価で快適な高伸縮性の弾性包帯からの開始が多くなります。可能ならば圧インジケータ付き包帯とし，低圧（30mmHg）から開始して高圧（45mmHg）にします。
・治癒しなければ，あるいは皮膚硬化が著明な重症例では，はじめから低伸縮性圧迫包帯を含む多層包帯法で圧迫します。可能なら圧インジケータ付きとし圧迫圧は45mmHgまで上げます。
・包帯でアドヒアランスが保てない，あるいは治癒が得られないならば弾性ストッキングに変更します。その際は，薄手の婦人用ストッキングでガーゼや被覆剤を固定し，その上に弾性ストッキングを二重履きとします。ストッキングの圧迫圧は30mmHg 以上が好ましいですが，アドヒアランスが保てなければ20mmHgから開始します。着用できないときは弱い弾性ストッキングの重ね履きやベルクロ式圧迫装具を使用します。
・アドヒアランスが保てないときは家族補助，訪問看護など社会的資源の投入も考慮します。
・創傷治癒後は中圧（30mmHg～）あるいは弱圧（20mmHg～）のハイソックスを皮膚硬化が治癒するまで，できるだけ長期の着用を勧めます。
・外来治療が基本で，入院治療は難治例のみとしています。

〔孟　真〕

［引用文献］

1）白石恭史，八巻隆，孟真，他：静脈性潰瘍（Venous Ulcer）—本邦における静脈疾患に関するSurvey XIX—．静脈学 2018；29：1-12
2）Mosti G, Iabichella ML, Partsch H: Compression therapy in mixed ulcers increases venous output and arterial perfusion. J Vasc Surg 2012; 55: 122-128
3）Gohel MS, Heatley F, Liu X, et al: A randomized trial of early endovenous ablation in venous ulceration. N Engl J Med 2018; 378: 2105-2114
4）O'Meara S, Cullum N, Nelson EA, et al: Compression for venous leg ulcers. Cochrane Database Syst Rev 2012; 11: CD000265
5）Milic DJ, Zivic SS, Bogdanovic DC, et al: The influence of different sub-bandage pressure values on venous leg ulcers healing when treated with compression therapy. J Vasc Surg 2010; 51: 655-661
6）Moffatt C, Kommala D, Dourdin N, et al: Venous leg ulcers: Patient concordance with compression therapy and its impact on healing and prevention of recurrence. Int Wound J 2009; 6: 386-393
7）Amsler F, Willenberg T, Blättler W: In search of optimal compression therapy for venous leg ulcers: A meta-analysis of studies comparing diverse bandages with specifically designed stockings. J Vasc Surg 2009; 50: 668-674

第7章 患者さんからの苦情，質問に答える

弾性ストッキングの着用に関して，患者さんからの苦情や疑問に思っていることを聞き出し，適切に回答するのは弾性ストッキング・コンダクターの重要な役割です。

1 一般的な質問

1）下肢をこんなに締め付けても大丈夫？

これは，よく聞かれる質問です。患者さんが心配されるのは，「こんなに締め付けて，血の巡りが悪くならないか」，すなわち，動脈血行障害が起きてしまうのではないかということですが，正しい使い方をしていれば弾性ストッキングの圧迫で動脈が閉塞することはありません。閉塞性動脈硬化症やバージャー病など，動脈血行障害がある患者さんに使うと危険なことがあるので，足部の脈を触知したり，足が極端に冷たくチアノーゼなどないか，ABI（ankle brachial pressure index，足関節/上腕血圧比）の測定により動脈血行に問題ないことはあらかじめ確認しておくことをお勧めします。

もし，弾性ストッキングを履いたときに下肢にしびれや痛みが出るようなら，部分的に強く締め付けている可能性があり，着用を直ちに中断して医師や弾性ストッキング・コンダクターに連絡するように説明しておくことが必要です。

2）ストッキングの上端が丸まって痛む

ストッキングタイプでは，上端が丸まるトラブルが多くみられます。上端が丸まってしまうと，その部分が強く締め付けられることになり，痛みが出てきます。痛みだけでなく，その部分で締め付けられ血行障害を起こす危険があります。

これを防ぐ方法としては，第４章p.89に記載した「ずり落ちてくる」ことへの

対策と同じような対応が必要です。ガーターベルトを使用することが一般的ですが，弾性ストッキングの上に自分のいつも使用しているストッキングを履くとずり落ちないという人もいます。弾性ストッキングの製品としては，シリコンやウレタンでできている滑り止め（トップバンド）が付いているものがあります。ただし，これらは皮膚炎を起こす場合もあるので注意が必要です。最近は，シリコンを使わない滑り止めも考案されています。

また，次項3）にも記載がありますが，着用時に履きにくいため上に引っ張り上げすぎていたためにずり落ちてしまい，上端が丸まっていることが多いようです。着用時に上に引っ張り上げて履くのではなく前後左右にストッキングを広げながら着用することも大切です。

3）食い込んで痛む

食い込んで痛むというのは，ストッキングタイプでもハイソックスタイプでもよく聞かれる悩みの一つです。弾性ストッキングを引っ張り上げすぎて，ちょうど膝部分にストッキングの一番上端の部分が食い込んで痛むことが多いようです。どうしても膝部分が食い込んで痛いのであれば，その患者さんの脚の長さに合ったものを選択します。同じサイズでもメーカーによって長さが違うので，どのような商品があるのかを知ることが大切です。

弾性ストッキングの途中にシワができて痛むことがあります。シワができないようにちょうどよい具合に引き上げることが原則です。また厚手の製品のほうがシワができにくく食い込みにくくなります。

食い込んで痛むときは，その部位の弾性ストッキングの下にクッションのような形で，ある程度の厚さの布を置くという方法もあります。また，術後の場合などで，ストッキング上端のゴムがちょうど傷に当たるときには，膝用のサポーターを用いるなど工夫するとよいでしょう（**図7-1**）。ただし，サポーターは接触性皮膚炎を起こすことが多いので注意が必要です。

4）足首の部分のシワがとれない

足首の前の部分や膝の後面は弾性ストッキングのシワができやすい部分です。体位，足の位置，歩行などでシワができるのはやむを得ません。通常，下肢の動きによってシワができたり，消失したりすれば問題ないと思います。常にシワができていたり，浮腫によってシワが食い込んできたりすると痛み，発赤や水疱の原因となります。サイズが合っていない場合もありますので確認が必要です。どうしても足関節部で常に食い込んで痛みが出る，あるいは傷ができてしまうとき

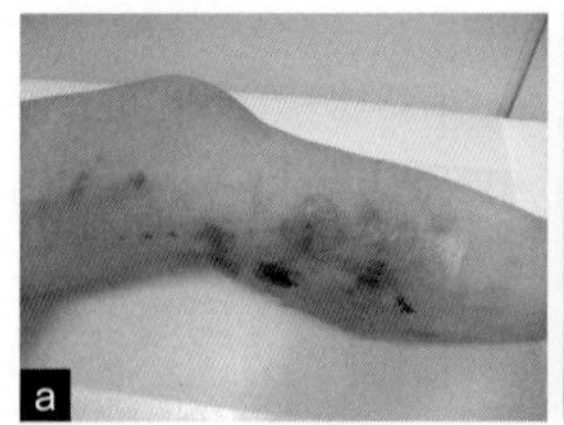

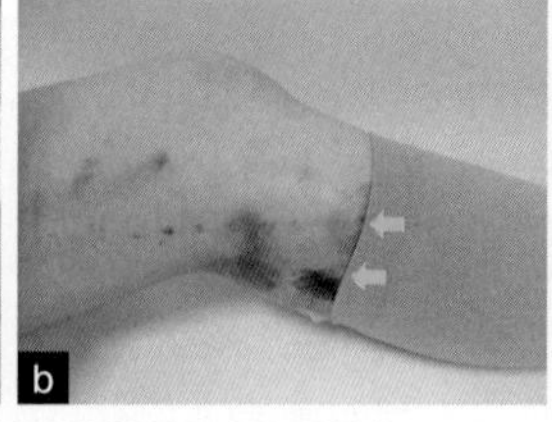

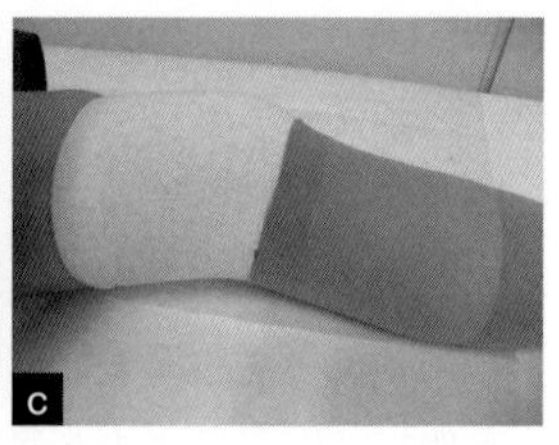

図7-1　弾性ストッキングの縁が手術創に当たる場合

手術後の創部（a）にそのままストッキングを履くと，ストッキングの縁の部分（矢印）が創に当たり（b），痛くなる場合がある。このとき，膝用のサポーターをつける（c）などの工夫をすると履きやすい場合がある

表7-1　弾性ストッキング着用時の下肢の痛みの原因

- 血行障害の発生，増悪
- 足の形が弾性ストッキングにフィットせず，部分的に圧迫が強まるとき
- 上端が丸まる，食い込む
- 下端が丸まる，上にずれる（とくに，つま先なしタイプ）
- 部分的にシワができる

は，保護のために厚めの布や被覆材を貼付する場合もあります。また，厚地のタイプの弾性ストッキングはシワになりにくいので，食い込みにくい材質となっています。足首のシワができて痛いという方にはお勧めします。

5）履いていると下肢が痛む

原因（**表7-1**）によって対策が異なってきますが，一番注意しなければいけないことは，動脈血行障害があり，圧迫により血行障害が悪化している場合です。つま先なしの弾性ストッキングでは，足の変色（蒼白，チアノーゼ）を観察できます。

市販の弾性ストッキングはレディーメイドの既製品ですから，足の形がストッキングに合わないということもあり得ます。こういうときには，足の甲など，いろいろな場所が痛んでくる可能性があります。他の会社の製品に変えたり，弾性包帯に変えたりする必要があります。また，値段は高くなりますがオーダーメイドの弾性ストッキングを注文することも可能です。

いずれにしても，痛みがあるときは着用を中止していただくほうがよいでしょう。

6）足の甲が腫れた

足の甲が腫れるのは，つま先なしの弾性ストッキングにときどきみられます。ストッキングの一番先端部分が上のほうにずり上がってきてしまい，その末梢部分が腫れてきてしまうものです。痛みが出てくることもあります。足趾の近くまでストッキングがいくように気をつけていただきたいと思います。

つま先なしタイプのストッキングを，足首から上にだけ履き，足がひどく腫れた患者さんもいました。どうしてもずり上がってくる場合には，つま先ありのストッキングに変える必要があります。

7）弾性ストッキングでかゆみが出る

かゆみが出ることは日常的に経験されます。発赤や発疹などの所見があればかぶれの治療をしますが，そうではなくて単にかゆい場合は，皮膚が乾燥している場合に多くみられます。保湿クリームや抗ヒスタミン外用薬・ストロイド外用薬などが有効です。

かゆみは決して軽視できません。水虫（足白癬）がある患者さん，静脈のうっ滞がみられる患者さんは，皮膚の引っかき傷から皮膚潰瘍や蜂窩織炎を発症することがあるからです。

8）弾性ストッキングでかぶれた

弾性ストッキングでかぶれることがあります。速やかにストッキング着用を中断し，必要に応じてステロイド外用薬を効果ランクに従い使用します。ストッキングの着用を再開する場合には，いつも自分が使用している普通のストッキングを下に履いて，その上に弾性ストッキングを着用するなどの工夫を行います。また，製品によって素材が異なりますので，コットンなどの入った他の素材の製品に変更すると改善する場合があります。

第４章の合併症の項目（p.90）でみたように，ストッキングタイプの上端にあるシリコン製の滑り止め（トップバンド）が，汗や皮膚との摩擦を起こすことで，この部分に皮膚炎ができることがあります。皮膚炎の原因がはっきりしていれば，それを避けるようにハイソックスに変えたり，シリコンのない製品に変えたりする必要があります。

9）暑くて履けない

夏の暑い時期になってくると，弾性ストッキングを履くことが苦痛になってきます。弾性ストッキング着用の必要性をよく説明し，理解のうえ着用を継続するように指導します。ハイソックスタイプのつま先なしのものは，比較的暑さをしのぎやすいと思います。

どうしても暑くて履けない場合，必要性に応じて着用時間の短縮を考慮することで長続きすることもあります。また製品によってはより薄手のものもあり夏用にしている方もおられます。

10）静脈炎を起こしたが，弾性ストッキングを履いてもよいのか？

表在性の静脈炎では，弾性ストッキングの着用を継続しても問題ありません。血栓の伸展を予防する意味からも，深部静脈血栓症（deep vein thrombosis；DVT）を防ぐ意味からも，むしろ弾性ストッキングを使用すべきです。しかし，着脱時に痛みがあるかもしれません。一方，細菌性の炎症（蜂窩織炎）では弾性ストッキングを着用すべきではありません。炎症の原因が，表在性静脈炎なのか細菌感染なのかの判断には医師の診察が必要です。

11）水虫がある

水虫（足白癬）のある方には，必ずつま先なしの弾性ストッキングを使用します。弾性ストッキング着用中も水虫の薬は必ず使ってください。水虫は，蜂窩織炎や硬化性脂肪織炎発症の素地となることが少なくなく，下肢慢性静脈不全（下肢静脈瘤や静脈血栓後症候群など）およびリンパ浮腫の患者さんに頻度が高く，ケアがきわめて重要な皮膚疾患です。

12）弾性ストッキングを履くと，外反母趾が痛む

外反母趾では，母趾の内側が突出しているので，この部分でストッキングの強い圧を受けて痛む場合があります。極端な場合を除いては，外反母趾だから弾性ストッキングが履けないということはありませんが，痛む場合には外反母趾矯正用の器具や市販の外反母趾用パッドを用いるなどの工夫をするとよいでしょう。

13）弾性ストッキングが長すぎる，短すぎる

製品によって長さが違うので，ストッキングを合わせるときに，複数の製品を試し履きしてもらうのがよいと思います。引っ張り上げすぎて履くことによって，長すぎると感じる場合があります。弾性ストッキングは原則として上に引っ張り上げすぎないで履くことが重要です。また，長すぎるからといって，上のほうを折り曲げたりしてはいけません。その部分が二重，三重になってしまい，強

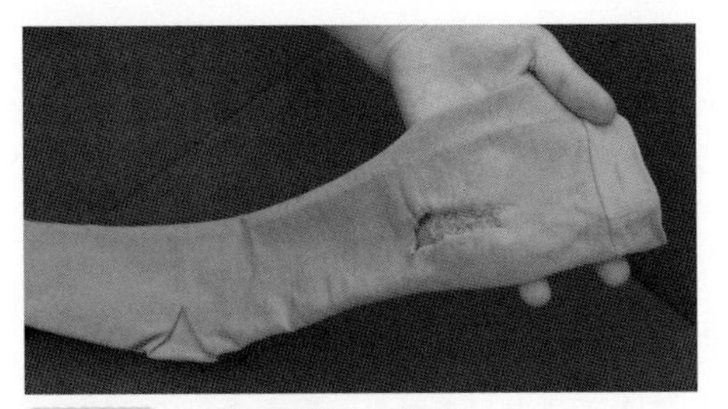

図7-2　伝線した弾性ストッキング

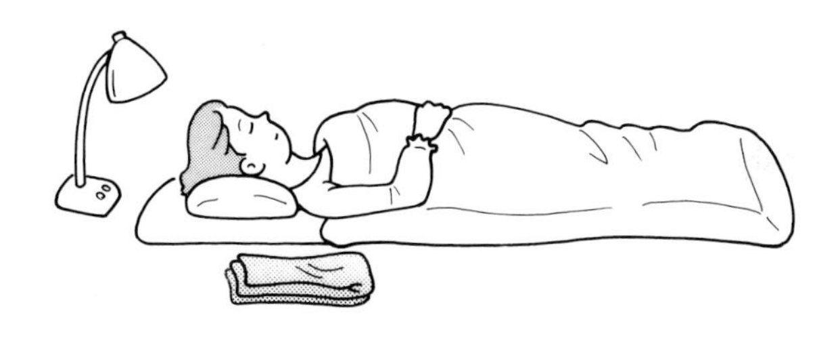

図7-3　就寝時には弾性ストッキングを脱ぐ

く締め付けられることになってしまいます。

値段は高くなりますが，オーダーメイドで注文することもできます。

14）少し伝線した

ストッキングが伝線すると，そこの部分の圧迫圧が変わってきますから，伝線したものは使わないように指導します。普段から伝線させないように指の爪を長くしておかない，指輪やブレスレットなどでストッキングを引っかけないといった注意が必要です（**図7-2**）。

15）夜（就寝時）も履くのか?

臥位では下肢の静脈圧は低下し，静脈うっ滞は軽くなります。弾性ストッキングの治療目的はすでに臥位では改善していることになります。したがって，特別な場合を除いて，就寝時は弾性ストッキングを脱ぐように指導します（**図7-3**）。

リンパ浮腫の患者さんや，硬化療法直後などで医師から夜も履くように特別に指示された患者さんでは，就寝時も履いてもらうことになりますが，その場合でも寝ているときに足がしびれたり，痛んだりした場合には，弾性ストッキングを脱ぐように指導しておきます。通常，夜間に履く弾性ストッキングは圧迫圧を下げるのが一般的です。

肺血栓塞栓症の予防を目的として使用される弾性ストッキングは，外科手術後や長期臥床の患者さんが着用するものであり，圧迫圧が弱いので夜間も継続して履き続けます。

16）他人の弾性ストッキングを使ってもよいか?

原則的には，よいことではありません。患者さんの病態に合わせてストッキングのタイプや圧迫圧を決めていくわけですから，その弾性ストッキングが患者さんにフィットしているかどうかを確認してから使用してもらうことになります。しかも，すでに使っていた弾性ストッキングは，古くて傷があったり，圧迫圧が低下したりしているかもしれません。原則的には他人の弾性ストッキングは使わないほうが無難です。

17）他の病院で買った弾性ストッキングがある

そのときの病態や使用目的によって，適切なストッキングが変わることもありますので，本人のストッキングであっても，必ずその弾性ストッキングを持ってきていただいて，現在の目的や体型に合っているかどうかを確認することが大切です。

18）弾性ストッキングを切ってもよいか?

弾性ストッキングは，上の部分でも下の部分でも，決して切ってはいけません（**図7-4**）。切ると，そこからホツレができて圧迫圧が変わってきます。弾性ストッキングは上から下まできちんと圧迫圧が計算されて作られていますので，その圧迫圧に変化を与えるようなことをしてはいけないわけです。

19）どうしても弾性ストッキングが履けない

すべての人に弾性ストッキングがフィットするわけではありません。足に合わない，履いていると余計に足が痛くなったり，しびれたりする人には，弾性包帯を使うほうがよい場合があります（**図7-5**）。弾性包帯の利点は，巻き方により圧迫圧を調整しやすく，どんな足の形にも使用できることですが，反面，圧迫圧が不明である，巻くたびに圧迫圧が変動しやすい，ゆるみやすく短時間で圧迫圧が低下する，などの欠点があります。弾性包帯を使用するときには，圧迫圧を医師と相談し，いつも同じ圧迫圧で巻く，下から上まで均等な力で巻く，ゆるんできたら巻き直す，圧インジケータ付き包帯〔エラスコット®・テンションガイド

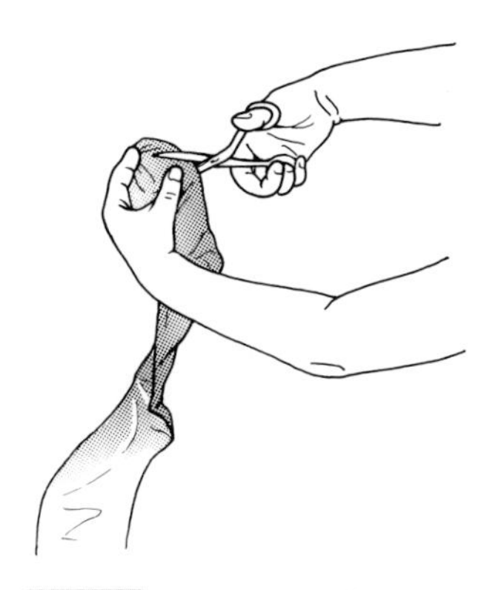

図7-4　弾性ストッキングを切ってはいけない

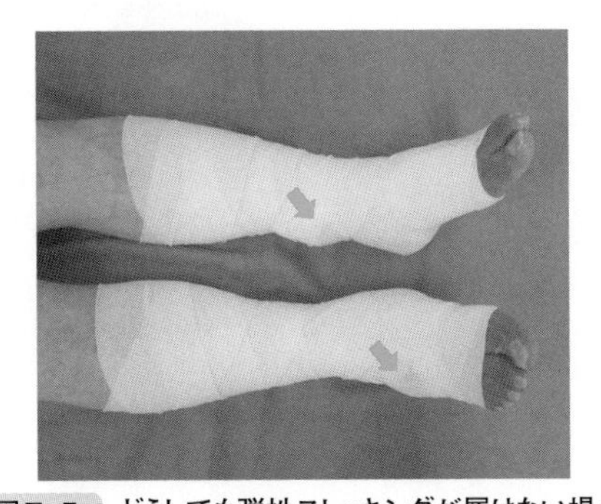

図7-5　どうしても弾性ストッキングが履けない場合

潰瘍がある，体型に合わないなどの理由でストッキングが不向きな症例には，弾性包帯を用いる。図の症例では矢印の部分には天然ゴムのパッドを置き，潰瘍部分の圧迫圧を強めている

（アルケア株式会社），ジョブスト®コンプリ２（テルモBSN株式会社）〕を使用するなどの指導をします。

また，弾性包帯の代わりに，マジックテープ®を利用した圧迫着衣〔circaid®（メディ・ジャパン株式会社），ジョブスト®ファローラップ（テルモBSN株式会社）など〕もありますので，患者さんと相談のうえで適切なものを選ぶことが重要です（図7-6）。

20）Mサイズの人に，きついからといってLサイズのストッキングを使ってもよいか？

病態に合わせて圧迫圧を決めているのですから，きついからといって他の圧迫圧やサイズに変更することは基本的に避けるべきです。どうしても変更するときには，同じサイズで１ランク圧迫圧の低いストッキングを選んでください。S，M，Lサイズは足首とふくらはぎの比率などが違いますので，サイズはできるだけ守るべきです。

21）妊娠中は弾性ストッキングを履いたほうがよいのか？使用上の注意事項は？

妊娠中は浮腫が出やすく，だるさや痛みを伴うことがあります。そのような症状の改善に弾性ストッキング着用は有効です。軽度圧迫圧または弱圧のハイソッ

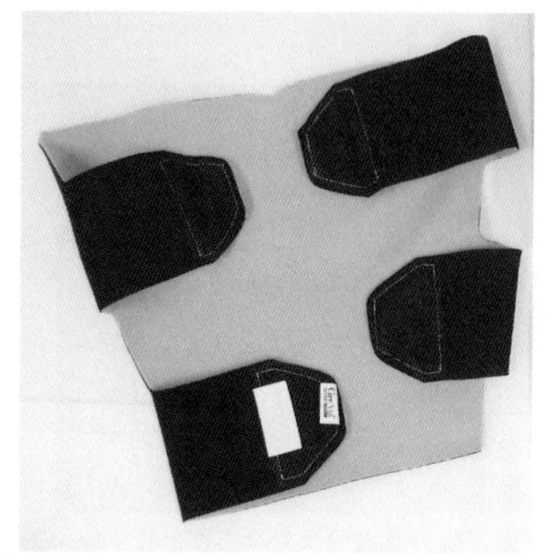

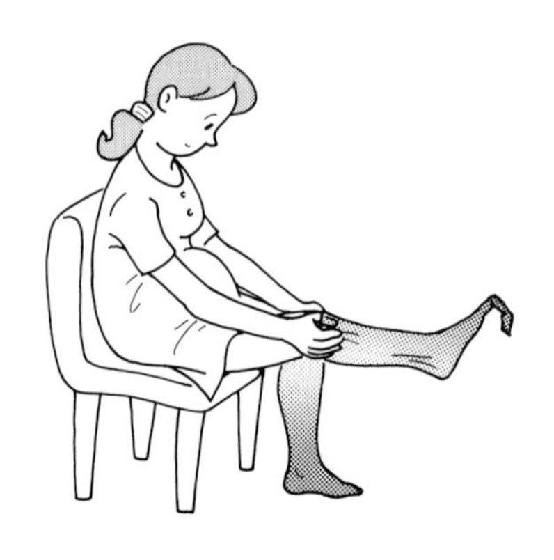

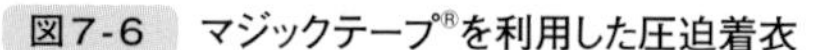

図7-6　マジックテープ®を利用した圧迫着衣

図7-7　弾性ストッキングを履く妊婦さん

クスタイプを第一選択とし，日中の着用をお勧めします（**図7-7**）。妊娠特有の静脈瘤が大腿部，陰部までにある場合はパンティーストッキングタイプを選択します。

妊娠中は静脈瘤が出やすくなります。多くの場合，出産後に消失しますが，妊娠をきっかけに静脈瘤を発症することがあります。とくに2人以上の出産で高頻度に認められます[1)]（p.15，**図2-4**参照）。妊娠中はホルモン（エストロゲン）の影響（血管平滑筋の弛緩）によって静脈が拡張し，逆流防止弁の機能不全が発生しやすくなります。また，妊娠後期には増大した子宮によって骨盤内の静脈が圧迫され，静脈瘤発生の主要な要因になります。

妊娠あるいは産褥期における静脈瘤の主な合併症は血栓性静脈炎と出血です[1)]。いずれも数%程度の頻度ですが，いったん発症するとQOLを著しく低下させます。

妊娠中に弾性ストッキングを着用することで，静脈瘤の新規発生を予防する，あるいは静脈瘤の悪化を防止するというエビデンスは今のところありません。十分な研究がなされていないのが現状です。したがって，静脈瘤の予防を目的として一律に弾性ストッキングを着用することは推奨できません。

しかし，血栓性静脈炎やうっ血症状（疼痛，だるさ，こむら返りなど）の治療として，また，すでに静脈瘤（伏在型，分枝型，陰部静脈瘤）をもっている妊婦さんが合併症の発症を抑制する目的に，弾性ストッキング（軽度圧迫圧または弱圧）を着用することは望ましいと考えられます。出産直後は血栓性静脈炎が起こりやすいため，出産後もすぐに着用をやめることなく，しばらく着用を継続することをお勧めします。

一方，妊娠は静脈血栓塞栓症の危険因子の一つです。周産期，とくに帝王切開の場合には，予防用弾性ストッキング着用などによる予防が大切です（p.22，第２章③を参照）。

妊娠中の弾性ストッキングの使用方法・選択方法は，妊娠中でないときと基本的には同じです。しかし，妊婦さんは，体重が増えてくる，お腹が大きくなる，足がむくみやすい，運動不足になりがちである，あるいは精神的にも不安定になりやすいなど，特殊な状況下にあります。ですから，弾性ストッキングを履くときや脱ぐときには家族の人が手伝ってあげるなど，いろいろな配慮が必要です。

22）われわれ医療従事者もむくみやすい。どんな弾性ストッキングを履いたらよいか？

一般に立ち仕事に従事すると，下肢静脈の還流が悪く，むくみやだるさを訴える場合が少なくありません。静脈機能検査で異常がなくても，自覚症状があることがよくあります。その場合も弾性ストッキングは有効です。健常な現役看護師の静脈機能を空気容積脈波検査で調べると，年齢とともに静脈機能は低下しており，弾性ストッキングを着用すると正常化していました。通常は軽度圧迫圧（20mmHg未満）のハイソックスタイプの弾性ストッキングでよいと思います。弾性ストッキング・コンダクター自身が着用することで，患者さんと同様な悩みを体験することは貴重かもしれません。

〔杉山　悟〕

2　深部静脈血栓症予防についての質問

1）寝たきりの人の深部静脈血栓症予防に弾性ストッキングは有用か

寝たきりの人は自動運動能が少ないため，下肢の静脈はうっ滞し血栓症を発症すると考えられます。弾性ストッキング装着により静脈うっ滞は減少しますが，弾性ストッキングが長期臥床の人に効果があったというエビデンスは今のところありません。2017年に改訂された『肺血栓塞栓症および深部静脈血栓症の診断，治療，予防に関するガイドライン』では，自動運動能が落ちている脳卒中急性期の患者においては弾性ストッキング装着による深部静脈血栓症（DVT）予防効果の科学的根拠がないため，弾性ストッキング単独による予防法は勧められないとされています。間欠的空気圧迫法（intermittent pneumatic compression；IPC）による予防や，早期離床，下肢自動運動を主体的に行うことが推奨されています。長期臥床の人には，終生のIPCは現実的でなく，他動的な足関節運動や，ふくらはぎを中心にマッサージを行い，筋ポンプ作用を促すこと，発症する可能性を常に認識することが大切である[2)]と考えます。血栓予防ガイドラインを参考にして担当医と相談し患者さんに合った予防法を考え，各施設の実情に応じたマニュアルを作成することが重要です。

2）術後のDVT予防のために，弾性ストッキングはいつから履かせるのか，いつまで履かせるのか

麻酔中は，血管は拡張し，その作用として筋は弛緩し，意識的な運動は行えず，自律神経による調節も低下するため，血流は停滞して静脈血栓が生じやすくなります。ストッキングは血栓形成のリスクが高まる前に着用する必要があり，通常，手術室入室前から着用させます。術後は下肢の筋ポンプ作用が十分に働くまで，完全な自立歩行が可能になるまで履かせます。すぐに歩けても１日ぐらいは経過をみてはずすとよいでしょう。この時点で弾性ストッキングをやめてよいのか，さらに使用するかは，患者さんの血栓症のリスクと受ける手術内容によって異なります。血栓症のリスクはガイドラインに記載されているので省略しますが，手術内容による違いを以下に記載します。例えば，人工関節置換手術や股関節骨折手術では異物が挿入されるぶん，血栓形成の高まる期間は長くなり２～４週間ぐらい続くとされます。股関節骨折の場合は牽引などの処置により安静臥床がとられるため，術前にもこのリスクは高まります。腹部の悪性腫瘍の場合には１～２週間ぐらい，腹部良性疾患の場合は４～８日ぐらいの間，過凝固状態が続くとされます。最近，内視鏡下手術など低侵襲手術により退院が早まる傾向にあるので，それぞれの施設の施術，患者さんのリスクに応じた装着期間で指導するとよいでしょう。ガイドラインでは，手術予定患者では，術前，術中，術後を通して，リスクが続く限り終日装着する[2)]とされています。

3）弾性ストッキングは，両下肢に履くのか

右下肢に比較して左下肢にDVTができやすいことがわかっています（iliac compression syndrome）が，下肢の手術をした患者さんでは患肢にDVTができやすいのも事実です。骨盤腔に腫瘤や腫瘍があると両下肢の静脈にうっ滞が生じることもあります。したがって，血栓症の予防のために予防用弾性ストッキングを用いるときは必ず両下肢に履かせます。

4) 弾性ストッキングを，夜履かせるのか

予防用弾性ストッキングは血栓症リスクが続く限り継続することが望ましいと考えられます。リスクの始まる時点から24時間昼夜を問わず継続して着用します。ただし，かぶれ，湿疹，水疱，医療関連機器圧迫創傷（medical device related pressure ulcer; MDRPU）などの合併症がみられることがあり，1日2回はストッキングを脱がせて確認し，再び着用させます。ベッドの上である程度身体が動かせるようになれば，患者さん自身に着脱してもらって問題ありません。この場合，下肢の腫れやむくみがないか，血行障害がないかを確認します。夜間就寝時は下肢の運動は減少し血管は拡張して血流は低下しますので，弾性ストッキング着用は有用である可能性があります。ただし，夜間は弾性ストッキングが締まることにより疼痛が出やすいので，異常を感じたら中止するようにします。

5) 弾性ストッキングを履いても下肢の血行障害が起こらないのか

弾性ストッキングを履くことにより皮膚血流量が減少して，動脈血行障害のある症例では圧迫により虚血を悪化させる危険性があります。ストッキングを着用させる前に，必ず足背動脈や後脛骨動脈を触知したり冷感，チアノーゼがないか，下肢の虚血がないかを確認する必要があります。異常を認めた場合には，ABIの測定やドップラー血流計による血管音の聴取を行う必要があります。足背動脈や後脛骨動脈を触知できない場合やABI値0.5～0.9未満の場合には，ストッキング使用について医師に相談します。ABI値が0.5未満およびドップラー血流計による後脛骨動脈あるいは足背動脈の血管音が聴取できない場合には，弾性ストッキングの使用は禁忌[3]となります。

6) 弾性ストッキングを24時間履いてもよいのか，途中で脱がせたほうがよいのか

DVTの予防には，昼夜継続して着用させる必要があり，強く圧迫しすぎることがないように16～20mmHgの弱い圧迫圧の予防用弾性ストッキングが選択されます。健常な成人の場合には24時間履いても下肢の血行障害は起きません。足関節が30mmHg以上の高い圧迫圧の弾性ストッキングは，臥位になると静脈圧が低下するため，しびれや痛みが生じることがあり[4]，硬化療法後やリンパ浮腫など特殊なときを除いて夜間は脱がせるのが原則です。MDRPU発生予防のため，少なくとも1日2回は弾性ストッキングを脱がせて，皮膚の観察を行う必要

があります[3)]。

7）弾性包帯でもよいのか

弾性包帯は値段が安く，圧迫圧や圧迫範囲を調節できるという長所がある反面，一部の圧インジケータ付きの弾性包帯を除いて圧迫圧は不明で，ほどけやすいという欠点をもち，巻き方による個人差が大きく，時間とともに圧迫圧が著明に低下することが報告されています。静脈血栓予防には弾性ストッキングが第一選択になります。足の形状が弾性ストッキングに合わない場合や，患者の症状により弾性ストッキングが使用できないなど，やむを得ない理由により，弾性包帯の使用も考慮する必要があります。使用する場合は弾性包帯の特徴を十分理解して慎重に使用します。

8）どこを測定して，サイズを決めるのか

適切なサイズの弾性ストッキングを選択するためには身体計測が必要です。計測部位，サイズの範囲は各メーカーによって異なるため必ずその製品の添付文書を読み，サイズ表を基にストッキングを選択します。身体計測値がサイズ表で境界にある場合には大きいサイズを選択し，左右差がある場合は，それぞれに合ったサイズを選択します。

9）ハイソックスではなく，ストッキングタイプを使用したいが，パンストタイプはないのか

予防用弾性ストッキングは，着用が容易で不快感が少ないなどの点からハイソックスタイプかストッキングタイプのものが推奨されます。ハイソックスタイプとストッキングタイプでは血栓症の予防効果に差を認めなかったと報告されています[5)]。下肢の静脈還流には下腿筋のポンプ作用がきわめて大きな役割を果たしていて，共にこの部分を圧迫することで静脈の血流速度を増加させ，静脈うっ滞が減少するためと考えられています。患者さんの好みにより，ハイソックスタイプ，ストッキングタイプを選択してもよいと思われますが，一般的に使用しやすいハイソックスタイプが選ばれることが多いと思います。ストッキングタイプには，ずり落ちる，丈が長い，滑り止めのゴムでかぶれる，蒸れやすいなどの欠点がありますが，大腿部の静脈の圧迫が行えることで大腿静脈や腸骨静脈に血栓が形成されやすい病態には，ストッキングタイプが選択されることがあります。パンストタイプの予防用ストッキングは作ることは難しくはありませんが，パンストタイプでも圧迫範囲は大腿までであり圧迫効率の面からストッキングタイプ

と変わらず，腹部や下肢に手術創がある場合，下肢の太さが異なる場合には対応が難しくなり，高価で履きにくい点から実際には用意されていません。

10）下肢が短くてストッキングの太もも部分が余ってしまう。ハイソックスが膝の上までいってしまう。上端を折り曲げてもよいか

日本人の下肢を測定して作成したストッキングも多くみられるようになりましたが，弾性ストッキングはすべての人にぴったり合うものではありません。脚の短い人，長い人用に，ショート丈やロング丈のストッキングタイプの製品もあります。これらの製品を利用してもうまく合わないときにはハイソックスタイプを使用します。小児の患者さんでサイズが合わないときは弾性包帯の使用を考えます。ストッキングの上端を無理に引っ張り上げて履いている人がいますが，思いっきり引っ張って履くとストッキングの圧迫圧は低下しますし，またずり落ちの原因にもなります。脚が短くてハイソックスの上端が膝の上までいって折り返して履いている人がいますが，上端を折り返すとこの部分で圧が高くなり強く締め付けることになってかえって下肢にむくみが生じます。かかとやポジションマーカーの位置，モニターホールを適切な位置に戻すことで，ストッキングの持ち上がりが修正できます[3)]。

11）ハイソックスタイプが膝の下で食い込んで痛む，どうしてもシワができてしまう

着用のときに強く引っ張り上げすぎて上端が膝にかかり，ずり落ちによりシワができて食い込んでしまうことが多いようです。着用時に引き上げすぎないでハイソックスの上端は腓骨骨頭の下，膝蓋骨の数cm下までの高さに置くようにしましょう。それでも食い込む場合には，食い込み部位に着圧に影響しない筒状包帯や創傷用ドレッシング材を貼付し，その上から弾性ストッキングを着用します[3)]。ゴム手袋を使用すると微妙なシワ伸ばしが簡単にできるようになります。また大腿丈のストッキングタイプや厚手の製品ほどシワになりにくいので製品を替えるのも一つの方法です。

12）一人の患者さんで使用した弾性ストッキングを，他の患者さんに使用してよいか

入院中に肺血栓塞栓症の予防を目的に行った処置に用いた機器および材料に対して肺血栓塞栓症予防管理料として１回に限り所定点数305点が算定されますが，肺血栓塞栓症の予防を目的として予防用弾性ストッキングが複数回使用され

る場合であっても，算定は1回であり，また同一の弾性ストッキングを複数の患者に使用しないことが通知されています。

13）IPCを使うときには，弾性ストッキングを脱がせたほうがよいか

弾性ストッキングを履かせた上からIPCを使用させることにより，いっそうDVTの発生率が低下したという報告[6)]もありますが，予防用弾性ストッキングの圧迫圧は16～20mmHgあり，IPCの圧迫圧の多くは40～60mmHgありますので，ストッキングを履いてIPCを使用した場合には，足関節部にかかる圧迫圧は60～80mmHgまで上昇すると考えられます。安静臥位で夜間も使用することを考えた場合には，しびれや痛みが生じるおそれがあり，閉塞性動脈硬化症を合併している方には避けたほうがよいと考えられます。IPCが直接皮膚に接触しないよう圧迫圧の上昇のない筒状包帯を弾性スットッキングの代わりに使用する方法があります。

14）手術後，自分で履けない人にどう弾性ストッキングを履かせたらよいか

正しい履き方を指導することが第一ですが，履きにくさを軽減させる工夫として，ゴム手袋の使用や，フットスリップ，ストッキングドナー等の補助具を利用する方法もあります。退院後も履き続ける場合には家族への指導と家族の援助が必要になります。着用のイラスト（p.112, Topics 8）を参考にしてください。

15）弾性ストッキングを履いて，かかとに褥瘡ができることがある

DVTの予防には，昼夜継続して着用できる弱い圧迫圧の予防用弾性ストッキングが選択されるため，健常成人の場合には下肢の血行障害は起きませんが，動脈血行障害のある症例では圧迫により虚血を悪化させる危険性があります。脛骨部，踝部，足趾伸筋腱，アキレス腱部などの突出部には，同じ張力でもLaplaceの法則から高い圧迫圧がかかり，びらんや潰瘍などの皮膚障害が生じやすいことを周知しておく必要があります。低栄養，麻痺や意識障害のある患者，皮膚の菲薄化や浮腫の強い患者にはとくに注意します。

16）エコノミークラス症候群の予防にはどんな弾性ストッキングを使用したらよいか

エコノミークラス症候群は，旅行者血栓症とも呼ばれ，飛行機だけではなく，列車や車などで長時間座席に座って移動するときや，オフィスでのデスクワーク

などでも発症する血栓症と考えられています。より長い飛行時間で発症率が高いことが示されています[7]が，その頻度はきわめて少ないようです。ヘパリン，低用量アスピリン，弾性ストッキングの予防に対する研究が行われ，弾性ストッキングが無症状のDVTを減らすことが示されていますが，肺塞栓症については発症数が少ないので十分なエビデンスとはなっていません。介入での合併症を考えると，一般人は脱水を避けて歩行など下肢運動を行うのが現実的で，静脈血栓塞栓症の既往，最近の大手術や外傷，活動性悪性腫瘍などのリスクがある場合にのみ，ハイソックスタイプの予防用弾性ストッキングの有用性が示唆されています[8]。

17）小児のDVT予防はどうしたらよいか

小児は血栓症を発症するリスクは成人と比較して低いと考えられていますが，発生数が少ないため詳細は不明です。小児領域における血栓症に関する大規模な臨床試験もきわめて少ないため，成人のガイドラインを参考に血栓症の治療や予防が行われているのが現状です。小児でも血栓症は起こり得ると認識して，脱水や長期臥床，中心静脈カテーテル留置などのリスクファクターを除くよう努めるべきです。弾性ストッキングや弾性包帯で血栓症を予防する場合も状況によってはあり得ますが，主治医や専門医とよく相談して，QOLを損なわないよう適応を決めるとよいでしょう。

18）妊婦さんとDVTの予防について

妊婦は腸骨静脈や下大静脈が圧迫され，下肢に静脈うっ滞が生じやすくなるため，DVTになりやすい状態になっています。妊娠中は長時間の立位や坐位を避けるように心がけ，歩行などの適度な運動を行うことが大切です。合併症で長期臥床が必要な場合には，ベッド上で下肢の運動を積極的に行い，予防用弾性ストッキングの着用，十分な補液による脱水の予防などに努めることが必要です。

19）DVTの予防，リンパ浮腫の治療では弾性ストッキングが保険適用になっているが，下肢静脈瘤では適用がないのか？

下肢静脈瘤の治療に使用する弾性ストッキングは，現在のところ保険適用にはなっていません。静脈性潰瘍に対しては，弾性包帯や足関節圧30mmHg以上の弾性ストッキング着用が有効ですので，今後，保険適用になることが期待されます。

入院中のDVTの予防のための弾性ストッキングは，肺血栓塞栓症の予防管理料として診療報酬（１回の入院につき305点）に含まれています。

リンパ浮腫治療用の弾性着衣（弾性ストッキング，弾性スリーブ，弾性グローブ）および弾性包帯は2008年より療養費払いとして保険適用となっています。対象となる疾病は，リンパ節郭清術を伴う悪性腫瘍，悪性黒色腫，乳腺をはじめとする腋窩部のリンパ節郭清を伴う悪性腫瘍，子宮悪性腫瘍，子宮付属器悪性腫瘍，前立腺悪性腫瘍および膀胱をはじめとする泌尿器系の骨盤内リンパ節郭清を伴う悪性腫瘍です。１回の購入につき，装着部位ごとに２着を限度として30mmHg以上の弾性着衣が支給の対象となります。いずれのストッキングも約半年の使用でその弾力性が落ちるため，前回購入後６カ月経過後に再度購入した場合にも療養費が支給されます。また，18歳未満の原発性リンパ浮腫は，2018年より小児慢性特定疾病に認定され，患者負担が軽減されています。

20）DVT急性期に弾性ストッキングは履くか，慢性期にストッキングは必要か

DVT急性期の弾性ストッキング着用の是非は結論が出ていません。急性期においては，肺塞栓の危険性があり慎重な使用が要求されます。抗凝固療法が施行され浮遊血栓がない症例で，浮腫などの症状が強い場合には，ストッキングによる症状の改善が得られる場合もありますが，一律なストッキング着用は勧められない[2]と思われます。専門医に相談しましょう。

DVT発症後に静脈血栓後症候群を予防するため，足関節圧30 mmHg以上の弾性ストッキングを着用した結果，発症率が減少したとする研究報告がある一方，最近，大規模ランダム化比較試験（randomized controlled trial；RCT）でストッキングの有用性が認められなかった[9]とする結果が報告されました。しかし，その後のアドヒアランス良好な群を対象としたRCTでは有効[10]との結果が出ています。大規模試験の結果から，静脈血栓後症候群予防のために画一的に全員にストッキングを着用させることは推奨できないと思われますが，下肢腫脹など継続する症例では症状の改善と静脈血栓後症候群の発症を抑制する可能性があり，また静脈性潰瘍などの重症例には弾性包帯や弾性ストッキング着用は有効であり，治療の中心として推奨されています。DVTの発症後で下肢腫脹などの症状の強い患者さんに弾性ストッキングを着用してもらうことは，下肢腫脹や疼痛症状を改善させ静脈血栓後症候群を減らせると思われますので着用を勧めます。その一方で，症状のまったくなくなった患者さんに無理にストッキングの着用を勧める必要はないと思われます。

〔菅原　弘光〕

3 リンパ浮腫治療についての質問

1）患者が弾性ストッキングを2枚重ね履きしたいといっている

以下のような重ね履きの注意点を指導してください。

圧迫圧の強い弾性ストッキングは履きにくく継続着用を断念してしまう患者さんもいます。とくに高齢者には大きな負担です。このようなときに比較的圧迫圧が弱めの弾性ストッキングを２枚重ね履きすることで，履きにくさも少し解消でき，目的とする圧迫圧を得ることができます。１枚では効果不良で治療途中にもう１枚弾性ストッキングを処方して治療効果を上げることもあります。重ね履きは同じ製品を２枚履いても，また異なる種類・タイプの弾性ストッキングを重ねてもかまいません。弾性ストッキングの上に弾性包帯を使用することもあります。

重ね履きでは，圧迫圧が強すぎないか，食い込みが起きていないか（とくに内側の弾性ストッキングがシワになったり，めくれ上がると食い込みが起こります）など，１枚のとき以上に合併症に気をつけることが大切です。

2）下腹部や陰部も腫れている

下肢リンパ浮腫では，下腹部や陰部にも浮腫があることが珍しくありません。

パンストタイプやベルト付き片脚ストッキングの下にガードルをつける方法があります（p.82，**図4-17**）。また腹部に圧迫圧がかかるパンストタイプや，陰部を圧迫する圧迫帯やパッドも市販されています（p.82，**図4-19**）。しかし下腹部や陰部はなかなか十分には圧迫できません。強い圧迫では不快感も強く長続きしません。下腹部や陰部の浮腫には，用手的リンパドレナージが第一選択になることもありますし，最近では「リンパ管静脈吻合手術」で改善したという症例もあります。

3）ベルト付き片脚ストッキングが太ももに食い込む

リンパ浮腫では，ずり落ちにくく比較的着脱が容易なベルト付き片脚ストッキングを用いることがあります。しかしこのタイプの短所は，ずり落ちると太ももの内側に食い込んでくることです。食い込むと大腿部の浮腫が増悪します。

ずり落ちないように気をつけることが第一ですが，食い込む大腿内側部分に柔らかいパッドを使用したり，下にガードルを履き食い込みを防ぎます（p.75，**図4-9**）。

それでも対応できないときにはパンストタイプに変更します。

4）リンパ浮腫患者がハイソックスを履きたいといっている

骨盤内でリンパ節郭清した後の下肢リンパ浮腫は，大腿部からむくみ始めることが多くハイソックスを使うことはほとんどありません。また大腿にも高度な浮腫がある症例にあえてハイソックスタイプを使用すると，大腿の浮腫が増悪します。

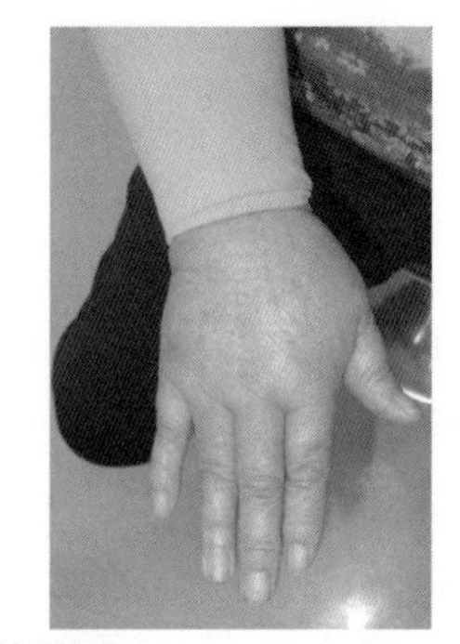

図7-8　グローブをはずしていたために生じた手の浮腫

下腿に高度な浮腫がある症例には，下腿により強い圧迫を加えるために，ストッキングタイプなどの大腿も圧迫するストッキングに，ハイソックスタイプを重ね履きすることはあります。このときも大腿の浮腫が増悪しないか注意が必要です。

5）家事のときにグローブをはずしてスリーブだけでもよいか

スリーブをつけたままグローブだけをはずすと，もともと手に浮腫がある人では手背の浮腫が増悪しますし，浮腫がない人でも手部に浮腫が生じる危険があります（図7-8）。原則としてグローブをはずさないでください。すぐには浮腫の変化はないかもしれませんが，同じことを繰り返すといつかはむくむかもしれません。

一度手背の浮腫が強くなると治療に難渋しますので，家事の際には炊事用の手袋を上に着用するか，グローブとともにスリーブもはずしてください。重力の影響でむくみやすい下肢リンパ浮腫とは異なり，上肢リンパ浮腫では家事の間圧迫を中止しても悪化は少ないことが一般的です。

6）スリーブが手首で食い込んで痛む

弾性スリーブとグローブを併せて着用すると，手首の部分が二重になりシワができやすくなります。このため食い込んで痛みが出ることや手の浮腫が増悪することがあります。

絶えずシワにならないように気をつけたり，手首にパッドを置いたりして対応しますが，無理なときにはミトン付きスリーブなど一体型に変更します。

7）ミトンとグローブはどう違うのか

ミトンは手指のないもの，グローブは手指が付いているものです（p.79，**図4-14**）。手指にも浮腫がある症例にはグローブを使用しますが，うまく合わないと１本あるいは数本の手指の皮膚色が変化したりしびれが出ることがあります。またミトンでは手指の浮腫が強くなることがあります。ミトンとグローブは浮腫の状態に合わせて選択してください。

8）静脈疾患用とリンパ浮腫用とで弾性ストッキングのどこが違うか

静脈疾患の治療では丸編み製品，リンパ浮腫治療では平編み製品を優先して使用するという考えもありますが，基本的には静脈疾患用とリンパ浮腫用とで弾性ストッキングは同じです。高度のリンパ浮腫に用いられる圧迫圧が強い軽度伸縮性弾性ストッキングは，下腿潰瘍など高度の慢性静脈不全症にも適応となります。

しかしリンパ浮腫では高度な浮腫，皮膚の硬化や変形，指趾の浮腫が珍しくありませんので，平編みを含めた軽度伸縮性の製品やパッドの使用，患肢に合わせたオーダーメイド（カスタムメイド）の製品，弾性包帯の使用など病態に応じた選択が大切となります。

9）リンパ浮腫では軽度伸縮性弾性ストッキングがよいというが

軽度伸縮性弾性ストッキングは，立つと圧迫圧が大きく上昇し，また歩行時の筋ポンプ作用の増強効果が大きいことからリンパ浮腫の治療に勧められます。しかし軽度伸縮性弾性ストッキングは厚く硬いため装着が面倒という欠点もあります。高度で治療に抵抗するリンパ浮腫に応用するとよいでしょう。

軽度伸縮性弾性ストッキングは，太めの糸で硬く編んだ丸編みの製品，あるいは平編み（横編み）の製品です（p.72，**図4-5**）。平編み製品は原則的にオーダーメイド（カスタムメイド）で作ることになります。日ごろよりどのような製品があるか調べておくことも大切です。

10）リンパ浮腫では就寝時も弾性着衣をつけたほうがよいか？

患肢の状態しだいであり，高度のリンパ浮腫には昼間だけではなく夜間も弾性着衣や弾性包帯での圧迫を必要とします。

就寝時には相対的に圧迫圧が強くなりますので，昼間よりも少し弱い圧迫圧の弾性着衣に変更します。皮膚の変色やしびれ，痛みにも注意します。弾性包帯は就寝時には少し弱めに巻き直します。とくに軽度伸縮性包帯は，筋肉が弛緩したとき圧迫圧が弱めになり比較的安全に使えますので就寝時にもよく用いられます。弾性包帯がゆるみ正しい圧迫圧が得られない可能性もありますが，強く圧迫して食い込むことは悪化につながりますので，ゆるめに巻くほうが安全です。

11）リンパ浮腫の治療では，初めに必ず弾性包帯を使うのか?

それはありません。高度なリンパ浮腫以外ではまず弾性着衣を使用し，治療効果が不十分であれば弾性包帯を考慮します。弾性着衣でも適正な圧迫圧，伸び硬度，タイプを考慮して食い込みにくい圧迫ができれば，十分に患肢は細くなります。また通院治療だけで弾性包帯の巻き方を指導することは難しく，患者に十分な訓練と教育を行った後でないと本人が巻くことは困難です。弾性包帯はリンパ浮腫に非常に有用な治療法ですが，適応を厳格にして，慎重に応用していただきたいと思います。

12）乳がんや子宮がんなどの手術後に弾性着衣を着用することはリンパ浮腫の発症を予防するのか?

弾性着衣でリンパ浮腫を予防できるというエビデンスはないといわれています。『リンパ浮腫診療ガイドライン（2018年版）』では，上肢・下肢ともにC２（十分な科学的根拠がないため推奨できない）となっています[11]。

乳がん手術後に予防的に弾性スリーブを装着すると，手背に浮腫がみられる可能性や，肘関節で食い込んで逆効果となる危険性もあるため，着用はお勧めできません。下肢に関しては静脈うっ血がリンパ浮腫発症の誘因になる可能性もあり，手術前からむくみやすい患者さんに対しては，手術直後から弾性ストッキングを勧める施設もあるようです。その際パンストタイプであればよいかもしれませんが，食い込みやすい大腿部までのストッキングタイプやハイソックスは避けるべきです。

やはりエビデンスがないという点からも，予防的な弾性着衣は避け，発症を確認できれば早期から圧迫療法を開始するという考えでよいでしょう。

13）小児のリンパ浮腫での圧迫療法で注意することは?

小児のリンパ浮腫は非常にまれで，診療する機会は非常に少ないと思います。筆者の病院で診療した上肢・下肢先天性リンパ浮腫患者は20例前後ですが，それぞれ発症から来院までの期間や来院時の症状は異なっていましたので，症例に

表7-2　International Lymphoedema Frameworkで推奨される症状・病期別の圧迫圧

	下肢リンパ浮腫	上肢リンパ浮腫
早期・軽度（I〜II期）	14〜21mmHg	14〜18mmHg
中等度（II後期〜III期）	23〜32mmHg	20〜25mmHg
重度（III期）	34〜46mmHg	25〜30mmHg
重度複雑（III期）	49〜70mmHg	

〔International Society of Lymphology: The Diagnosis and Treatment of Peripheral Lymphedema: 2016 Consensus Document of the International Society of Lymphology. Lymphology 2016;49:170-184. より引用・改変〕

応じて圧迫方法を選択しました。小児のリンパ浮腫について圧迫方法を検討した論文はなく，今回は筆者の病院での経験に基づいた圧迫療法の一例を示します。

乳児期から幼児期まで：歩行できるまでの間は，母親に簡易的な用手的リンパドレナージ（manual lymphatic drainage;MLD）や弾性包帯による圧迫療法を指導し，重力の影響が少ないため柔らかい生地でゆるめに圧迫するよう指導しています。手・足関節で食い込まないことに注意してもらいます。

幼児期：就学までの幼児期には，患肢の成長や日常生活での動きに応じて圧迫方法を弾性包帯から弾性着衣に変更します。当然幼児用の弾性着衣はありませんのでオーダーメイドになりますが，まずtg® grip（ナック商会株式会社）やTensogrip®（テルモBSN株式会社）などのチューブ包帯を使用して患者本人に圧迫に慣れてもらうことが重要です。この時期に圧迫を習慣づけておかなければ就学後は嫌がるという経験があります。

就学後：患肢の成長に応じて市販の弾性着衣に変更します。

いずれの時期でも注意しなければならないのは，圧迫による各関節での食い込みです。食い込みから末梢の浮腫が強くなって手背・足背や手指・足趾が極端にむくんでしまった症例では，成長してからの改善は困難です。また圧迫が運動機能の成長に影響するかどうかという検討はできていませんが，筆者の病院での経験では運動機能障害は認めていません。

14）リンパ浮腫の至適圧迫圧は?

リンパ浮腫では一般的に静脈疾患よりも高い圧迫圧の弾性着衣を使用します。International Lymphoedema Framework（ILF）で推奨する[12)] 圧迫圧を**表7-2**にまとめました。リンパ浮腫に対する弾性ストッキングを使用した圧迫療法に関するレビュー論文[13)] では，維持期のリンパ浮腫への推奨度がGrade 1a（エビデンスがありもっとも推奨される）とされています。また，もっとも有効なのは30 ～ 40mmHgで，20 ～ 60mmHgの間で患者が耐え得る圧迫圧が有益とされています。ただしわが国では，治療担当者の圧迫療法に対する考えが大きく反映して圧迫圧を決定しているのが現状です。またリンパ浮腫の患肢の状態には個人差が大きいため，単純に「進行度がⅠ期なのでこの圧迫圧」という決定はできません。

今後，至適圧迫圧の標準化は必要と考えますが，現状では**表7-2**[14]を参考にして患者さん本人と治療担当者が十分治療効果を検討して，患肢に合った弾性着衣を選択してください。

15）リンパ浮腫の炎症に対する対処法は?

リンパ浮腫の患肢は炎症がみられやすく，炎症は浮腫の悪化要因になり，重症化したリンパ浮腫患者の多くは炎症を繰り返しています。

表皮・真皮層中心の炎症が「丹毒」，皮下組織中心の炎症が「蜂窩織炎」，リンパ管に沿った索状の炎症が「リンパ管炎」と，炎症の部位により違いがありますが，それぞれを厳密に分けることは困難です。

炎症の原因はほぼ細菌感染ですが，感染源となる傷がないことも多く血行感染も考えられます。ただしリンパ浮腫の急性増悪時や悪性腫瘍の再発・進行，一部抗がん剤の副作用などでは，患肢に発赤があるにもかかわらず，患肢の熱感や全身の発熱が伴わないことがあります。

患肢の炎症を考えた際には必ず血液検査で白血球数や白血球分画，炎症反応を確認し，少しでも異常値を示せば抗菌薬を投与し圧迫やMLDを中断します。抗菌薬の中止に関しても血液検査の正常化を目安にし，その後に弾性着衣を再開するようにしてください。

16）リンパ浮腫・静脈性浮腫以外の慢性浮腫に対する圧迫療法は?

リンパ浮腫や静脈疾患による浮腫を含め，難治性の慢性浮腫を主訴に受診する患者さんでもっとも多いのは，高齢者にみられやすい「廃用症候群（生活不活発病，ロコモティブシンドローム）による浮腫（廃用性浮腫）」です。

原因は，脳血管疾患・整形疾患などで車椅子や椅子に座る時間が長く，下肢の筋肉ポンプが十分に働かないために生じる「静脈うっ血」です。また肥満や内服薬剤の副作用などが加わると症状が強くなります。症状は左右対称で下腿末梢中心の浮腫で，大腿部はむくんでいないことが一般的です。

対処法としては圧迫療法ですが，症状からハイソックスタイプの弾性着衣を使用することが一般的です。ただし高齢者は圧迫を嫌って着用しなくなることが多く，本人および家族が着脱可能なゆるめの圧迫を心がけてください。ただしDVT予防のハイソックスは高齢者には丈が長く食い込みやすいため，着用状態の確認が必要です。経験上，小児の圧迫療法であげた「チューブ包帯」は，10mmHg程度のゆるい圧迫圧ですが着脱が容易で症状が軽減するため使用することがあります。また，同様に伸縮性の高いタオル地の軽度圧迫装具〔ソフィットVE®サポート，ストロング（株式会社ベーテル・プラス）〕は，装着しやすく，アドヒアランスも良好なため有用です。

17）リンパ浮腫にIPCを使用することは有効？

IPCは，わが国でも古くからリンパ浮腫治療で使用されています。ただ以前は弾性着衣の指導がないまま外来でIPCだけの治療が行われたり，患者自身にIPCの購入を勧めながら適切な使用方法を説明しない医療機関があるなど問題点が指摘されていました。

弾性着衣国際リンパ学会による合意事項[14)]では，複合的治療を十分受けられない患者には有効かもしれないが，浮腫が患肢中枢や陰部に移動したり患肢中枢に輪状の線維化がみられることもあり，MLDの併用が必要としています。ILF[12)]でも統一見解は得られていませんが，30～60mmHgの圧迫圧で30分程度使用することが推奨されています。『リンパ浮腫診療ガイドライン』では，IPCについて推奨グレードC2（十分な科学的根拠がないので推奨できない）となっています[11)]。以上の内容から，リンパ浮腫に対してIPCを一律に使用することは推奨できませんが，圧迫圧や治療時間などの使用方法に注意して複合的治療を併用することにより，ある程度効果が期待されます。

注意点としては，①圧迫圧を上げすぎない，②使用時間は30分程度にする，③使用前後に患肢中枢部にリンパうっ滞が生じないようにMLD（または患者自身が行うシンプルリンパドレナージ）を行うなどです。患者本人がIPCを購入すると，改善が不十分な場合にはどうしても圧迫圧を上げて長時間使用する傾向があるため，十分な指導が必要です。

また「廃用症候群による浮腫」などリンパ浮腫とは異なる高齢者の慢性浮腫で，IPCを「浮腫の治療」として行う医療機関（とくにリハビリテーション施設）がありますが，IPCの適応・禁忌などを考えずに漠然と使用することは危険ですので望ましくありません。

〔小川　佳宏〕

[引用文献]

1) 平井正文, 牧篤彦, 早川直和：妊娠と静脈瘤.静脈学 1997；8：255-261
2) 日本循環器学会, 2016-2017年度活動：肺血栓塞栓症および深部静脈血栓症の診断, 治療, 予防に関するガイドライン (2017年改訂版). 2018
http://www.j-circ.or.jp/guideline/pdf/JCS2017_ito_h.pdf
3) 日本褥瘡学会編：静脈血栓塞栓症予防用弾性ストッキング, および間欠的空気圧迫装置. ベストプラクティス 医療関連機器圧迫創傷の予防と管理, 東京, 2016, 日本褥瘡学会, pp. 23-38
4) 星野俊一, 平井正文, 松尾汎編：弾力ストッキングはどう選ぶ? 圧迫療法. 静脈疾患診療の実際, 東京, 1999, 文光堂, pp.60-67
5) Lawrence D, Kakkar VV: Graduated, static external compression of lower limb: A physiological assessment. Br J Surg 1980; 67: 119-121
6) Scurr JH, Coleridge-Smith PD, Hasty JH: Regimen for improved effectiveness of intermittent pneumatic compression in deep venous thrombosis prophylaxis. Surgery 1987; 102: 816-820
7) Lapostolle F, Surget V, Borron SW, et al: Severe pulmonary embolism associated with air travel. N Engl J Med 2001; 345: 779-783
8) Watson HG, Baglin TP: Guidelines on travel-related venous thrombosis. Br J Haematol 2011; 152: 31-34
9) Kahn SR, Shapiro S, Wells PS, et al: Compression stockings to prevent post-thrombotic syndrome: A randomized placebo-controlled trial. Lancet 2014; 383: 880-888
10) Mol GC, van de Ree MA, Klok FA, et al: One versus two years of elastic compression stockings for prevention of post-thrombotic syndrome (OCTAVIA study)：Randomised controlled trial. BMJ 2016; 353: i2691
11) 日本リンパ浮腫学会編：リンパ浮腫診療ガイドライン2018年版. 第3版, 東京, 2018, 金原出版
12) International Lymphoedema Framework: Best Practice for the Management of Lymphoedema. International consensus. London, 2006, MEP
13) Rabe E, Partsch H, Hafner J, et al: Indications for medical compression stockings in venous and lymphatic disorders: An evidence-based consensus statement. Phlebology. 2018;33:163–184
14) International Society of Lymphology: The Diagnosis and Treatment of Peripheral Lymphedema: 2016 Consensus Document of the International Society of Lymphology. Lymphology 2016;49:170–184

第8章 日本静脈学会 弾性ストッキング・圧迫療法コンダクター養成委員会

1 弾性ストッキング・圧迫療法コンダクター養成委員会より

医療機器である弾性ストッキングなどの弾性着衣や弾性包帯は，下肢静脈瘤の治療，慢性静脈不全による静脈性潰瘍，深部静脈血栓症・肺血栓塞栓症の予防や治療に幅広く使用されている。これらの圧迫療法において，合併症なく，十分な効果を得るためには，正しい適応，弾性着衣・弾性包帯の圧迫圧・タイプ・サイズの適切な選択，着用時および着用後の注意深い観察と指導が大切である。

弾性着衣・弾性包帯の正しい使用法を熟知し，患者さんの苦情や質問に答えられる医療従事者を養成する目的で，2002年の第23回日本静脈学会総会において弾性ストッキング・コンダクター養成委員会が組織された。同時に講習会を受講し，一定の条件を満たした方に「弾性ストッキング・コンダクター」の認定を行うようになり，今日まで継続している。

2020年４月から慢性静脈不全に対する静脈圧迫処置が診療報酬として算定できるようになった。その施設基準として所定の講習会受講が求められている。これに対応するため，講習会の内容を充実させ**「弾性ストッキング・圧迫療法コンダクター講習会」**と名称を変更した。また委員会名は**「弾性ストッキング・圧迫療法コンダクター養成委員会」**，認定資格を**「弾性ストッキング・圧迫療法コンダクター」**とそれぞれ改称した。

講習会は，主に日本静脈学会の理事，評議員などが主催し全国各地で年に8回開催している。講習内容はこれまでの「静脈疾患・リンパ疾患についての理解」「圧迫療法の理論と実践」に加え，新たに「慢性静脈不全症による静脈性下肢潰瘍に対する基礎的知識と治療技術」が追加された。前半は座学，後半は実習を行い，続いて認定試験を実施する。新規資格申請には，講習会（試験合格を含む）を受講したうえで，受講後２年６カ月以内に臨床指導10単位の提出を必要とする。弾性ストッキング・圧迫療法コンダクターの資格は５年間有効とし，更新には資格終了前２年間に施行される認定講習会を再度受講するか，同期間中に臨床指導内容書30単位を作成し提出する。なお，暫定処置として既存の「弾性ストッキング・コンダクター」資格保有者を対象に，短縮版の**「弾性ストッキング・圧迫療法コンダクター講習会・静脈圧迫処置追加講習会」**を開催する。資格認定は医師，薬剤師，看護師，准看護師，臨床検査技師，理学療法士，作業療法士，診療放射線技師，臨床工学技士，あんまマッサージ指圧師，柔道整復師の資格をもつ方を対象としているが，医療従事者の資格を有さなくても講習会への参加は可能である。講習会は毎回100～250人前後の方々が受講しており，2020年３月時点で140回が開催され，3,114人のコンダクターを輩出した。今後も，意欲ある医療関係者のスキルアップとして，また慢性静脈不全に対する静脈圧迫処置の施設基準を得るため，本資格を取得する人の増加が予想される。資格の継続には学問の進歩や新製品の登場を鑑み，５年ごとの更新が必要とされる。今後も地域性を考慮しながら，Web講習会を含め全国で講習会を開催する予定である。

本講習会は，圧迫療法に関してばかりではなく，静脈疾患・リンパ疾患・肺塞栓症予防の医療安全や災害時における静脈血栓予防の啓発にも役立つ。参加される皆さんの日々の診療がよりよいものになれば幸いである。

2 弾性ストッキング・圧迫療法コンダクター認定制度（規約より抜粋）

1）趣　旨

医療機器である弾性ストッキングなどの弾性着衣や弾性包帯は，下肢静脈瘤の治療，慢性静脈不全による静脈性潰瘍，深部静脈血栓症・肺血栓塞栓症の治療と予防およびリンパ浮腫の治療に幅広く使用されている。合併症なく十分な効果を得るためには，正しい適応，弾性着衣や弾性包帯の圧迫圧・タイプ・サイズの適切な選択，着用時および着用後の注意深い観察が大切である。このため日本静脈学会では弾性着衣や弾性包帯の適切な使用および圧迫療法の普及のため，弾性ストッキング・圧迫療法コンダクターの教育，養成ならびに認定を行う。

2）業務の範囲

弾性ストッキング・圧迫療法コンダクターの業務は医師の指示のもと，弾性着衣の種類やサイズの選択，着用指導，着用後の不満や問題点などの相談を引き受け，正しい着用を継続できるよう指導を行うことである。業務範囲は各人がもつ国家資格の範囲を超えるものではない。

3）弾性ストッキング・圧迫療法コンダクター養成委員会

本業務を円滑に遂行するため，日本静脈学会の中に弾性ストッキング・圧迫療法コンダクター養成委員会を置く。

4）弾性ストッキング・圧迫療法コンダクターに要求される知識および技術

①静脈疾患（肺血栓塞栓症を含む），リンパ管疾患，に対する基礎的な知識
②弾性ストッキングなどの弾性着衣や弾性包帯に関する専門的知識および技術
③慢性静脈不全による静脈性潰瘍に対する基礎的知識および技術
④圧迫療法全般に関する基礎的知識および技術

5）認定対象者

日本国における医師，薬剤師，看護師，准看護師，臨床検査技師，理学療法士，作業療法士，診療放射線技師，臨床工学技士，あん摩マッサージ指圧師，柔道整復師のいずれかの資格を有していること（2020年5月現在）。

6）資格認定および更新

資格認定および更新：弾性ストッキング・圧迫療法コンダクター養成委員会が資格認定および更新認定を行う。新規資格申請には，講習会（認定試験を含む）を受講したうえで，受講後２年６カ月以内に臨床指導10単位[注)]の提出を必要とする。

弾性ストッキング・圧迫療法コンダクターの資格は５年間有効とし，更新には資格終了前２年間に施行される認定講習会を再度受講するか，同期間中に臨床指導内容書30単位を作成し提出する。

[注)] 臨床指導内容書は，１症例につき潰瘍治療５単位，通常治療２単位，予防的使用１単位とする

7）認定・更新のための提出書類

事務局の所在地等は変更されることがあるため，最新の情報はホームページ（https://js-phlebology.jp/wp/?page_id=455）にて確認すること。申請書類には，メールアドレス，連絡のできる電話番号，FAX番号を必ず記入すること。なおメール受信設定は申請者の責任で事務局からのメール（Gmail）を受信でき

るように設定すること（とくに携帯メールアドレスを使用する場合は注意を要する）。申請はメール送信あるいは郵送にて行うこと。

①初回認定：

・申請申込書（ホームページよりダウンロードすること）

・国家資格のコピー

・認定講習会受講証明書のコピー（またはPDF）〔下記８）参照〕

・10単位分の臨床指導内容書 〔下記９）参照〕

・申請料の振り込みが確認できる取引明細書等のコピー（またはPDF）

申請料および振込先はホームページを参照のこと

※弾性ストッキング・圧迫療法コンダクター養成講習会の受講後２年６カ月以内に申請を行うこと。

②更新認定：

・更新申請申込書（ホームページよりダウンロード）

・前回の認定書のコピー（またはPDF）

・新しい認定講習会受講証明書のコピー（またはPDF），または30単位分の臨床指導内容書

・申請料の振り込みが確認できる取引明細書等のコピー（またはPDF）〔申請料および振込先はホームページ参照のこと〕

※更新を失念した場合，認定期間が過ぎてから２年以内であれば，特例として認定講習の受講で更新可能とする。

③認定証発行について

認定証の発行は年間４回，３月末，６月末，９月末，12月末に行う。

※申請書類がすべて提出完了された日以降の一番近い上記発行日に認定証を発行する。

例）４月上旬申請書類提出完了→６月末認定証発行

④認定証等再発行について

認定証や受講証明書を紛失した場合，事務局で確認のうえ再発行が可能である。メールで事務局に連絡・依頼すること。所定の手数料が発生する。

8）認定講習会

講習会の内容：テキスト，スライド等を活用した講義，弾性ストッキングや弾性包帯を用いた実技指導を行う。同日に認定試験を実施する。講習会の時間は５～６時間程度とする。

①講　義

脈管系の解剖・生理，静脈およびリンパ疾患の概要，慢性静脈不全による静脈性潰瘍の概要，弾性ストッキングなどの弾性着衣や弾性包帯を中心とする圧迫療法の概要

②実　技

弾性ストッキング着脱法，弾性包帯の使用法，慢性静脈不全による静脈性潰瘍に対する圧迫療法の実技

③認定筆記試験

講義および実習終了後に約30分間，10題程度を目安として実施する。不合格者に対する再試験の方法は別に定める。

※講習会を受講し試験に合格すると**「弾性ストッキング・圧迫療法コンダクター講習会受講証明書」**が発行される。その後に臨床指導内容書（10単位）を添えて申請すると,**「弾性ストッキング・圧迫療法コンダクター認定証」**を発行され，コンダクターとしての認定が得られる。なお，認定証には**「静脈圧迫処置のための所定の研修を修了した」**との一文が記載される。

※講習会は，毎年，全国各地で開催されるので，詳細はホームページの「開催予定」を参照のこと。

※講習会では，本テキスト「新・弾性ストッキング・コンダクター 第2版増補版」（へるす出版）を使用する。

※甚大な自然災害や感染拡大防止の観点から大規模集会の開催が困難な場合には，インターネットを利用したオンライン講習会を行うことがある。

9）臨床指導内容書

臨床指導期間

①初回認定：講習会受講日より２年間

②更新認定：前回認定日以降

所定の用紙に診断名，指導目的および指導内容を記載し，職場責任者の署名または記名＋捺印を受ける。

※職場責任者とは，施設の長（院長など）や職域の責任者（医長，看護師長，主任，科長，技師長，その代理など）をさす。

※臨床指導内容書は，ホームページよりダウンロード可能である。

10）講習会開催実績と認定状況

弾性ストッキング・コンダクター講習会は, 2002年10月に名古屋市にて第1回が開催された。その後は，年に８回前後の頻度で実施され，2020年３月時点

で140回の講習会を開催し，3114人のコンダクターを認定した。

3 平井圧迫療法賞について（制度の案内）

1）趣　旨

圧迫療法の歴史は古く，医聖ヒポクラテスの時代にさかのぼる。今日においては，下肢静脈瘤や深部静脈血栓後遺症などの静脈疾患の治療，リンパ浮腫の治療および周術期等における静脈血栓症の予防が圧迫療法の主な役割である。臨床の現場では手術や薬物療法が併用されることも少なくないが，圧迫療法は基礎的かつ中心的な治療方法であることは論をまたない。

圧迫療法には弾性ストッキング，弾性包帯，マッサージ器を使用する間欠的空気圧迫法などがあるが，もっともよく使用されるのは弾性ストッキングである。日本静脈学会では，2002年に弾性ストッキング・コンダクター養成委員会が組織され，全国で講習会を開催し正しい圧迫療法の普及に努めてきた。一方，静脈・リンパ還流の病態生理や圧迫療法に関する研究については，日本静脈学会総会における演題や雑誌『静脈学』に優れた論文が報告されているが，欧米に比べるとまだまだ少ない。こうした現状を鑑み，わが国における圧迫療法の学問的発展に寄与することを目的として，日本静脈学会総会での優れた演題を顕彰することにした。

故平井正文先生は2005年７月に第25回日本静脈学会総会（名古屋）を開催され静脈学の発展に寄与された。またわが国における圧迫療法の第一人者であり，優れた研究を多数報告してきた。さらに，前述の弾性ストッキング・コンダクター養成委員会を設立し，2013年１月に急逝されるまでその運営に尽力された。その長年にわたる多大な貢献を讃えて，圧迫療法に対する奨励賞を「平井圧迫療法賞」と称する。

2）選考方法と表彰

日本静脈学会総会において発表される圧迫療法に関する演題を対象として選考する。弾性ストッキング・圧迫療法コンダクター養成委員の採点によりもっとも優れた演題を決定し，表彰式は総会期間中に行う。日本静脈学会理事長と日本静脈学会総会会長による表彰状および弾性ストッキング・圧迫療法コンダクター養成委員会から贈呈する副賞を授与する。

3）実　績

2013年6月に倉敷市にて開催された第33回日本静脈学会総会にて第1回平井圧迫療法賞の選考と表彰を行った。その後も毎年，日本静脈学会総会において実施し，受賞者と演題名をホームページに掲載している。

〔「弾性ストッキング・圧迫療法コンダクター養成委員会」事務局〕

第9章

各種製品の特徴

＊各種製品の特徴を会社別に以下に示します。また，章末に弾性ストッキング，弾性スリーブ，補助具の製品一覧表を載せてあります。データは2018年10月31日時点のものです。最新の情報は，日本静脈学会ホームページの「弾性ストッキング・圧迫療法コンダクター養成委員会より（https://js-phlebology.jp/wp/?page_id=455）」をご参照下さい

①**アルケア株式会社**　〒130-0013　東京都墨田区錦糸1-2-1　アルカセントラル19階
TEL：03-5611-7800（代表），0120-770-863（コールセンター）
FAX：03-5608-5575　E-mail:info@alcare.co.jp

治療用ストッキング

アンシルクシリーズ（医療機器届出番号：13B1X00207000048，13B1X00207000049，13B1X00207000050，13B1X00207000051，13B1X00207000069）

◆**特　徴**

・日本人体型に基づく高いフィット性
　日本人の体型データの分析と研究から設計，開発。高いフィット性で快適な装着をもたらし，脚の各部位を的確に圧迫します。
・豊富なラインアップ
　1980年の誕生以来，日本人の脚をみつめてきたアンシルクシリーズ。患者さんの要望に合わせて幅広く選択できる，豊富なラインアップをそろえています。
・柔らかく履きやすい生地

◆**アンシルクシリーズWebサイト**

　商品ラインアップや特徴，患者さんへの指導にお役立ていただける情報とサポートツールを掲載しております。（医療・ケアの情報サイト「アルメディアWEB」，履き方＆脱ぎ方動画，専用メジャーなど）
・URL：http://www.alcare.co.jp/medical/ansilk/
・「アンシルク」でweb検索
・QRコード

予防用ストッキング

アンシルク・プロＪ　キープケア　（医療機器届出番号：13B1X00207000070）

◆**特　徴**

・みればわかるポジションマーカーでわかりやすく適切な装着ができます。
　つま先，かかと，ひざ，口ゴムに色や文字で明確なポジションマーカーをつけることにより，適切な装着を誘導します。
・動きに追従する生地がシワやズレを抑え局所への過度の圧迫リスクを低減します。
　ベース糸に弾性糸を用い，伸縮性をもたせることで，縦横に伸び，しっかり戻るので，脚にフィットし動きに追従します。また，圧迫を出すための横に編みこむインレイ糸を密に入れることにより，面で圧迫をかけております。面で圧迫することにより，口ゴム部や骨突出部など，局所に過度の圧迫がかかりにくい編み構造です。
・可視化されたチェックポイントで装着状態を確認できます。
　足背部のモニターホールにより，装着したままで血流の状態を確認できます。また，ねじれ確認ラインを左右側面に入れることにより，弾性ストッキングがねじれていないか確認できます。

高い視認性のポジションマーカーで適切な装着位置がわかり，動きに追従する生地が局所への過度の圧迫リスクを低減する弾性ストッキングとなっています。

②**岡本株式会社**　〒635-8550　奈良県北葛城郡広陵町大塚150-1
TEL：0120-5519　http://www.okamotogroup.com/
E-mail：okyakusama_soudanshitsu@okamotocorp.co.jp

岡本メディカルソックスフォーディブイティー（医療機器届出番号：29B3X10002000001）
岡本メディカル弾性スリーブ（医療機器届出番号：29B3X10002000003）
岡本メディカル弾性グローブ　岡本メディカル弾性トゥキャップ

「深部静脈血栓症」予防用 弾性ストッキング

◆ **岡本メディカル ソックスフォーディブイティーの特徴**

・日本人に合わせたサイズレンジ：日本人の体型に合った最適なサイズ設定で，ずれにくく，シワもできにくいので履かせやすく，快適な着用感です。生地の縦伸びを抑えた作りなので丈合わせが簡単です。
・正確・簡単に装着できるセンターマーク＆ガイドライン：患者は被介護者に履かせる際，正しい着用位置がわかるように，目印としてセンターマーク＆ガイドラインをつけています。
・血行がひと目でわかるモニターホール：足先甲側に設けたモニターホールで，皮膚の血行状態をひと目で確認することができます。
・安心・安全，高品質の「日本製」：厳しい品質管理のもと，国内自社工場で製造されています。

医療用 弾性スリーブ

◆ **岡本メディカル 医療用弾性スリーブの特徴**

・上肢の静脈血，リンパ液のうっ滞を軽減または予防する等，静脈血，リンパ液還流の促進を目的に使用される医療用の腕用弾性スリーブです。
・手首15～20mmHgの弱圧タイプだから，一日中着用でき，簡単に着用・取りはずしが可能です。
・日常着用しやすいベーシックデザインと日本人の体型に合わせたサイズ設定です。
・薄生地のため通気性が高くムレにくく長時間の着用が可能で，暑い日でも快適に着用できます。また紫外線対策機能を付加しました（UVカット糸使用）。
・安心・安全，高品質の「日本製」：厳しい品質管理のもと，国内自社工場で製造されています。

弾性グローブ／弾性トゥキャップ

◆ **岡本メディカル 弾性グローブ・弾性トゥキャップの特徴**

・現場の意見から生まれた弾性着衣。圧迫ケアが難しい手足の指に，無理なく長時間着用できるとのお声を多くの患者さんからいただいています。
・適度に圧迫することのできる均一圧設計のため，長時間や夜間の着用も可能です。
・シームレス構造で縫い目がないため，食い込みなどのトラブルを軽減します。
・ストッキングやスリーブとの併用だけでなく，手足の指用包帯の代用としても機能します。
・日本製

③**株式会社アステラ**　〒150-0013　東京都渋谷区恵比寿2-28-10　秀ビル2109
TEL：03-6868-6499　FAX：03-6868-6851
E-mail：sorriso4u@asterra.co.jp

治療用・予防用ストッキングシリーズ

ソリッソ（医療機器届出番号：1382X10122000001）

◆ **特　徴**

・イタリア品質×日本人サイズ：医療用弾性ストッキング「ソリッソ」は，世界最高峰として定評のあるイタリア製の編み機を国内に数百台規模で保有する希少な工場で，日本人体型を知り尽くした職人たちの手によって製造しています。
・「ソリッソ」の“履きやすさ”“肌触りのよさ”は，専門医や看護師，さらに患者さまの声と真摯に向き合う商品開発力にあります。また「ソリッソ」の“買い求めやすさ（コストパフォーマンスのよさ）”は，「365日履き続けていただける弾性ストッキング」を目指す商品コンセプトにあります。

「静脈血栓症」予防対策用弾性ストッキング

◆ **ハイソックス・ライトⅡ**

静脈血栓症の予防用として，術前・術中・術後の「サージカルソックス」として院内利用に人気の商品です。商品発売後も，赤くなりやすいゴム口部分の幅を広くし，皮膚に触れる部分にはコットン素材を採用することで敏感肌の方のお悩みを解消するなど，看護師や患者さまの「声」に耳を傾け，改良を重ねてきたソリッソを代表する商品です（日本製）。

◆ **ハイソックス・ライト**

静脈血栓症の予防や軽度の下肢静脈瘤の予防用として，主に外来向けに活用いただいている弱圧タイプの商品です。イタリア製の編み機による上質なフィット感が，老若男女問わずお勧めしたい商品です（日本製）。

「下肢静脈瘤」「静脈血栓症」予防&治療用弾性ストッキング

◆ **ノーマル・コットン**

化繊系ハイソックスで赤みやかゆみを感じやすい敏感肌の方にとくにお勧めしたい，「コットン素材含有量56%」の中圧タイプ商品です。コットン特有の「夏は通気性がよく，冬暖かい」素材感が，着用時の心地よい肌触りをもたらします（イタリア製×日本人サイズ）。

「下肢静脈瘤」「下肢リンパ浮腫」治療用弾性ストッキング

◆ **エナジー（つま先あり）／エナジーⅡ（つま先なし）**

高中圧レベルの圧迫圧ながら“スーパーソフト”な肌触りとシルキーな質感が好評の高機能商品です。クラスⅡレベルの圧迫圧ながら，極細の糸を巧みに編み込むことのできるイタリア縫製技術によって，とても柔らかい風合いに仕立てられています。それにより，同等レベルの圧迫圧の弾性ストッキングと比べてみても履きやすいとご好評をいただいている商品です（イタリア製×日本人サイズ）。

④**株式会社ジェイ・エム・エス**　〒140-0013　東京都品川区南大井1-13-5 新南大井ビル
TEL：03-6404-0603　FAX：03-6404-0613
http://www.jms.cc　E-mail：CSC@jms.cc
製造販売業者：グンゼ株式会社　〒623-0011　京都府綾部市青野町棗ヶ市46

治療用ストッキング

レッグサイエンス舞　（医療機器届出番号：26B1X00010000027）

◆ **特　徴**

・レッグサイエンス舞は肌着メーカーで有名なグンゼ社が製造している中圧タイプの医療用弾性ストッキングです。グンゼ社の宮崎工場で製造しており，国産として品質面でも自信を持ってお勧めできる弾性ストッキングです。
・肌着メーカーならではの考え抜いた生地設計で，滑らかで柔らかい肌触りを実現しており，履いたときの履き心地が抜群です。お肌へのやさしさを表す一つの目安としてJISの規格である培養ヒト皮膚モデル法による試験も実施しています。
・日本人の体型を分析し，足首，ふくらはぎ周長，膝下長など細部にわたり，より多くの日本人の体型をカバーした設計になっています。
　丈（置き寸）も短めになっており，小柄な方にも丈が合うとご好評いただいております。
・伸縮性が非常によく，横にも縦にも伸び，履きやすい設計になっているので，患者さんへの履き方指導もしやすいとのお声もいただいています。
・サイズ標記が製品の足の裏部分に縫い付けられているので，サイズがわからなくなる心配がありません。

・洗濯ネットを使用すれば洗濯機洗いが可能なので，日ごろのお手入れも簡単です。柔軟剤も使用できますが，塩素系漂白剤，乾燥機での乾燥，アイロン，ドライクリーニングは使用せず，陰干しをお願いします。
・かかと補強も施しており，耐久性も非常によいです。実験により洗濯100回でも圧迫圧に変化がないことを確認しておりますが，２足を交互に履き，半年での交換をお勧めしています。
・グンゼ社にて取り扱っているアパレル商品の人気色と同色を使用するなど，ファッション性も取り入れています。
・ストッキングタイプは，口ゴム部分の幅を広くし，外側に生地剛性の高い伸縮力のある太いナイロン糸を使用し，丸まりを防止しています。
・ストッキングタイプの口ゴム内側部分は，蒸れや肌トラブルの原因となる素材を使用せず，滑り止め機能をもったポリウレタン糸を内側に編み込み，ずり落ちを軽減しています。滑り止め部分のかぶれもしにくいとご好評をいただいております。
・取り扱いとしては，高温多湿を避け，室温で暗所に保管してください。
・フットスリップは商品の箱に入っておりませんが，お問合せいただければ準備が可能です。

⑤株式会社トップ　〒120-0035　東京都足立区千住中居町19-10
TEL：03-3882-7741（営業本部直通）　FAX：03-3882-7744（営業本部直通）

治療用・予防用ストッキングシリーズ

SOLIDEA（医療機器届出番号：13B1X00085000113）
治療用の品種のみ医療機器としての取り扱いとなります。

◆**特　徴**
・SOLIDEAはイタリア製の弾性ストッキングで，世界70カ国以上で販売されています。
・世の中に多く流通する加圧ソックスや弾性ストッキングと比べると，イタリア製ならではのファッション性の高いデザインが特徴です。
・独自に開発した編み方と厳選した糸により，薄手仕様で，柔らかく，滑らかな肌触りを追求しています。
・一日中快適に過ごせる抗菌防臭加工付きで，足裏には凸凹加工したクッション付きです。

◆**Miss Relax・Venere（予防用）**
・ハイソックスおよびパンストタイプで，圧迫圧12～15mmHgの弱圧です。
・あらゆる着こなしにご着用いただける透け感のある仕様です。
・蒸れにくく，オールシーズン快適な履き心地です。

◆ **Miss Relax Night（予防用）**

・圧迫圧12 ～ 15mmHgの弱圧で，遠赤外線効果のある糸を使用しております。

・素材である繊維の中に含まれているミネラル成分が人体の自然発生熱エネルギーを遠赤外線（FIR）に転換，皮膚に逆照射して，足をやさしく温めます。

・素肌にやさしい独自のシリコンエラストマーを使用し，ずれ落ちを防止します。

・薄手でソフト，お肌にやさしくフィットし，履き心地のよいストッキングです。

◆ **Silver Wave Long（予防用）**

・独自の立体凸凹ウェーブ編み仕様で，日常の何気ない動きに合わせて加圧と伸縮を繰り返します。

・抗菌防臭効果のある銀イオン配合の糸を使用しております。

◆ **Wonder Model（下肢静脈瘤・リンパ浮腫の治療用）**

・パンストタイプで，圧迫圧は18 ～ 21mmHg，25 ～ 32mmHgからご選択いただけます。

・ヒップラインを整えるガードル機能付きで，見た目もおしゃれで履き心地のよいストッキングです。

◆ **Relax Unisex・Marilyn（下肢静脈瘤・リンパ浮腫の治療用）**

・ハイソックスおよびストッキングタイプで，圧迫圧は18 ～ 21mmHg，25 ～ 32mmHg，34 ～ 46mmHgからご選択いただけます。

・ストッキングタイプのMarilynは，ソフトなシリコンストッパーが大腿からのズレを防止します。

治療用スリーブ

◆ **Arm Care（リンパ浮腫の治療用）**

・上肢用で，圧迫圧は18mmHg，32mmHgからご選択いただけます。

・肩周囲を包み込むタイプですので，ズレを気にせずに腕を動かすことができます。

・１本で左手にも右手にも対応できる便利な仕様です。

⑥株式会社ベーテル・プラス　〒160-0022　東京都新宿区新宿5-18-20　新宿オミビル 3F
TEL：03-6427-6157　FAX：03-6427-6158　E-mail：info@batelplus.jp

治療用・予防用ストッキング

ソフィットVE（医療機器届出番号：13B3X10255000006）
ビムスタイル（医療機器届出番号：13B3X10255000003）
ビムスタイル パンティストッキング（医療機器届出番号：13B3X10255000004）

「廃用性浮腫」「下肢静脈瘤」予防&治療用弾性ストッキング

◆ **ソフィットVE**

・タオル地で肌当たりがよく心地よい装着感

・食い込みにくい構造
・サポート（5～10mmHg）タイプは一般の靴下のように履きやすく，セルフケアが容易
・1,800円～とお求めやすい価格帯

「下肢静脈瘤」「下肢リンパ浮腫」　予防&治療用弾性ストッキング

◆**ビムスタイル**
・ハイソックスタイプ
「スタンダード」「コットン」「ウール」「コンフォート」の４種類のスタイルから選択可能
「スタンダード」：ナイロン主配合，おしゃれなボーダー柄が中心
「コットン」：コットン主配合，おしゃれなアーガイル，ドット，ボーダーなど豊富な柄
「ウール」：ウール主配合，おしゃれなアーガイル，フェアアイル柄
「コンフォート」：ポリエステル配合で軽く，蒸れにくい
小柄な方でも使えるXSサイズからXLサイズまで展開あり
・パンティストッキングタイプ
薄手でおしゃれなアーガイル柄とやや厚手の不透明タイプの２ラインナップ

◆**クールララ**
・蒸れにくく肌当たりがよいベンセリック®を利用
・業界初の２トーン柄（股下と股上部で別色）でファッション性UP
・ほとんどの縫い目を外側に出し，敏感なお肌の方にも使いやすい仕様に

「上肢リンパ浮腫」　治療用弾性スリーブ

リンパディーバス スタイリッシュ（医療機器届出番号：13B3X10255000002）

◆**特　徴**
・患者さんの実体験を基にアメリカで誕生したブランド
・100種類近い豊富な柄のラインナップで治療しながらもおしゃれを楽しみたいという患者さんに好評
・丸編みスリーブはとても滑らかで肌当たりがよく快適な着用感
・シームレス平編みグローブは肌当たりもよく指部への加圧も可能

⑦**株式会社メディックス**　〒771-0204　徳島県徳島市応神町吉成字西吉成42
TEL：088-683-3456　FAX：088-683-3455　E-mail：info@medicks.jp

リンパ浮腫用弾性ストッキング

メディカルサポートシリーズ

◆**特　徴**
メディカルサポートは，株式会社メディックスが医療機器製造販売業・医療機器製造

業の東光株式会社と長年培ってきた知識と技術を駆使し共同開発，メディカルチームを結成して患者さんと医療従事者の声とニーズを聴きながら開発，改良を重ねてきました。一つひとつ丁寧に製造する高品質な弾性ストッキングです。

・日本製（自社工場一貫生産）
・日本人の標準体型に沿ったサイズ設計
・有害物質を含まない安心・安全素材（エコテックススタンダード100取得）
・リンパ浮腫用でお求めやすい価格設定
・日本人に肌なじみがよいベージュカラー
・オーダーメイド短納期対応　※約１週間
・オーダーメイド基本オプション追加料金なし
・平編みアイテムすべて縫い目のないシームレスタイプ

◆ **プリマ**

・日本製・日本人サイズのリンパ浮腫専用弾性ストッキングを初めて開発したファーストライン
・シャリ感のある生地でラインナップが豊富
・洗い替えの購入や療養費の支給がない場合でも安心の価格設定
・リンパ浮腫専用オリジナル着圧設計
・肌の透けない厚手タイプ
・ベージュカラーはなじみやすい，濃いめのオークル

◆ **グロー**

・細部にもこだわりが詰まったメディカルサポートのセカンドライン
・素材にこだわり滑らかな生地でソフトな肌触り
・圧倒的な着脱のしやすさを実現した「かかとストレート設計」を業界初採用
・リンパ浮腫専用オリジナル着圧設計
・肌の透けない厚手タイプ
・ベージュカラーは肌なじみがよく違和感のない明るめのオークル

《ハイソックス，ロングストッキング，アームスリーブ》
　・口ゴム裏に肌にやさしいポリウレタン糸の滑り止めの編み込み加工

《パンティストッキング》
　・ウエスト部を幅広にすることで腹部への負担を軽減
　・太もも上部からヒップにかけて，なだらかな着圧設定によりヒップラインへの食い込み軽減

◆ **メッセージ**

　メディカルサポートの製品を通じて私たちの想いが伝わるとうれしいです。
私たちはリンパ浮腫でお困りの方のために特化した製品を作り続けてきました。
これからも誠心誠意を尽くし，よりよい製品作りを心がけていきます。
メディカルサポートが少しでも手助けとなることを願っています…

Wholeheartedly　——心をこめて——

⑧**株式会社リムフィックス**　〒113-0033　東京都文京区本郷3-3-12　ケイズビル4F
TEL：03-3818-8493　FAX：03-3818-8495　E-mail：info@limfix.com

治療用・予防用ストッキング
レックスフィット（一般医療機器／製造販売届出番号13B3X90009000001）
テックスキン（一般医療機器／製造販売届出番号13B3X90009000003）

◆ **レックスフィット**

・日本人の体型研究に基づき開発された製品です。従来のタイツ生地の厚手に加え，肌が透けてみえる通気性のよいストッキング生地の薄手製品もご用意しております。圧迫圧はしっかりした中圧タイプに加え，柔らかく着用しやすい弱圧タイプもございます。スタイルはハイソックス・ストッキング・パンティストッキングタイプがございます。男性向きのビジネスソックスタイプのハイソックスやレオタードもございます。ハイソックス・ストッキングタイプは，つま先あり・なしからお選びいただけます。
・新商品として，敏感肌の方にオススメの肌当たりのよいコットンハイソックスと吸撥水性・伸縮性に優れたマイクロファイバーハイソックスも追加しました。
・薄手商品のカラーはライトベージュ・ミディアムベージュ・ブラック，厚手商品はライトベージュ・ブラック，コットンハイソックスはブラック，マイクロファイバーハイソックスは新色のネイビーを採用しました。
・院内用（DVT）ストッキングはベージュカラーをご用意しております。スタイルはハイソックスとストッキング，圧迫圧は（18mmHg），つま先なしタイプです。
・さまざまなニーズにお応えできる豊富なスタイルをご用意しております。
圧迫圧は弱圧薄手（15～20mmHg），中圧薄手（20～30mmHg），中圧厚手（30～40mmHg）

◆ **テックスキン**

・下肢ストッキングはSS～４Ｌまで豊富なサイズをご用意しております。素晴らしい伸縮性と絹のような柔らかな肌触り，着用感と通気性に優れた製品です。スタイルとしてハイソックス・ストッキング・パンティストッキングに加え，片脚ストッキングベルト付きもご用意しております。カラーはベージュ・ブラックからお選びいただけます。すべての商品にフットスリップが同梱されたつま先なしタイプがございます。
圧迫圧はクラスⅡ（23～32mmHg）とクラスⅢ（34～46mmHg）
・上肢アームスリーブはSS～LLサイズをご用意しております。スタイルとして手首から上腕までのスリーブと手背から上腕まで一体型になったミトン付きスリーブがございます。ミトン付きスリーブは上腕が太めのショート丈と全体的にタイトなスタイルのロング丈からお選びいただけます。カラーは日本人の肌に近く目立ちにくいベージュをご用意しております。
圧迫圧はクラスⅡ（23～32mmHg）

⑨**九州メディカルサービス株式会社**　東京営業所　〒111-0056　東京都台東区小島2-20-7　扶桑御徒町ビル8Ｆ
TEL：03-3863-8028（代表）　FAX：03-3863-8029
E-mail：shopmaster@kms-shop.co.jp

治療用・予防用ストッキング・スリーブシリーズ

シグバリス

マイナット

◆**特　徴**

・シグバリスはスイスの弾性ストッキング専業メーカーで，世界70カ国以上でご愛用いただいている医療用ストッキングのリーディングカンパニーです。
・シグバリス製品はRAL-GZ387規格を取得しており（一部例外あり），肌に当たる部分が100%綿の「コットン」や，既製品最強圧のクラスⅣまでそろえた「トラディショナル」等，材質やサイズ，圧迫圧等，ご使用される方の状況に合う商品を豊富にそろえています。
・「コットン」は肌にやさしい高級スイス綿を使用し，日本の気候にも最適な製品で，太さと丈36サイズの組み合わせから選択可能です。
・「トラディショナル」は弾性糸に天然ゴムを使用し，正確で強い圧迫圧（クラスⅣまで利用可能）と耐久性に優れた製品です。アームスリーブでも利用可能です。
・「コンフォート」のパンティストッキングは腹部にも軽い圧迫がかかり，ヒップラインやおなか周りのラインを整える効果があります。また脚部分とパンツ部分に切り返しがなく，リンパ等の流れが滞るリスクの少ない商品です。
・「マジック」はもっとも薄地で透明感のある女性用の製品です。
・「ハイライト」は圧迫圧が15～20mmHgの弱圧の製品で，伸びがよく，履きやすさが特徴の商品です。
・「ジェームス」は男性用ハイソックスです。吸汗性のあるハイテク繊維を使用し，足底のクッション効果，つま先部分のシームレス加工，消臭効果等の機能をもつ製品です。
・「トップ・ファイン・セレクト」はしっかりとした基本性能を維持しながら，サイズを絞り込むことにより経済的にも優れた製品です。
・腕スリーブの「アドバンス」はブナの木を原料としたマイクロモダールが33%含まれ，綿を上回る吸湿性を持つ肌触りのよい製品です。圧迫圧は14～18mmHgと20～25mmHgの２種類です。
・マイナット社はスペイン・バルセロナに本社を置き，圧迫療法用の着衣の製作に30年以上携わってきた企業です。
・マイナットの平編み製品は，平編み本来のしっかりした圧迫が得られる一方，生地はソフトで装着しやすく作られています。マイナットの丸編みグローブは，着けやすく指を動かしやすい製品です。

着脱補助器具

・その他，さまざまな状況に応じて選択可能な着脱補助器具を幅広く取りそろえています。
・「ドッフン・ドナー」はシリコンゴムにストッキングを巻き付けて利用し，着脱を容易にする器具です。
・「サイモン」はかがむのが困難な方のために工夫された着脱補助器具です。ハンドルの長さも調節可能です。
・「アリオン」の各製品はパラシュートの生地を利用し，ストッキングを滑らせて着脱するよう工夫された製品です。つま先なし用「イージースライド」「シムスライド」，つま先あり用「マグナイド」「マグナイドオンオフ」，脱専用「イージーオフ」，着脱兼用「シムスライド」「マグナイドオンオフ」等の製品がそろっています。

⑩三優メディカル株式会社　〒490-1144　愛知県海部郡大治町西條南井口58
TEL：052-526-5017　FAX：052-526-5018
E-mail：info@sanyu-medical.com

治療用ストッキング・スリーブシリーズ

エアボ・ウェーブ（上肢・下肢）
エアボ・フィット
エアボ・ソックス

◆**特　徴**

・通気性に優れていて，年間通して装着できる。
・伸縮性があり，柔らかい。
・綿素材を82％使用しているので，肌にやさしい。
・シワが寄っても，痛くない。

◆**技術的根拠**

・弊社の開発した高反発医療用弾性ストッキング（凹凸法）のSS曲線（SSカーブ）基本物性のグラフ

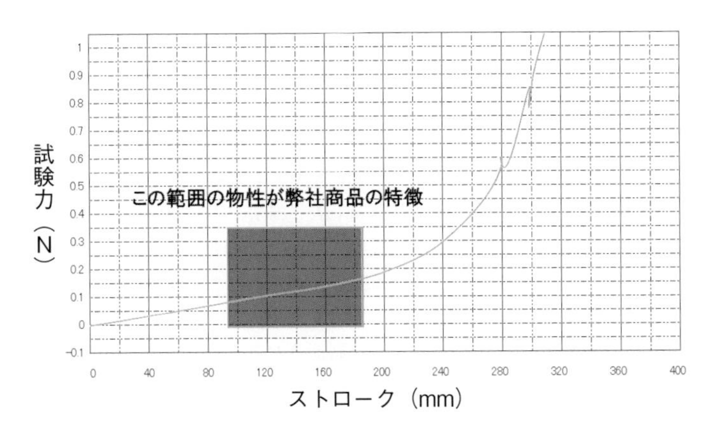

・着圧試験結果　（単位mmHG）

エアボ・ウェーブ	かかとから内踝	かかとから外踝	足背	足背シワ
1回目	27	24	25	25
2回目	25	25	26	27
3回目	26	26	23	26
4回目	25	24	25	30
5回目	26	24	25	25
平均値	25.8	24.6	24.8	26.6

均等に圧がかかる

◆**洗濯方法**

・洗濯機にそのままで，ネット不要
・柔軟剤・漂白剤OK，天日干しOK
・乾燥機もOK

⑪**ソルブ株式会社**　〒222-0033 神奈川県横浜市港北区新横浜2-2-15　パレアナビル4階
TEL：045-476-3005　FAX：045-476-3006
E-mail：info@solve-net.com

治療用ストッキング

セラファーム（医療機器届出番号：14B1X90001T00066）

◆**THERAFIRM（米国Knit-Rite社）の特徴**

THERAFIRMは健康上の効果のみではなく，ファッション性や快適性も向上させています。豊富なカラーバリエーション，生地の種類，編み方などTHERAFIRMの弾性ストッキングをお選びいただくにあたり幅広い選択肢を提供いたします。

◆**EASE（イース）シリーズ　オペイク（透けない生地）**

吸汗性に優れたCoolmax®によってドライで快適に着用できます。また，伸縮性の高い糸を配合しており履きやすさを向上させています。

◆**Core-Spun（コアスパン）シリーズ　ソックスタイプ（厚手の生地）**

Core-Spunの繊維糸は軸糸にねじった糸を巻き１本の繊維糸となっています。この工程により強度と耐久性の向上を実現させました。また，Coolmax®ポリエステルの配合により吸湿速乾性に優れた製品です。厚手の生地のため装着がたいへん容易で，初めて弾性ストッキングを着用される方，ご高齢の患者さまにお勧めの製品です。

◆**THERAFIRM（セラファーム）シリーズ　薄手の生地**

THERAFIRMは独自のMicro-Cool®製法で製造されており，優れた吸湿速乾性で履き心地のよさを提供しています。サイズバリエーションが豊富で，足首周径16cm/Sサイズ～ 38cm/XXXXLサイズまで選択いただけます。医療用繊維専門メーカーとして培った技術を集結し，高品質でお求めやすい価格の両立を実現させました。

ヴェノフレックス（医療機器届出番号：14B1X90001TU0001）

◆**VENOFLEX（フランスTHUASNE社）の特徴**

・肌にやさしい綿の風合い

繊維の毛羽立ちを抑えた特殊な製法は，肌への刺激が少なく，綿素材の風合いを維持します。

・履きやすく，使いやすい

伸縮性があり，脱ぎ履きが簡単で心地よいホールド感です。また，洋服に合わせやすいシンプルな模様です。人体構造に基づいた勾配圧迫設計で足にフィットします。

・耐久性

丈夫な糸を丁寧に縫製し，伸縮性をもたせた特殊な生地を使用。

・洗濯機の使用が可能

ネット使用で洗濯機が使えるため，お手入れが簡単です。

◆**FAST（ファスト）**

コットンを50%使用しており，通気性がよくお肌にやさしい製品です。また，シンプルな模様があるため，洋服に合わせやすくファッション性を向上させました。紳士用はビジネスソックスとしてもご使用可能です。

◆**Simply Coton fin（シンプリィコットンフィン）**

コットンを60%使用しており，通気性がよくお肌にやさしい製品です。生地の肌触りがとても柔らかく履き心地を向上させました。また，トップバンドが広く締め付け感がありません。

⑫**テルモ株式会社**　〒151-0072　東京都渋谷区幡ヶ谷2-44-1
TEL：0120-12-8195（テルモコールセンター）　https://www.terumo.co.jp

治療用・予防用ストッキング・スリーブシリーズ

ジョブスト

治療用ストッキング・スリーブ

◆**特　徴**

・多彩なラインナップの中から，症状，生活スタイルに合った商品を選択することができます。
・「ウルトラシアー」は伸びのよい素材を使用し，フィット感がよく，透明感のある弾性ストッキングです。ハイソックスにはソフトフィットタイプ，ストッキングはセンシティブグリップタイプがあります。
・膝バンド部の改良品ソフトフィットタイプはシリコンコーティングされた細い糸と弾性糸を編んだメッシュ生地を膝バンド部内側に使用しています。
・センシティブグリップタイプは大腿部分のシリコンバンド部の皮膚トラブル低減を目指した新仕様のシリコングリップです。
・「soソフト」は，柔らかい靴下タイプの弾性ストッキングです。蒸れにくさ，履きやすさ向上のために織糸と表面加工に独自の工夫をした柔らかな生地を使用しています。
・「フォーメン」シリーズは男性のライフスタイルや足型を考慮した弾性ストッキングです。「フォーメンアンビション」はにおいと蒸れを軽減するために，足底部分にコットンと活性炭を含む生地を使用しています。
・「ベラバー」「オペーク」は伸びにくく，厚手の生地を使っています。
・上肢用の製品は「ベラライト」と「ベラストロング」の２種類があり，症状や状況に合わせて選択ができます。

◆**洗濯方法**

・40℃以下のぬるま湯に市販の中性洗剤を溶かし，洗濯機で洗う場合には，洗濯ネットを使用してください。
・乾いた厚手のタオルに包んで脱水してください。
・直射日光を避け，陰干しにしてください。
・乾燥機を使用する場合には，50℃以下で使用してください。
・塩素系漂白剤の使用，柔軟剤の使用，ドライクリーニング，アイロンがけは生地を傷めるためしないでください。

予防用ストッキング

製品の種類は一覧表（p.220）に記載。

◆**特　徴**

・「コンプリネットプロ」は脚の形に合わせた立体構造です。フィット感がよく，かかと部分がずれにくくなっています。
・ハイソックスのSサイズ，Mサイズはショートタイプがあります。日本人に合わせて設計しています。
・周径の大きい方に対応するため，XLサイズがございます。ふくらはぎ周径53㎝まで適応します。

・ラテックスを使用していませんので，ラテックスアレルギーの心配がありません。

◆ **洗濯方法**

・90℃以上の温度下での洗濯，95℃以上の温度下での乾燥機の使用，ならびに漂白剤・アイロンはしないでください。

・直射日光を避け，陰干しにしてください。

⑬**東レ・メディカル株式会社**　〒103-0023　東京都中央区日本橋本町2-4-1
TEL：03-6262-3823　FAX：03-6262-3841
https://www.toray-medical.com/

治療用・予防用ストッキング

ココフィー プラス（医療機器届出番号：13B1X00015000030）
ファインサポート（医療機器届出番号：13B1X00263000001）
弾性ストッキングT（医療機器届出番号：13B1X00015000014）

◆ **リンパ浮腫治療用ストッキング「ココフィー プラス」**

・日本人の体型データを元に設計を行い，国内で製造しています。

・高吸放湿性ナイロン糸TOREXキュープ®を使用し，装着時の蒸れを軽減します。

・優れた伸縮性をもつLYCRA®ファイバーを用いることで，着脱しやすさを実現しました。

・ベージュは装着したときに発生する特有の光沢が目立たず，より素肌になじむナチュラルカラーの発色です（ベージュ色原着弾性繊維（LYCRA®ファイバー使用)。

◆ **DVT予防用ストッキング「ファインサポート」**

・日本人の体型データを元に設計を行い，国内で製造しています。

・ハイソックスは身長を目安に，長さサイズ最大３種類から選択いただけます（P：Pettyサイズ，R：Regularサイズ，T：Tallサイズ)。150cm未満はPettyサイズ，166cm未満はRegularサイズ，166cm以上をTallサイズの目安として設定しています。

・高吸放湿性ナイロン糸TOREXキュープ®を使用し，装着時の蒸れを軽減します。

・優れた伸縮性をもつLYCRA®ファイバーを用いることで，着脱しやすさを実現しました。

・東レ独自の足首着用マーカーを採用し，着用状態が容易に観察可能です。

・包装単位を１本入りにすることにより，片足のみ使用の場合や両足サイズが異なる場合も無駄なくご使用いただけます。

◆ **DVT予防用ストッキング「弾性ストッキングT」**

・日本人の体型データを元に設計を行い，国内で製造しています。

・優れた伸縮性をもつLYCRA®ファイバーを用いることで，着脱しやすさを実現しました。

・ハイソックスはつま先あり・なし（オープントウ）の２種類から選択いただけます。

◆ **洗濯方法**

・洗濯をする場合，熱湯，塩素系漂白剤，消毒剤，アイロン，乾燥機，ドライクリーニングの使用は，繊維を劣化させるおそれがあるので，使用しないでください。
・ぬるま湯に洗剤を溶かし手洗いしてください。
・直射日光を避け，陰干ししてください。

◆ **保存方法**

高温多湿を避け，室温で暗所に保存してください。

◆ **サイズ選択**

下肢用ストッキングは足首の太さ（もっとも細い部分），上肢用ストッキングは手首，前腕中央，上腕中央等を測定し，サイズを選択します。下肢用ストッキングで足首のサイズが2サイズにまたがる場合，ふくらはぎのサイズを確認して選択してください。

⑭**メディ・ジャパン株式会社**　〒103-0026　東京都中央区日本橋兜町5-1　兜町第一平和ビル3階
TEL：0120-813-788
https://www.medi-japan.co.jp/　E-mail：info@medi-japan.co.jp

治療用・予防用ストッキング・スリーブ

・メディ社（medi GmbH & Co.KG）はこの分野のマーケットリーダーとして，世界125カ国以上に輸出しています。弾性ストッキングでは，利用シーンに合わせて選択できるように多くのラインアップをもっており，オールラウンドタイプに始まり，エレガントでおしゃれを楽しめるもの，履き心地を追求した新感覚の弾性ストッキング，伸び硬度による圧高低差の実現，アクティブな活動を支える丈夫なリブ編み製品，オーダーメイドも可能な平編みの既製品，コストパフォーマンスに優れた製品まで。スタンダード製品だけでなくさまざまなオプションにも対応いたします。また，弾性スリーブにおいても，食い込みが気になる肘周囲には楕円形加工を施し負担を軽減させる技術，シームを薄く手仕上げすることで着け心地を向上した平編み製品もあります。
・マキシス社（MAXIS a.s.）の弾性ストッキング，弾性スリーブは，マイクロファイバーを使用した柔らかい手触り，そして光沢感，清潔感，ファッション性の高い仕上がりとなっています。また，コットンを組み合わせ，素材の利点を生かした弾性ストッキングもそろえています。
・着脱時の補助器具として，「メディバトラー」シリーズもご用意。装着をサポートするスタンダードモデル，介助時の強力な助っ人「ホスピタルバトラー」，履くも脱ぐも1枚でこなせる「2in1」，着脱時のグリップ力強化や指先の保護，着衣の損傷防止にお勧めの補助手袋，また靴下止めのガーターベルトも片脚用，両脚用から選択できます。
・その他，ローマン&ローシャー社（Lohmann & Rauscher GmbH & Co.KG）の各種弾性包帯や圧迫圧測定器「ピコプレス」も取り扱っております。

⑮**日本コヴィディエン株式会社**　〒163-1034 東京都新宿区西新宿3-7-1　新宿パークタワー 34階
TEL：0120-917-205　FAX：03-5323-5293
http://www.cardinalhealth.jp
E-mail：G-Medical.Products.Japan@cardinalheaith.com

予防用ストッキング
T.E.D.サージカルストッキング（医療機器届出番号：22B1X00007KD001A）

◆**特　徴**

・最適な圧迫設計：下肢から心臓への静脈還流をサポート
足首から段階的に圧迫を与えます。また，小伏在静脈と膝窩静脈の合流部と，大伏在静脈と大腿静脈の合流部には圧迫圧を弱め，血液の還流を妨げないよう設計されています。
Sigel 理論に基づいた段階的圧迫圧を与えることにより，安静時の下肢静脈還流をサポートします。
数多くの臨床データに基づいた段階的な圧迫が，足首からふくらはぎ，太ももへとかかり，血行を効果的にキープします。
足首24hPa（18mmHg）→ふくらはぎ19hPa（14mmHg）→膝11hPa（8mmHg）→膝上13hPa（10mmHg）→大腿11hPa（8mmHg）
・サイズバリエーション
ハイソックス（膝丈）タイプ・ストッキング（大腿丈）タイプ
２タイプとも幅広いサイズバリエーションを取りそろえています（全17サイズ）。
患者に合った最適なサイズのストッキングをお選びいただけます。
・インスペクションホールで血行を観察
つま先に検査穴を設けているので，履いたままの状態で皮膚の色や体温，脈拍数などのチェックが行えます。
・血流を妨げないインステップライン
ストッキングが正確な位置にフィットするように，足の甲やかかとを足型に織り上げ，かかと部分をポケット状にしました。履き心地もよく，患者に不快感を感じさせません。
・ストッキングのズレ落ち防止シリコンバンド
ストッキングタイプのバンド部分には，ラテックスを含まない肌にやさしいシリコン素材でストッキングのズレを防ぎます。※大腿丈タイプのみ

・締め付け感をやわらげるガセット
ストッキングタイプに付いた三角形の無圧部分，ガセットは，フィット感をより高めながらバンドの締め付けを解消し，快適に着用できます。※大腿丈タイプのみ
・膝裏のプレッシャーリリーフ
膝裏の血液滞留を防ぐために，膝下5cmから生地が薄手になっています。膝裏の血管に対する圧迫圧を軽減するとともに，膝の運動を楽にします。※大腿丈タイプのみ
・「T.E.Dサージカルストッキング」は一般医療機器です。ご使用にあたっては，付属の添付文書をよくお読みのうえ，記載された方法でご使用ください。

◆ **洗濯方法**

・手洗いまたは冷水を用いた洗濯機のデリケート洗いで，通常どおり洗うことが可能です。
・吊るして干す，または平面に置いて大気乾燥させ，塩素系漂白剤は使用しないでください。

⑯**日本シグマックス株式会社**　〒163-6033　東京都新宿区西新宿6-8-1　オークタワー 33階
TEL 03-5326-3200　E-mail:infomation@sigmax.co.jp

治療用ストッキング

CVストッキング（医療機器届出番号：13B2X00187000001）

◆ **特　徴**

・足首部分から脚の上部に向かって圧迫圧を段階的に弱くしています。
・約2万人の体型データを基に日本人にもっとも適した製品形状を実現しています。
・毎日履き続けるためのさまざまな快適機能を備えています。

◆ **洗濯方法**

・洗濯機で洗濯する場合には，必ず洗濯ネットを使用して下さい。漂白剤，柔軟剤は使用しないでください。
・洗濯後は，直射日光・高温多湿を避けて，室温下で保管してください。
・洗濯の際に色落ちや他の生地に色移りする場合がありますので，色の薄いものと一緒に洗濯しないでください。

◆ **サイズ決定の基準測定部位**

①足首周囲，②ふくらはぎ周囲，③大腿周囲の３カ所を計測し，①足首周囲，②ふくらはぎ周囲を基準にしてサイズを選んでください（膝下，膝下ソックスの場合，①足首周囲，②ふくらはぎ周囲の２カ所を計測）。

予防用ストッキング

ATストッキング（医療機器届出番号：13B2X00187000002）

◆ **特　徴**

・足首部分から脚の上部に向かって圧迫圧を段階的に弱くしています。
・装着位置を確認するための目印（かかとと膝下）を設けています。
・足部の血行状態を確認できる観察穴があります
・脚の太さと長さに対応するため豊富なサイズを取りそろえています。

◆ **洗濯方法**

・洗濯機で洗濯する場合には，必ず洗濯ネットを使用して下さい。漂白剤，柔軟剤は使用しないでください。
・洗濯後は，直射日光・高温多湿を避けて，室温下で保管してください。

◆ **サイズ決定の基準測定部位**

・ATストッキング膝下：①足首周囲，②ふくらはぎ周囲，③膝下長の３カ所を計測し，サイズは①足首周囲を基準に，丈は③膝下長を基準にして選んでください。
・ATストッキング股下：①足首周囲，②ふくらはぎ周囲，③大腿周囲，④股下長の４カ所を計測し，サイズは①足首周囲を基準に，丈は④股下長を基準にして選んでください。

⑰**日本メディカルネクスト株式会社**　〒541-0042　大阪府大阪市中央区今橋2-5-8　トレードピア淀屋橋10階
TEL：06-6222-6606　FAX：06-6222-6181
https://www.j-mednext.co.jp/inquiry/
製造販売業者：グンゼ株式会社　〒623-8513　京都府綾部市青野町棗ケ市46
TEL：0773-42-8035　FAX：0773-42-8593

予防用ストッキング

レッグサイエンス（医療機器届出番号：26B1X00010000002）

◆ **特　徴**

【日本人に合わせた設計】日本人に合わせて設計された医療用弾性ストッキングです。グンゼが独自に保有する豊富な日本人の足型データを基に，設計されています。
【段階的な圧力設定】静脈血のうっ滞を予防するため，末梢から中枢に向かい，段階的に圧力を加えます。
【静脈還流の増加】日本人の足型に合わせて設計された独自の段階的圧力パターンの採用により，静脈血のうっ滞の予防と，還流の増加が期待されます。
【容易な着脱】グンゼ独自の編設計により，小さな力でストッキングが柔軟に伸張するため，着用の際に特殊な着用方法や補助具を使用する必要がありません。
【通気性】着用中の足の蒸れを低減させるため，通気性・吸収性の高い細径の弾性糸を採用しています。
【抗菌防臭加工】抗菌防臭加工品においてその品質を保証するSEKマーク※を取得してい

ます。
　※SEKマーク：（社）繊維評価技術協議会が定めた抗菌防臭加工品の効果・耐久性・経口毒性・皮膚刺激性に関する基準に合格した製品にのみ与える認定マーク。

【足首ポジションライン】正しい着用ができるように，足首にかかるラインに色加工を行っています。

【ねじれサインライン】ストッキングのすね側にねじれサインラインを採用し，着用時のねじれの有無を容易に確認することができます。

【モニターホール】足の血流を確認するための，モニターホールを採用しています。また，モニターホールの皮膚接触部位は凹凸のない，皮膚にやさしい加工を施しています。

【ラテックスフリー】ラテックスフリーです。

◆ **オーダリング・インフォメーション**

　レッグサイエンスは，SSサイズからLLサイズまで幅広いサイズからお選びいただけます。

【サイズ識別カラー】

SS：オレンジ　S：イエロー　M：グリーン　L：ブルー　LL：パープル

◆ **洗濯方法・保存方法**

・洗濯機での洗濯が可能です（水温40℃以下）。
・塩素系漂白剤の使用，アイロンがけ，ドライクリーニングは避けてください。
・乾燥は直射日光を避け，陰干しをしてください。
・高温多湿や直射日光を避け，水濡れに注意し，清潔な場所で保管してください。

⑱**福助株式会社**　〒590-0065　大阪府堺市堺区永代町3丁1-1
TEL：072-223-2275（お客様相談室）　E-mail：info@fukusuke.com
総販売元/お問合せ先：丸三製薬バイオテック株式会社　〒939-8232　富山県富山市南央町3-37
TEL：0120-03-5703（受付時間：土・日・祝日を除く午前9時～午後5時）

予防用ストッキング

オースリーレッグケアメディカル（医療機器届出番号：27B2X00308L00001）
オースリーレッグケアコットン（医療機器届出番号：27B2X00308L00003）
オースリーレッグケアレディース（医療機器届出番号：27B2X00308L00004）
オースリーレッグケアタイト（医療機器届出番号：27B2X00308L00002）
福助メディカルラボ弾性ストッキング（医療機器届出番号：27B2X00308F00001）

◆ **「オースリーレッグケア」シリーズ**

・安心の国内製造，日本人の体型に合わせたサイズ設計。
・伸縮性の高いLYCRA®ファイバーを使用しています。
　（※「オースリーレッグケアレディース」は除く）

・においの原因となる黄色ブドウ球菌の増殖を抑制し，清潔に保つ抗菌防臭加工。

◆**「福助メディカルラボ弾性ストッキング」**

・安心の国内製造，日本人の体型に合わせたサイズ設計。
・伸縮性の高いLYCRA®ファイバーを使用しています。
・においの原因となる黄色ブドウ球菌の増殖を抑制し，清潔に保つ抗菌防臭加工。
・災害時の避難所生活や車中泊での足の健康をサポート。

◆**洗濯方法**

・洗濯は40℃以下のぬるま湯で，洗濯ネットを使用し，弱い洗濯処理をすること。（※「オースリーレッグケアレディース」は30℃以下）
・同系色と一緒に洗うこと。
・直射日光を避け，陰干しにすること。
・塩素系漂白剤の使用，柔軟剤の使用，ドライクリーニング，アイロンがけは生地を傷めるため行わないこと。
・毎回装着前に，弾性ストッキングの破れ・ほつれ・変色等がないことを確認すること。

◆**保管方法**

・直射日光，高温，多湿を避け保管すること。

◆**サイズの選び方**

①ふくらはぎ，足首の周囲長を測定します。
②測定に基づき，正しいサイズを選択します。
③２サイズにまたがる場合は大きいサイズを選択します。

⑲**三ツ星靴下株式会社**　〒635-0076 奈良県大和高田市大谷313
TEL：0745-23-1111　FAX：0745-23-2200　E-mail：y.nakagawa@mb-sox.com

DVT予防用ストッキングシリーズ

エムビーメディカルソックス（医療機器届出番号：29B3X10003000001）
エムビーメディカルソックスロング（医療機器届出番号：29B3X10003000002）
エムビーメディカルソックスフィット（医療機器届出番号：29B3X10003000003）
MB弾性着圧ソックス（医療機器届出番号：29B3X10003000025）

◆**「エムビーメディカル」**

・日本人の体型データを基に設計し，国内生産しています。
・国内メーカーで製造，管理，販売を一貫しているこだわりの国産品。
・それぞれSS，S，M，L，LLの５サイズの幅広い展開が可能。
・サイズ別に足首用マーカーのカラーを変えて適切な使用を促します。
・抗菌防臭加工を施しているので，肌を清潔に保つことができます。

・すべてモニターホール仕様で皮膚障害，血流障害がないことが適時確認できます。
・ソックスタイプとストッキングタイプより用途に合わせた選択ができます。
・フィットタイプは全体的にポリウレタンを使用しているのでフィット感がより感じられます。
・ロングタイプは広範囲の静脈血とリンパ液の流れを促進します。
・耐久性に優れていますので，術中だけでなく，術後や退院後にも使用できます。

◆**「MB弾性着圧ソックス」**

・避難所でのエコノミー症候群の予防として，配布されたことがあります。汚れなどに対応できるようにカラーも黒とベージュ，S，M，Lの３サイズ展開。

◆**洗濯方法**

・水温は30℃を限度とし，ネットを使用し洗濯機の弱水流，または弱い手洗いを行い，直射日光を避け陰干ししてください。
・繊維の劣化を避けるために高温，塩素漂白剤，消毒剤，乾燥機，アイロンの使用ならびにドライクリーニングは行わないでください。
・濃色の製品は色落ちするおそれがあるため，白物および淡色の物と分けて洗濯してください。

◆**保管方法**

・包装に傷や破れが生じないように，取り扱いおよび保管に注意してください。
・本品は高温多湿や直射日光を避け水濡れに注意し清潔な場所で保管願います。

ナック商会株式会社　大阪本社　〒550-0012　大阪府大阪市西区立売堀5-7-13
TEL：06-6599-9000　FAX：06-6599-9007
東京オフィス　〒165-0026　東京都中野区新井5-22-8
TEL：03-5343-7955　FAX：03-5343-7956
http://www.nakcorp.co.jp　E-mail：infoweb@nakcorp.co.jp

〈製品一覧１　弾性ストッキング〉

①アルケア株式会社　〒130-0013　東京都墨田区錦糸1-2-1　アルカセントラル19階

種　類		圧迫圧(mmHg)	商品名	サイズ	色	つま先	モニターホール
治療用	ハイソックス	20	アンシルク・2	SS, S, M, L, LL	ライトブラウン ブラック	あり/なし	—
			アンシルク・2 ソックス	S, M, L, LL	ブラック	あり	—
			アンシルク・2 ブライト	S, M, L	ホワイト, クリアベージュ, ナチュラルベージュ, ブラック		—
		30	アンシルク・3	SS, S, M, L, LL	ライトブラウン, ブラック	なし	—
	ストッキングタイプ	20	アンシルク・2	SS, S, M, L, LL	ライトブラウン, ブラック	あり	—
		30	アンシルク・3		ライトブラウン, ブラック	なし	—
	パンストタイプ	14	アンシルク・1	S, M, L	クリアベージュ, ナチュラルベージュ, ブラック	あり	—
		20	アンシルク・2	SS, S, M, L, LL	ライトブラウン, ブラック		—
			アンシルク・2 ブライト	S, M, L	ホワイト, クリアベージュ, ナチュラルベージュ, ブラック		—
	マタニティータイプ	14	アンシルク・1	S, M, L	クリアベージュ	あり	—
		20	アンシルク・2	SS, S, M, L, LL	ライトブラウン		—
予防用	ハイソックス	18	アンシルク・プロJ キープケア　ハイソックス	SS, S, M, L, LL	ホワイト	あり	あり/足背
			アンシルク・プロJ キープケア　ハイソックス 10足入り				
	ストッキングタイプ	18	アンシルク・プロJ キープケア　ストッキング	SS, S, M, L, LL	ホワイト	あり	あり/足背
			アンシルク・プロJキープケア　ストッキング10足入り				

②岡本株式会社　〒635-8550　奈良県北葛城郡広陵町大塚150-1

種　類		圧迫圧(mmHg)	商品名	サイズ	色	つま先	モニターホール
予防用	ハイソックス	18	岡本メディカルソックス フォーディブイティー	SS, S, M, L, LL	ホワイト	あり	あり

素材：Ny（ナイロン）, Pu（ポリウレタン）, Pa（ポリアミド）, Pe（ポリエステル）, Np（ネオプレン）, Cot（綿）, Nr（天然ゴム）, Sy（シリコーン）, Mmdl

TEL：0120-770-863　http://www.alcare.co.jp/　E-mail：info@alcare.co.jp

伸縮性	編み方	長さの種類	シリコントップバンド	フットスリップ	素　材	希望小売価格（円，税抜）	その他の特徴
2方向	丸編み	なし	なし	なし	Ny/Pu	3,300	豊富なラインアップ（つま先有無，カラー）から患者さまの好みに合わせて選択できる
					Pe/Cot/Ny/アクリル/Pu	3,650	着用中のムレや滑りが低減される綿混素材の靴下タイプ
					Ny/Pu	3,300	明るく透明感のある薄手生地のハイソックス
						3,600	強い圧迫によるつま先の圧迫を軽減できるつま先なしタイプのハイソックス
2方向	丸編み	なし	なし	なし	Ny/Pu	3,800	ライトブラウンのみ両足/片足（2,200円）で選択可能
						4,200	強い圧迫によるつま先の圧迫を軽減できるつま先なしタイプのストッキング
2方向	丸編み	なし	なし	なし	Ny/Pu	3,800	薄手の生地で圧迫も軽いため初めての方でも履きやすいパンストタイプ
						4,800	幅広いサイズ展開のパンストタイプ
						4,800	明るく透明感のある薄手生地のパンストタイプ
2方向	丸編み	なし	なし	なし	Ny/Pu	4,800	サイズ調整が可能なウエストベルトで，妊娠中の腹部周径に対応（弱圧）
						6,000	サイズ調整が可能なウエストベルトで，妊娠中の腹部周径に対応（中圧）
2方向	丸編み	なし	なし	なし	Ny/Pu/Pe	2,000	高い視認性のポジションマーカーで適切な装着がわかり，動きに追従する生地が局所への過度の圧迫リスクを低減します
						20,000	高い視認性のポジションマーカーで適切な装着がわかり，動きに追従する生地が局所への過度の圧迫リスクを低減します
2方向	丸編み	なし	なし※1	なし	Ny/Pu/Pe	2,600	高い視認性のポジションマーカーで適切な装着がわかり，動きに追従する生地が局所への過度の圧迫リスクを低減します
						26,000	高い視認性のポジションマーカーで適切な装着がわかり，動きに追従する生地が局所への過度の圧迫リスクを低減します

※1：シリコンではなく，ポリウレタン糸を使用

TEL：0120-551975　http://www.okamotogroup.com/　E-mail：okyakusama_soudanshitsu@okamotocorp.co.jp

伸縮性	編み方	長さの種類	シリコントップバンド	フットスリップ	素　材	希望小売価格（円，税抜）	その他の特徴
2方向	丸編み	なし	なし	なし	Pe/Ny/Pu	1,500/2枚 750/1枚	日本人の体型データに合わせたサイズレンジでずれにくく，シワもできにくいので履かせやすい。生地の縦伸びを抑えたつくりで，丈合わせが簡単 正確・簡単に着脱できるセンターマーク&ガイドラインつき。日本製

（マイクロモダール®）

③株式会社アステラ　〒150-0013　東京都渋谷区恵比寿2-28-10　秀ビル2109

	種　類	圧迫圧(mmHg)	商品名	サイズ	色	つま先	モニターホール
治療用	ハイソックスタイプ	16～22	[ソリッソ] ノーマルコットン	XS, S, M, L, XL	ブラック,ネイビー	あり	—
		23～32	[ソリッソ] エナジー	S, M, L, XL	ブラック,ナチュラルベージュ	あり	
			[ソリッソ] エナジーII			なし	
予防用	ハイソックスタイプ	16～20	[ソリッソ] ライト	S, M, L, XL	ブラック	あり	—
		15～19	[ソリッソ] ライトII		ローズピンク	なし	

④株式会社　ジェイ・エム・エス　〒140-0013　東京都品川区南大井1-13-5 新南大井ビル　TEL：03-6404-0603

	種　類	圧迫圧(mmHg)	商品名	サイズ	色	つま先	モニターホール
治療用	ハイソックス	20～30	レッグサイエンス舞	S, M, L	ピュアベージュ, ブラック, ホワイト	あり	なし
					ピュアベージュ, ブラック	なし	なし
	ストッキングタイプ	20～30	レッグサイエンス舞	S, M, L	ピュアベージュ, ブラック	あり	なし

⑤株式会社トップ　〒120-0035　東京都足立区千住中居町19-10　TEL：03-3882-7741

	種　類	圧迫圧(mmHg)	商品名	サイズ	色	つま先	モニターホール
治療用	ハイソックス	18～21	SOLIDEA Relax Unisex	S, M, L	ベージュ/ブラック	あり/なし	なし
		25～32				あり	
						なし	
		34～46				なし	
	ストッキングタイプ	18～21	SOLIDEA Marilyn	S, M, ML	ベージュ/ブラック/ダークブラウン	あり/なし	なし
		25～32			ベージュ/ブラック	あり	
						なし	
		34～46				なし	
	パンストタイプ	18～21	SOLIDEA Wonder Model	S, M, ML	ベージュ/ブラック/ダークブラウン	あり/なし	なし
		25～32			ベージュ/ブラック	あり	
						なし	
予防用	ハイソックス	12～15	SOLIDEA Miss Relax	S, M	ベージュ/ブラック/ネイビー	あり	なし
			SOLIDEA Relax Unisex	S, M, L	ブラック/ホワイト	あり	
	ストッキングタイプ	12～15	SOLIDEA Miss Relax Night	S, M, ML	ラベンダー	なし	なし
	パンストタイプ	12～15	SOLIDEA Venere	S, M	ベージュ/ブラック	あり	なし
			SOLIDEA Silver Wave Long	S, M, ML	ブラック	なし	
	マタニティータイプ	12～15	SOLIDEA Wonder Model Maman	S, M	ブラック/ブラウン	あり	なし
		18～21			ブラック/ダークブラウン		

素材：Ny（ナイロン），Pu（ポリウレタン），Pa（ポリアミド），Pe（ポリエステル），Np（ネオプレン），Cot（綿），Nr（天然ゴム），Sy（シリコーン），Mmdl

TEL：03-6868-6499 ／ 03-4500-3920（直） http://shop.asterra.co.jp/ E-mail：sorriso4u@asterra.co.jp

伸縮性	編み方	長さの種類	シリコントップバンド	フットスリップ	素　材	希望小売価格（円，税抜）	その他の特徴
2方向	丸編み	なし	なし	なし	Cot/Ny/Pu	2,500	コットン素材（56%）が敏感肌にやさしい構造と履き心地感。日本人サイズ
					Ny/Pu	3,500	硬中圧レベルの圧迫圧ながら，“スーパーソフト”な肌触りと履き心地感。日本人サイズ
				あり		3,500	
2方向		なし	なし	なし	Ny/Pu	2,000	足裏部の滑り止め加工とイタリア製の編み機で縫製された上質感。国産商品
						2,000	赤みを帯びやすいゴム口部にまで気を配ったやさしい構造とフィット感。国産商品

http://www.jms.cc/ E-mail：CSC@jms.cc

伸縮性	編み方	長さの種類	シリコントップバンド	フットスリップ	素　材	希望小売価格（円，税抜）	その他の特徴
2方向	丸編み	なし	なし	あり	Ny/Pu	3,600	国産（グンゼ社製），洗濯機洗い可能，製品にサイズ表示あり
						3,600	
2方向	丸編み	なし	あり	なし	Ny/Pu	4,300	国産（グンゼ社製），洗濯機洗い可能，製品にサイズ表示あり

http://www.top-tokyo.co.jp/

伸縮性	編み方	長さの種類	シリコントップバンド	フットスリップ	素　材	希望小売価格（円，税抜）	その他の特徴
2方向	丸編み	なし	なし	なし	Ny/Pu	4,700	比較的薄手，抗菌防臭加工
						6,700	
				あり		6,700	
						8,600	
2方向	丸編み	なし	あり	なし	Ny/Pu	8,400	比較的薄手，抗菌防臭加工
						9,500	
				あり		9,500	
						11,000	
2方向	丸編み	なし	なし	なし	Ny/Pu/Cot	9,400	比較的薄手，抗菌防臭加工
						10,700	
				あり		10,700	
2方向	丸編み	なし	なし	なし	Ny/Pu	1,900	透け感のある薄手，抗菌防臭加工
						2,100	比較的薄手，抗菌防臭加工
2方向	丸編み	なし	あり	なし	Ny/Pu	3,500	遠赤外線効果のある糸を使用，抗菌防臭加工
2方向	丸編み	なし	なし	なし	Ny/Pu	3,400	透け感のある薄手，抗菌防臭加工
						11,000	立体凸凹ウェーブ生地，抗菌防臭加工
2方向	丸編み	なし	なし	なし	Ny/Pu	4,800	透け感のある薄手，抗菌防臭加工
						5,600	透け感のある薄手，抗菌防臭加工
						6,000	厚手，抗菌防臭加工

（マイクロモダール®）

⑥株式会社ベーテル・プラス　〒160-0022　東京都新宿区新宿5-18-20　新宿オミビル 3F

種　類		圧迫圧(mmHg)	商品名	サイズ	色	つま先	モニターホール
治療用	ハイソックス	5～10	ソフィットVE サポート	S, M, L,	ホワイト	なし	なし
		15～20	VIMスタイル スタンダードスタイル	XS, S, M, L, XL	パープル&グレイ，ブラウン&ブラッシュ他	あり	なし
			VIMスタイル コットンスタイル		ホワイト&ブラッシュ，パープル&チャコール他	あり	なし
			VIMスタイル コンフォートスタイル		ネイビー，ブラック	あり	なし
			VIMスタイル ウールスタイル	S, M, L, XL	チャコール&パープル，ネイビー&オレンジ他	あり	なし
		20～30	ソフィットVE ストロング	S, M, L,	ホワイト	なし	なし
	パンティストッキング	15～20	VIMスタイル パンティストッキング	SM/ML	ブラック（アーガイル），ブラック（不透明）	あり	なし
		20～30	クールララ	S, M, L,	モカベージュ，ストロベリーホワイト，アイスグレー他	なし	なし

⑦株式会社メディックス　〒771-1153　徳島県徳島市応神町吉成字西吉成42　TEL　088-683-3456

種　類		圧迫圧(mmHg)	商品名	サイズ	色	つま先	モニターホール
治療用	ハイソックス	20～30	メディカルサポート　グロー	SS, S, M, L, LL, 3L, 4L	ベージュ	あり/なし	なし
			メディカルサポート　プリマ				
		30～40	メディカルサポート　グロー				
			メディカルサポート　プリマ				
	ストッキングタイプ	20～30	メディカルサポート　グロー	SS, S, M, L, LL, 3L, 4L	ベージュ	あり/なし	なし
			メディカルサポート　プリマ				
		30～40	メディカルサポート　グロー				
			メディカルサポート　プリマ				
	パンストタイプ	20～30	メディカルサポート　グロー	SS, S, M, L, LL, 3L, 4L	ベージュ	あり/なし	なし
			メディカルサポート　プリマ		ベージュ，ブラック		
		30～40	メディカルサポート　グロー		ベージュ		
			メディカルサポート　プリマ		ベージュ，ブラック		

⑧株式会社リムフィックス　〒113-0033　東京都文京区本郷3-3-12　ケイズビル4F　TEL：03-3818-8493

種　類		圧迫圧(mmHg)	商品名	サイズ	色	つま先	モニターホール
治療用	ハイソックス	15～20	レックスフィット	S, M, L, LL	ライトベージュ，ブラック	あり/なし	なし
			レックスフィット コットン	S, M, L	ブラック	あり	
			レックスフィット マイクロファイバー	SS, S, M, L	ネイビー	あり	
			レックスフィット	S, M, L, LL	ライトベージュ，ミディアムベージュ，ブラック	あり/なし	
			レックスフィット 男性向き		ブラック	あり	
			レックスフィット マイクロファイバー	SS, S, M, L	ネイビー	あり	
		23～32	テックスキン	S, M, L, LL, 3L, 4L	ベージュ，ブラック	なし	
		30～40	レックスフィット	S, M, L, LL	ライトベージュ，ブラック	あり/なし	

素材：Ny（ナイロン），Pu（ポリウレタン），Pa（ポリアミド），Pe（ポリエステル），Np（ネオプレン），Cot（綿），Nr（天然ゴム），Sy（シリコーン），Mmdl

TEL：03-6427-6157　https://batelplus.jp/　E-mail：info@batelplus.jp

伸縮性	編み方	長さの種類	シリコントップバンド	フットスリップ	素　材	希望小売価格（円，税抜）	その他の特徴
2方向	丸編み	なし	なし	なし	Ny/Pu	1,800	タオル地で快適な履き心地
2方向		なし	なし	なし	Ny/Pu	3,800	カラフルでファッション性に優れる
2方向		なし	なし	なし	Cot/Ny/Nr/Pu	3,800	カラフルでファッション性に優れる，コットン配合
2方向		なし	なし	なし	Pe/Ny/Pu	3,800	カラフルでファッション性に優れる，蒸れにくい
2方向		なし	なし	なし	ウール/Ny/Pu	4,200	カラフルでファッション性に優れる，温かい
2方向		なし	なし	なし	Ny/Pu	2,300	タオル地で快適な履き心地
2方向	丸編み	なし	なし	なし	Ny/Pu	6,200	アーガイル柄は薄手でファッション性に優れる
2方向		なし	なし	なし	Ny/Cot/Pe/Pu	オープン	蒸れにくい，2トーンタイプでファッション性に優れる

https://medicks.jp/　E-mail：info@medicks.jp

伸縮性	編み方	長さの種類	シリコントップバンド	フットスリップ	素　材	希望小売価格（円，税抜）	その他の特徴
2方向	丸編み	なし	なし※1	なし	Ny/Pu	5,500	【メディカルサポートのブランド特徴】 ・日本製（自社工場一貫生産） ・日本人の標準体型に沿ったサイズ設計 ・リンパ浮腫用でお求めやすい価格設定 ・有害物質を含まない安心・安全素材 【プリマの特徴】　※従来品 ・シャリ感のある生地でカラーは濃いめのベージュ 【グローの特徴】　※新商品 ・滑らかな生地でソフトな肌触り ・カラーは肌なじみのいい違和感のないベージュ ・「かかとストレート設計」採用で着脱のしやすさを実現
						5,000	
						5,500	
						5,000	
2方向	丸編み	なし	なし※1	なし	Ny/Pu	8,000	
						6,000	
						8,000	
						6,000	
2方向	丸編み	なし	なし	なし	Ny/Pu	10,000	
						8,000	
						10,000	
						8,000	

※1：シリコンではなく，ポリウレタン糸を使用

http://www.limfix.com/　E-mail：info@limfix.com

伸縮性	編み方	長さの種類	シリコントップバンド	フットスリップ	素　材	希望小売価格（円，税抜）	その他の特徴
2方向	丸編み	なし	なし	あり/なし	Ny/Pu	3,200	ストッキング生地の薄手
	丸編み			なし	Ny/Pu/Cot	3,200	【新商品】コットン
	丸編み			なし	Ny/Pu	3,200	【新商品】マイクロファイバー
	丸編み			あり/なし		3,500	ストッキング生地の薄手
	丸編み			なし		3,500	リブ編み厚手
	丸編み			なし		3,500	【新商品】マイクロファイバー
	丸編み			あり	Pu/Pa	8,000	タイツ生地の厚手
	丸編み			あり/なし	Ny/Pu	3,500	タイツ生地の厚手

（マイクロモダール®）

⑧株式会社リムフィックス

	種　類	圧迫圧（mmHg）	商品名	サイズ	色	つま先	モニターホール
治療用	ストッキングタイプ	15～20	レックスフィット	S, M, L, LL	ライトベージュ	なし	なし
		20～30			ライトベージュ, ミディアムベージュ, ブラック	あり	
					ライトベージュ	なし	
		23～32	テックスキン	S, M, L, LL, 3L, 4L	ベージュ, ブラック	あり/なし	
		30～40	レックスフィット	S, M, L, LL	ライトベージュ, ブラック	あり	
						なし	
		34～46	テックスキン	S, M, L, LL, 3L, 4L	ベージュ, ブラック	なし	
	片脚ストッキングベルト付き	23～32	テックスキン	S, M, L, LL, 3L, 4L	ベージュ, ブラック	あり/なし	なし
		34～46	テックスキン			なし	
	パンストタイプ	15～20	レックスフィット	S, M, L, LL	ライトベージュ, ブラック	あり	なし
		20～30	レックスフィット		ライトベージュ, ミディアムベージュ, ブラック	あり	
			男性用レオタード		ブラック	あり	
		23～32	テックスキン	SS, S, M, L, LL, 3L, 4L	ベージュ, ブラック	あり/なし	
		30～40	レックスフィット	S, M, L, LL	ライトベージュ, ブラック	あり	
		34～46	テックスキン	SS, S, M, L, LL, 3L, 4L	ベージュ, ブラック	なし	
予防用	ハイソックス	18	レックスフィット 院内用	S, M, L, LL	ベージュ	なし	なし
	ストッキングタイプ	18	レックスフィット 院内用	S, M, L, LL	ベージュ	なし	なし

⑨九州メディカルサービス株式会社　東京営業所　〒111-0056　東京都台東区小島2-20-7　扶桑御徒町ビル8F

	種　類	圧迫圧（mmHg）	商品名	サイズ	色	つま先	モニターホール
治療用	ハイソックス	15～20	ハイライト	S～XL	スキン, ブラック	あり	なし
		18～21	トップ・ファイン・セレクト	S, M, L		あり/なし	
			マジック	XXS～L			
			コットン	XXS～XL プラスモデルあり	ナチュラル, ブラック		
		23～32	トラディショナル	XS～XL プラスモデルあり	ベージュ	なし	
			トップ・ファイン・セレクト	S, M, L	スキン, ブラック	あり/なし	
			マジック	XXS～L			
			コットン	XXS～XL プラスモデルあり	ナチュラル, ブラック		
			ジェームス	XS～L	ネイビー, ブラック	あり	
		34～46	トラディショナル	S, M, L プラスモデルあり	ベージュ	なし	
			コットン	XS～XL プラスモデルあり	ナチュラル, ブラック	あり/なし	
		49以上	トラディショナル	S, M, L プラスモデルあり	ベージュ	なし	

素材：Ny（ナイロン），Pu（ポリウレタン），Pa（ポリアミド），Pe（ポリエステル），Np（ネオプレン），Cot（綿），Nr（天然ゴム），Sy（シリコーン），Mmdl

伸縮性	編み方	長さの種類	シリコントップバンド	フットスリップ	素材	希望小売価格（円，税抜）	その他の特徴
2方向	丸編み	なし	あり	あり	Ny/Pu	4,000	ストッキング生地の薄手
	丸編み			なし		4,300	ストッキング生地の薄手
	丸編み			あり		4,500	ストッキング生地の薄手
	丸編み			あり/なし	Pu/Pa	12,000	タイツ生地の厚手
	丸編み			なし	Ny/Pu	4,800	タイツ生地の厚手
	丸編み		なし	あり		4,200	タイツ生地の厚手
	丸編み		あり	あり	Pu/Pa	12,000	タイツ生地の厚手
2方向	丸編み	なし	あり	あり/なし	Pu/Pa	11,000	タイツ生地の厚手
	丸編み			あり		11,000	タイツ生地の厚手
2方向	丸編み	なし	なし	なし	Ny/Pu	4,000	ストッキング生地の薄手
	丸編み			なし		4,800	ストッキング生地の薄手
	丸編み			なし		8,000	タイツ生地の厚手
	丸編み		あり	あり/なし	Pu/Pa	16,000	タイツ生地の厚手
	丸編み		なし	なし	Ny/Pu	5,300	タイツ生地の厚手
	丸編み		あり	あり	Pu/Pa	18,000	タイツ生地の厚手
2方向	丸編み	なし	なし	あり	Ny/Pu	2,500	タイツ生地の厚手
2方向	丸編み	なし	あり	あり	Ny/Pu	3,000	タイツ生地の厚手

TEL：03-3863-8028（代表） http//:sigvaris.co.jp/ E-mail：shopmaster@kms-shop.co.jp

伸縮性	編み方	長さの種類	シリコントップバンド	フットスリップ	素材	希望小売価格（円，税抜）	その他の特徴
2方向	丸編み	ノーマル	なし	なし	Ny/Pu	3,400	伸びがよく履きやすさにこだわった製品
		ショート/ロング		あり/なし		3,800	経済性にも配慮したモデル
		ノーマル/ロング				5,500	薄地の女性用ストッキング
		ノーマル/ロング			Ny/Pu/Cot	5,500	通気性がよく肌にやさしい綿を使用（肌に100%綿が当たります）
		ショート/ロング		あり	Ny/Nr	7,500	天然ゴムを使用し，強い圧迫が得られます
		ショート/ロング		あり/なし	Ny/Pu	3,800	経済性にも配慮したモデル
		ノーマル/ロング				5,500	薄地の女性用ストッキング
		ショート/ノーマル/ロング			Ny/Pu/Cot		通気性がよく肌にやさしい綿を使用（肌に100%綿が当たります）
		ノーマル		なし	Ny/Pu	5,500	吸汗性のあるハイテク繊維を使用した男性用ハイソックス
		ショート/ロング		あり	Ny/Nr	7,500	天然ゴムを使用し，強い圧迫が得られます
		ノーマル/ロング		あり/なし	Ny/Pu/Cot	5,500	通気性がよく肌にやさしい綿を使用（肌に100%綿が当たります）
		ショート/ロング		あり	Ny/Nr	7,500	天然ゴムを使用し，強い圧迫が得られます

（マイクロモダール®）

⑨九州メディカルサービス株式会社

種類		圧迫圧(mmHg)	商品名	サイズ	色	つま先	モニターホール
治療用	ストッキングタイプ	18～21	トップ・ファイン・セレクト	S, M, L	スキン, ブラック	あり/なし	なし
			マジック	XXS～L			
			コットン	XXS～XL プラスモデルあり	ナチュラル, ブラック		
		23～32	トラディショナル膝上	S, M, L プラスモデルあり	ベージュ	なし	
			トラディショナルメッシュなし		ベージュ		
			トップ・ファイン・セレクト	S, M, L	スキン, ブラック	あり/なし	
			マジック	XXS～L			
			コットン	XXS～XL プラスモデルあり	ナチュラル, ブラック		
			コンフォート	XS～L	キャラメル		
		34～46	トラディショナル膝上	S, M, L プラスモデルあり	ベージュ	なし	
			トラディショナルメッシュなし				
			コットン	XXS～XL プラスモデルあり	ナチュラル, ブラック	あり/なし	
		49以上	トラディショナル	S, M, L プラスモデルのみ	ベージュ	なし	
	片脚ストッキング	18～21	コットン	XXS～XL プラスモデルあり	ナチュラル	なし	なし
		23～32	トラディショナル	S, M, L プラスモデルあり	ベージュ		
			コットン	XXS～XL プラスモデルあり	ナチュラル		
			コンフォート	XS～L	キャラメル		
		34～46	コットン	XXS～XL プラスモデルあり	ナチュラル		
			トラディショナル	S, M, L プラスモデルのみ	ベージュ		
	パンストタイプ	15～20	ハイライト	S, M, L, XL	スキン, ブラック	あり	なし
		18～21	トップ・ファイン・セレクト	S, M, L			
			マジック	XXS～L		あり/なし	
		23～32	マジック				
			コットン	XXS～XL プラスモデルあり	ナチュラル, ブラック		
			コンフォート	XXS～L プラスモデルあり	キャラメル, ブラック		
			トラディショナル	S, M, L プラスモデルのみ	ベージュ	なし	
		34～46	コットン	XXS～XL プラスモデルあり	ナチュラル, ブラック	あり/なし	
予防用	ハイソックス	約16	ディライラ	XS, S, M	デユーン, ブラック	あり	なし
			サムソン		ホワイト, マリーン, グレー		
		18	シグバリスES18	S, M, L	ホワイト		あり

素材：Ny（ナイロン）, Pu（ポリウレタン）, Pa（ポリアミド）, Pe（ポリエステル）, Np（ネオプレン）, Cot（綿）, Nr（天然ゴム）, Sy（シリコーン）, Mmdl

伸縮性	編み方	長さの種類	シリコントップバンド	フットスリップ	素材	希望小売価格（円，税抜）	その他の特徴
2方向	丸編み	ショート/ロング	あり	あり/なし	Ny/Pu	5,500	経済性にも配慮したモデル
		ショート/ノーマル/ロング				9,500	薄地の女性用ストッキング
			あり/なし		Ny/Pu/Cot		通気性がよく肌にやさしい綿を使用（肌に100%綿が当たります）
		ショート/ロング	なし	あり	Ny/Nr	9,350	天然ゴムを使用し，強い圧迫が得られます
						13,000	上部のメッシュ部分がなく，圧迫が鼠径部まで続きます
			あり	あり/なし	Ny/Pu	5,500	経済性にも配慮したモデル
		ショート/ノーマル/ロング				9,500	薄地の女性用ストッキング
			あり/なし		Ny/Pu/Cot	9,500	通気性がよく肌にやさしい綿を使用（肌に100%綿が当たります）
			なし	あり	Ny/Pu	11,700	履き心地のよさを追求
		ショート/ロング	あり	あり	Ny/Nr	9,350	天然ゴムを使用し，強い圧迫が得られます
						13,000	上部のメッシュ部分がなく，圧迫が鼠径部まで続きます
		ショート/ノーマル/ロング	あり/なし	あり/なし	Ny/Pu/Cot	9,500	通気性がよく肌にやさしい綿を使用（肌に100%綿が当たります）
		ショート/ロング	なし	あり	Ny/Nr	9,350	天然ゴムを使用し，強い圧迫が得られます
2方向	丸編み	ショート/ノーマル/ロング	なし	あり	Ny/Pu/Cot	5,200	通気性がよく肌にやさしい綿を使用（肌に100%綿が当たります）
		ショート/ロング			Ny/Nr	6,550	天然ゴムを使用し，強い圧迫が得られます
		ショート/ノーマル/ロング			Ny/Pu/Cot	5,200	通気性がよく肌にやさしい綿を使用（肌に100%綿が当たります）
					Ny/Pu	8,500	履き心地のよさを追求
					Ny/Pu/Cot	5,200	通気性がよく肌にやさしい綿を使用（肌に100%綿が当たります）
		ショート/ロング			Ny/Nr	6,550	天然ゴムを使用し，強い圧迫が得られます
2方向	丸編み	ノーマル	なし	なし	Ny/Pu	6,500	伸びがよく履きやすさにこだわった製品
		ショート/ロング				6,500	経済性にも配慮したモデル
		ノーマル/ロング		あり/なし		10,500	薄地の女性用ストッキング
		ショート/ノーマル/ロング			Ny/Pu/Cot		通気性がよく肌にやさしい綿を使用（ショート丈はナチュラル色のみ）
		ノーマル/ロング			Ny/Pu	14,000	腹部加圧タイプで切り返しがありません
		ショート/ロング		あり	Ny/Nr	14,500	天然ゴムを使用し，正確な圧迫が得られます
		ショート/ノーマル/ロング		あり/なし	Ny/Pu/Cot	10,500	通気性がよく肌にやさしい綿を使用（ショート丈はナチュラル色のみ）
2方向	丸編み	ー	なし	なし	Ny/Pu	3,800	薄地
					Ny/Pu/Cot	3,800	綿を配合した男女共用タイプ
					Ny/Pu	2,000	ショートとロングから選択可能

（マイクロモダール®）

⑩三優メディカル株式会社　〒490-1144　愛知県海部郡大治町西條南井口58　TEL：052-526-5017

種類		圧迫圧(mmHg)	商品名	サイズ	色	つま先	モニターホール
治療用	アンクル	20～23	エアボ・ウェーブ	5，6号	ホワイト1	なし	なし
	ハイソックス	20～23		4～8号 5種類			
	ストッキングタイプ	20～23		4～8号 5種類			

⑪ソルブ株式会社　〒222-0033　神奈川県横浜市港北区新横浜2-2-15 パレアナビル4階

種類		圧迫圧(mmHg)	商品名	サイズ	色	つま先	モニターホール
治療用	ハイソックス	10～15	セラファーム	S，M，L，XL	黒，サンド，ナチュラル	あり	なし
			コアスパン	S，M，L，XL，XXL	黒，白，ネイビー		
		15～20	セラファーム	S，M，L，XL，XXL	黒，サンド，ナチュラル		
			コアスパン	S，M，L，XL，XXL	黒，白，ネイビー		
			EASE	S，M，L	黒，サンド	あり/なし	
			FAST	S，M，L，XL	黒，グレー	あり	
			Simply Coton Fin	S，M，L，XL	黒，ベージュ		
		18～30	夜間モビダーム® AUTOFITハイソックス	1～4	ベージュ	なし	
		20～30	セラファーム	S，M，L，XL，XXL，XXXL，XXXXL	黒，サンド，ナチュラル	あり/なし	
			コアスパン	S，M，L，XL，XXL	黒，白，ネイビー	あり	
			EASE	S，M，L	黒，サンド	あり/なし	
		20～36	FAST	S，M，L，XL	黒	あり	
	ストッキングタイプ	15～20	セラファーム	S，M，L，XL，XXL	黒，サンド	あり	なし
			コアスパン	S，M，L	黒，白		
			EASE	S，M，L	黒，サンド	あり/なし	
			Simply Coton Fin	S，M，L，XL	黒	あり	
		18～30	夜間モビダーム® AUTOFITストッキング	1～4	ベージュ	なし	
		20～30	セラファーム	S，M，L，XL，XXL	黒，サンド	あり/なし	
			コアスパン	S，M，L	黒，白	あり	
			EASE	S，M，L，XL	黒，サンド	あり/なし	

素材：Ny（ナイロン），Pu（ポリウレタン），Pa（ポリアミド），Pe（ポリエステル），Np（ネオプレン），Cot（綿），Nr（天然ゴム），Sy（シリコーン），Mmdl

http://www.sanyu-medical.com/　E-mail：info@sanyu-medical.com

伸縮性	編み方	長さの種類	シリコントップバンド	フットスリップ	素材	希望小売価格（円，税抜）	その他の特徴
多方向マルチ	平編み	1種類	なし	なし	Cot/Pu/Pe	3,800	国産（洗濯ネット不要，柔軟剤，漂白剤OK さらに乾燥機にかけることで品質維持）平編みシームレス
		ショート/ロング				7,000	
		ショート/ロング				12,000	

TEL：045-476-3005　http://www.solve-net.com/　E-mail：info@solve-net.com

伸縮性	編み方	長さの種類	シリコントップバンド	フットスリップ	素材	希望小売価格（円，税抜）	その他の特徴
1方向	丸編み	なし	なし	なし	Ny/Pu	1,500	
2方向					Ny/Pu/Pe	2,300	Coolmax®/厚手
1方向					Ny/Pu	2,500	
2方向					Ny/Pu/Pe	3,300	Coolmax®/厚手
		ショート/ロング				3,500	Coolmax®/やや厚手
1方向		ノーマル/ロング			Cot/Ny/Pu	3,700	コットン50%
						3,600	コットン59%
1方向		ショート/ノーマル/ロング/Xロング			Pa/Pu	18,500	内側にモビダーム®（キューブスポンジ） リンパ浮腫ケア製品
		なし			Ny/Pu	3,000	
2方向					Ny/Pu/Pe	4,300	Coolmax®/厚手
		ショート/ロング				5,400	Coolmax®/やや厚手
1方向		ノーマル/ロング			Cot/Ny/Pu	4,200	コットン43%
1方向	丸編み	なし	あり	なし	Ny/Pu	3,000	
2方向		ショート/ロング			Ny/Pu/Pe	4,700	Coolmax®/厚手
						4,800	Coolmax®/やや厚手
		ノーマル/ロング			Cot/Ny/Pu	5,200	コットン58%
1方向		ショート/ノーマル/ロング/Xロング	なし		Pa/Pu	23,000	内側にモビダーム®（キューブスポンジ） リンパ浮腫ケア製品
1方向		なし	あり		Ny/Pu	3,500	
2方向		ショート/ロング			Ny/Pu/Pe	6,000	Coolmax®/厚手
						7,700	Coolmax®/オペイク

（マイクロモダール®）

⑪ソルブ株式会社

種類		圧迫圧(mmHg)	商品名	サイズ	色	つま先	モニターホール
治療用	パンストタイプ	10～15	セラファーム	S, M, L, XL	黒, ナチュラル	あり	なし
		15～20	セラファーム	S, M, L, XL, XXL	黒, サンド, ナチュラル		
			EASE	S, M, L	黒, サンド	あり/なし	
		20～30	セラファーム	S, M, L, XL, XXL	黒, サンド	あり	
			EASE	S, M, L	黒, サンド	あり/なし	

⑫テルモ株式会社　〒151-0072　東京都渋谷区幡ヶ谷2-44-1　TEL：0120-12-8195

種類		圧迫圧(mmHg)	商品名	サイズ	色	つま先	モニターホール
治療用	ハイソックス	14～22	ジョブストsoソフト20	S, M, L	アイボリー/ブラック	あり/なし	なし
		15～20	ウルトラシアー20		シルキーベージュ/ブラック		
			ウルトラシアー20				
			ジョブストフォーメンアンビション20	SS, S, M, L, 2L	ブラック	あり	
		18～21	ジョブストオペーク1	SS, S, M, L, 2L, 3L	アイボリー/ブラック	あり/なし	
		20～30	ウルトラシアー30	S, M, L	シルキーベージュ/ブラック		
			ジョブストsoソフト30		アイボリー/ブラック	あり	
			ジョブストフォーメンアンビション30	SS, S, M, L, 2L	ブラック		
		23～32	ジョブストオペーク2	SS, S, M, L, 2L, 3L	ベージュ/ブラック	あり/なし	
		30～40	ジョブストフォーメンアンビション40	SS, S, M, L, 2L	ブラック	あり	
	ストッキングタイプ	15～20	ウルトラシアー20	S, M, L	シルキーベージュ/ブラック	あり/なし	
		18～21	ジョブストオペーク1	SS, S, M, L, 2L, 3L	ベージュ/ブラック		
		20～30	ウルトラシアー30	S, M, L	シルキーベージュ/ブラック		
			ジョブストフォーメン30	S, M, L	ブラック	あり	
		23～32	ジョブストオペーク2	SS, S, M, L, 2L, 3L	ベージュ/ブラック	あり/なし	
			ジョブストベラバー2	S, M, ML, L	サハラ		
			ウルトラシアーC	S, M, ML, L	サンド	なし	
		30～40	ジョブストフォーメン40	S, M, L	ブラック	あり	
			ジョブストオペーク3	SS, S, M, L, 2L, 3L	ベージュ/ブラック	あり/なし	

素材：Ny（ナイロン）, Pu（ポリウレタン）, Pa（ポリアミド）, Pe（ポリエステル）, Np（ネオプレン）, Cot（綿）, Nr（天然ゴム）, Sy（シリコーン）, Mmdl

伸縮性	編み方	長さの種類	シリコントップバンド	フットスリップ	素材	希望小売価格（円，税抜）	その他の特徴
1方向	丸編み	なし	なし	なし	Ny/Pu	2,500	
						3,500	
2方向		ショート/ロング			Ny/Pu/Pe	5,400	Coolmax®/オペイク
1方向		なし			Ny/Pu	4,800	
2方向		ショート/ロング			Ny/Pu/Pe	9,000	Coolmax®/オペイク

http://www.terumo.co.jp/

伸縮性	編み方	長さの種類	シリコントップバンド	フットスリップ	素材	希望小売価格（円，税抜）	その他の特徴
2方向	丸編み	なし	なし	なし	Pa/Pu	3,800	柔らかい
	丸編み			あり		3,300/3,500	薄手/透明感あり
	丸編み		ソフトフィット		Pa/Pu/Sy	3,450	薄手/透明感あり
	丸編み		なし	なし	Pa/Pu/Cot/活性炭入りPe	4,100	活性炭配合の糸
	丸編み			あり	Pa/Pu	4,800	蒸れにくい
	丸編み					4,600	薄手/透明感あり
	丸編み		ソフトフィット		Pa/Pu/Sy	4,600	薄手/透明感あり
	丸編み		なし	なし	Pa/Pu	4,800	柔らかい
	丸編み				Pa/Pu/Cot/活性炭入りPe	5,700	活性炭配合の糸
	丸編み			あり	Pa/Pu	8,000	蒸れにくい
	丸編み			なし	Pa/Pu/Cot/活性炭入りPe	7,200	活性炭配合の糸
2方向	丸編み	なし	あり	あり	Pa/Pu/Sy	4,200	薄手/透明感あり
	丸編み		センシティブバンド			4,200	薄手/透明感あり
	丸編み		あり			10,200	蒸れにくい
	丸編み					5,200	薄手/透明感あり
	丸編み		センシティブバンド			5,200	薄手/透明感あり
	丸編み		あり	なし		9,500	
	丸編み			あり		11,200	蒸れにくい
	丸編み		なし		Pa/Pu	11,200	厚手/伸びにくい生地
	丸編み		あり/なし		Pa/Pu/Sy	11,700	厚手/伸びのよい生地
	丸編み		あり	なし		9,900	男性の足型を考慮した大腿丈タイプ
	丸編み			あり		12,000	蒸れにくい

（マイクロモダール®）

⑫テルモ株式会社

	種　類	圧迫圧(mmHg)	商品名	サイズ	色	つま先	モニターホール
治療用	片足ストッキング	23～32	ジョブストオペーク2	SS, S, M, L, 2L, 3L	ベージュ/ブラック	なし	なし
			ジョブストベラバー2	S, M, ML, L	サハラ		
		34～46	ジョブストベラバー3	S, M, ML, L	サハラ		
	パンストタイプ	15～20	ウルトラシアー20	S, M, L	シルキーベージュ/ブラック	あり/なし	
		18～21	ジョブストオペーク1	SS, S, M, L, 2L, 3L	ベージュ/ブラック		
		20～30	ウルトラシアー30	S, M, L	シルキーベージュ/ブラック		
		23～32	ジョブストオペーク2	SS, S, M, L, 2L, 3L	ベージュ/ブラック		
			ジョブストベラバー2	S, M, ML, L	サハラ	なし	
		34～46	ジョブストオペーク3	SS, S, M, L, 2L, 3L	ベージュ/ブラック	あり/なし	
			ジョブストベラバー3	S, M, ML, L	サハラ	なし	
	マタニティパンスト	15～20	ウルトラシアー20	S, M, L	シルキーベージュ/ブラック	あり/なし	
		20～30	ウルトラシアー30			なし	
	片足パンスト	23～32	ジョブストベラバー2	S, M, ML, L	サハラ	なし	
		34～46	ジョブストベラバー3				
予防用	ハイソックス	18	ジョブストコンプリネットプロ	S, M, L, XL	白		あり
	ストッキングタイプ	18	ジョブストコンプリネットプロ	S, M, L, XL	白		あり

⑬東レ・メディカル株式会社　〒103-0023　東京都中央区日本橋本町2-4-1　TEL：03-6262-3823

	種　類	圧迫圧(mmHg)	商品名	サイズ	色	つま先	モニターホール
治療用	ハイソックス	23～32 34～46	ココフィー プラス	SS, S, M, L, LL, 3L, 4L	ベージュ	あり/なし	なし
	ストッキングタイプ	23～32 34～46	ココフィー プラス	SS, S, M, L, LL, 3L, 4L	ベージュ	あり/なし	なし
	パンストタイプ	23～32 34～46	ココフィー プラス	SS, S, M, L, LL, 3L, 4L	ベージュ	あり/なし	なし
予防用	ハイソックス	15～21	ファインサポート	SSR,SP,SR, ST, MP, MR, MT, LR, LT, LLR	白	あり	あり
			弾性ストッキングT	SS, S, M, L, LL		あり/なし	あり/なし
	ストッキングタイプ	15～21	ファインサポート	SSR,SP,SR, ST, MP, MR, MT, LR, LT, LLR	白	あり	あり
			弾性ストッキングT	SS, S, M, L, LL			

素材：Ny（ナイロン），Pu（ポリウレタン），Pa（ポリアミド），Pe（ポリエステル），Np（ネオプレン），Cot（綿），Nr（天然ゴム），Sy（シリコーン），Mmdl

伸縮性	編み方	長さの種類	シリコントップバンド	フットスリップ	素　材	希望小売価格(円，税抜)	その他の特徴
2方向	丸編み	なし	なし	あり	Pa/Pu	9,600	蒸れにくい
	丸編み					9,600	厚手/伸びにくい生地
	丸編み					10,200	厚手/伸びにくい生地
2方向	丸編み	なし	―	あり	Pa/Pu	4,500	薄手/透明感あり
	丸編み					18,500	蒸れにくい
	丸編み					5,500	薄手/透明感あり
	丸編み					18,500	蒸れにくい
	丸編み					23,000	厚手/伸びにくい生地
	丸編み					20,000	蒸れにくい
	丸編み					24,800	厚手/伸びにくい生地
2方向	丸編み	なし	―	あり	Pa/Pu	7,500	薄手/透明感あり
	丸編み					8,000	薄手/透明感あり
2方向	丸編み	なし	―	あり	Pa/Pu	22,000	厚手/伸びにくい生地
	丸編み					22,300	厚手/伸びにくい生地
2方向	丸編み	ショート/レギュラー	なし	あり	Pa/Pu	2,500	ショートタイプは日本人に合わせた長さ設計
2方向	丸編み	なし	あり/なし	あり	Pa/Pu/Np	3,000	

http://www.toray-medical.com/

伸縮性	編み方	長さの種類	シリコントップバンド	フットスリップ	素　材	希望小売価格(円，税抜)	その他の特徴
2方向	丸編み	なし	なし	なし	Ny/Pu/Pe	8,900/8,600	・日本人の体型データを元に設計を行い，国内で製造しています ・高吸放湿性ナイロン糸TOREXキューブ®を使用し，装着時の蒸れを軽減します ・優れた伸縮性をもつLYCRA®ファイバーを用いることで，着脱しやすさを実現しました
						9,300/9,000	
2方向	丸編み	なし	なし	なし	Ny/Pu/Pe	10,900/10,600	
						11,600/11,300	
2方向	丸編み	なし	なし	なし	Ny/Pu/Pe	18,500/18,200	
						21,300/21,000	
1方向	丸編み	あり	なし	なし	Ny/Pu/Pe	1,500/本(3,000/足)	・東レ独自の足首マーカー ・TOREXキューブ®を使用し，装着時の蒸れを軽減 ・LYCRA®ファイバーを用いることで，着脱しやすさを実現
2方向		なし			Pe/Pu/Ny	2,400/足	・LYCRA®ファイバーを用いることで，着脱しやすさを実現
1方向	丸編み	あり	あり	なし	Ny/Pu/Pe	1,600/本(3,200/足)	・東レ独自の足首マーカー ・TOREXキューブ®を使用し，装着時の蒸れを軽減 ・LYCRA®ファイバーを用いることで，着脱しやすさを実現
2方向		なし	なし		Pe/Pu/Ny	2,600/足	・LYCRA®ファイバーを用いることで，着脱しやすさを実現

(マイクロモダール®)

⑭メディ・ジャパン株式会社　〒103-0026　東京都中央区日本橋兜町5-1　兜町第一平和ビル3階

種類		圧迫圧（mmHg）	商品名	サイズ	色	つま先	モニターホール
治療用	ハイソックス	15～20	シェア&ソフト	SS～4L	ナチュラル，エボニー，タフィー，ウィート	あり/なし	なし
		18～21	デュオメディ	S～3L	ベージュ，ブラック		
			メディプラス	SS～4L	ベージュ，キャメル，ブラック	なし	
			メディエレガンス		ベージュ，キャメル，ネービー，ブラック，チャコール，他	あり	
			メディコンフォート		キャメル，ブラック	あり/なし	
			メディアクティブ		グレイ，ネービー，ブラック，ブラウン，ホワイト	あり	
			マキシス ブリラント	SS～5L	ベージュ，ブラック，ブロンズ，サンド		
		20～30	シェア&ソフト	SS～4L	ナチュラル，エボニー，タフィー，ウィート	あり/なし	
		23～32	デュオメディ	S～3L	ベージュ，ブラック		
			メディプラス	SS～4L	ベージュ，キャメル，ブラック	なし	
			メディエレガンス		ベージュ，キャメル，ネービー，ブラック，チャコール，他	あり	
			メディフォルテ		キャメル，ブラック	なし	
			メディコンフォート		キャメル，ブラック	あり/なし	
			メディアクティブ		グレイ，ネービー，ブラック，ブラウン，ホワイト	あり	
			メディモンディ		キャメル	なし	
			マキシス マイクロ	SS～5L	ベージュ，ブラック，ブロンズ，サンド		
			マキシス ブリラント		ベージュ，ブラック，ブロンズ，サンド	あり	
			マキシス コットン		ブロンズ	なし	
		30～40	シェア&ソフト	SS～4L	ナチュラル，エボニー，タフィー，ウィート	あり/なし	
		34～46	メディプラス	SS～4L	ベージュ，キャメル，ブラック	なし	
			メディフォルテ		キャメル，ブラック		
			メディモンディ		キャメル		
			マキシス マイクロ	SS～5L	ベージュ，ブラック，ブロンズ，サンド		

素材：Ny（ナイロン），Pu（ポリウレタン），Pa（ポリアミド），Pe（ポリエステル），Np（ネオプレン），Cot（綿），Nr（天然ゴム），Sy（シリコーン），Mmdl

TEL：0120-813-788　E-mail：info@medi-japan.co.jp

伸縮性	編み方	長さの種類	シリコントップバンド	フットスリップ	素　材	希望小売価格（円，税抜）	その他の特徴
2方向	丸編み	ショート/ロング	なし	なし	Ny/Pu	3,500	透明感のある仕上がり
2方向	丸編み	ショート/ロング	なし	あり/なし	Ny/Pu	4,000	コスパに優れている
2方向	丸編み	ショート/ロング	なし	あり	Ny/Pu	9,500	オールラウンドタイプ
2方向	丸編み	ショート/ロング	なし	なし	Ny/Pu	9,200	エレガントな仕上がり
2方向	丸編み	ショート/ロング	なし	あり/なし	Ny/Pu	9,200	履き心地を追求した新感覚の弾性ストッキング
2方向	丸編み	ショート/ロング	なし	なし	Ny/Pu	6,900	アクティブな活動を支えるリブ編みの弾性ストッキング
2方向	丸編み	ショート/ロング	なし	なし	Ny/Pu	7,000	光沢感，清潔感，ファッション性の高い弾性ストッキング
2方向	丸編み	ショート/ロング	なし	なし	Ny/Pu	4,500	透明感のある仕上がり
2方向	丸編み	ショート/ロング	なし	あり/なし	Ny/Pu	4,000	コスパに優れている
2方向	丸編み	ショート/ロング	なし	あり	Ny/Pu	9,500	オールラウンドタイプ
2方向	丸編み	ショート/ロング	なし	なし	Ny/Pu	9,600	エレガントな仕上がり
2方向	丸編み	ショート/ロング	なし	あり	Ny/Pu	9,500	丸編みの中でもっとも伸び硬度が高い製品
2方向	丸編み	ショート/ロング	なし	あり/なし	Ny/Pu	9,600	履き心地を追求した新感覚の弾性ストッキング
2方向	丸編み	ショート/ロング	なし	なし	Ny/Pu	7,200	アクティブな活動を支えるリブ編みの弾性ストッキング
2方向	平編み	ショート/ロング	なし	あり	Ny/Pu	18,000	平編みの既製品（オーダーメイド対応可）
2方向	丸編み	ショート/ロング	なし	あり	Ny/Pu	7,500	マイクロファイバーを使用した柔らかい手触りの弾性ストッキング
2方向	丸編み	ショート/ロング	なし	なし	Ny/Pu	7,500	光沢感，清潔感，ファッション性の高い弾性ストッキング
2方向	丸編み	ショート/ロング	なし	あり	Ny/Pu/Cot	7,500	コットンを組み合わせ，素材の利点を生かした弾性ストッキング
2方向	丸編み	ショート/ロング	なし	なし	Ny/Pu	5,000	透明感のある仕上がり
2方向	丸編み	ショート/ロング	なし	あり	Ny/Pu	9,900	オールラウンドタイプ
2方向	丸編み	ショート/ロング	なし	あり	Ny/Pu	9,900	丸編みのなかでもっとも伸び硬度が高い製品
2方向	平編み	ショート/ロング	なし	あり	Ny/Pu	20,000	平編みの既製品（オーダーメイド対応可）
2方向	丸編み	ショート/ロング	なし	あり	Ny/Pu	8,000	マイクロファイバーを使用した柔らかい手触りの弾性ストッキング

（マイクロモダール®）

⑭メディ・ジャパン株式会社

種類		圧迫圧(mmHg)	商品名	サイズ	色	つま先	モニターホール
治療用	ストッキングタイプ	15～20	シェア&ソフト	SS～4L	ナチュラル，エボニー，タフィー，ウィート	あり	なし
		18～21	デュオメディ	S～3L	ベージュ，ブラック	あり/なし	
			メディプラス	SS～4L	ベージュ，キャメル，ブラック	なし	
			メディエレガンス		ベージュ，キャメル，ネービー，ブラック，チャコール，他	あり	
			メディコンフォート		キャメル，ブラック	あり/なし	
			マキシス ブリラント	SS～5L	ベージュ，ブラック，ブロンズ，サンド	あり	
		20～30	シェア&ソフト	SS～4L	ナチュラル，エボニー，タフィー，ウィート	あり	
		23～32	デュオメディ	S～3L	ベージュ，ブラック	あり/なし	
			メディプラス	SS～4L	ベージュ，キャメル，ブラック	なし	
			メディエレガンス		ベージュ，キャメル，ネービー，ブラック，チャコール，他	あり	
			メディフォルテ		キャメル，ブラック	なし	
			メディコンフォート		キャメル，ブラック	あり/なし	
			メディモンディ		キャメル	なし	
			マキシス マイクロ	SS～5L	ベージュ，ブラック，ブロンズ，サンド	あり	
			マキシス ブリラント		ベージュ，ブラック，ブロンズ，サンド		
			マキシス コットン		ブロンズ	なし	
		30～40	シェア&ソフト	SS～4L	ナチュラル，エボニー，タフィー，ウィート	あり	
		34～46	メディプラス		ベージュ，キャメル，ブラック	なし	
			メディフォルテ		キャメル，ブラック		
			メディモンディ		キャメル		
			マキシス マイクロ	SS～5L	ベージュ，ブラック，ブロンズ，サンド		

素材：Ny（ナイロン），Pu（ポリウレタン），Pa（ポリアミド），Pe（ポリエステル），Np（ネオプレン），Cot（綿），Nr（天然ゴム），Sy（シリコーン），Mmdl

伸縮性	編み方	長さの種類	シリコントップバンド	フットスリップ	素　材	希望小売価格（円，税抜）	その他の特徴
	丸編み		あり	なし		4,500	透明感のある仕上がり
	丸編み			あり/なし		5,000～5,500	コスパに優れている
	丸編み		あり/なし	あり		11,200～13,800	オールラウンドタイプ
	丸編み			なし		10,600～13,200	エレガントな仕上がり
	丸編み		あり	あり/なし		13,200	履き心地を追求した新感覚の弾性ストッキング
	丸編み		あり/なし	なし		8,500～9,000	光沢感，清潔感，ファッション性の高い弾性ストッキング
	丸編み		あり	なし		5,500	透明感のある仕上がり
	丸編み			あり/なし	Ny/Pu	5,000～5,500	コスパに優れている
	丸編み			あり		11,200～13,800	オールラウンドタイプ
	丸編み		あり/なし	なし		11,300～13,900	エレガントな仕上がり
2方向	丸編み	ショート/ロング		あり		11,200～13,800	丸編みのなかでもっとも伸び硬度が高い製品
	丸編み		あり	あり/なし		13,900	履き心地を追求した新感覚の弾性ストッキング
	平編み			あり		31,000	平編みの既製品（オーダーメイド対応可）
	丸編み		あり/なし	あり		9,000～9,500	マイクロファイバーを使用した柔らかい手触りの弾性ストッキング
	丸編み			なし		9,000～9,500	光沢感，清潔感，ファッション性の高い弾性ストッキング
	丸編み		あり	あり	Ny/Pu/Cot	10,500	コットンを組み合わせ，素材の利点を生かした弾性ストッキング
	丸編み			なし		6,000	透明感のある仕上がり
	丸編み		あり/なし	あり		12,200～14,800	オールラウンドタイプ
	丸編み			あり	Ny/Pu	12,200～14,800	丸編みのなかでもっとも伸び硬度が高い製品
	平編み		あり	あり		33,000	平編みの既製品（オーダーメイド対応可）
	丸編み		あり/なし	あり		9,500～10,000	マイクロファイバーを使用した柔らかい手触りの弾性ストッキング

（マイクロモダール®）

⑭メディ・ジャパン株式会社

種類		圧迫圧(mmHg)	商品名	サイズ	色	つま先	モニターホール
治療用	パンストタイプ	15～20	シェア&ソフト	SS～4L	ナチュラル，エボニー，タフィー，ウィート	あり	なし
		18～21	デュオメディ	S～3L	ベージュ，ブラック	あり/なし	
			メディプラス	SS～4L	ベージュ，キャメル，ブラック	なし	
			メディエレガンス		ベージュ，キャメル，ネービー，ブラック，チャコール，他	あり	
			メディコンフォート		キャメル，ブラック	あり/なし	
			マキシス ブリラント	SS～5L	ベージュ，ブラック，ブロンズ，サンド	あり	
		20～30	シェア&ソフト	SS～4L	ナチュラル，エボニー，タフィー，ウィート	あり	
		23～32	デュオメディ	S～3L	ベージュ，ブラック	あり/なし	
			メディプラス	SS～4L	ベージュ，キャメル，ブラック	なし	
			メディエレガンス		ベージュ，キャメル，ネービー，ブラック，チャコール，他	あり	
			メディフォルテ		キャメル，ブラック	なし	
			メディコンフォート		キャメル，ブラック	あり/なし	
			メディモンディ		キャメル	なし	
			マキシス マイクロ	SS～5L	ベージュ，ブラック，ブロンズ，サンド		
			マキシス ブリラント		ベージュ，ブラック，ブロンズ，サンド	あり	
			マキシス コットン		ブロンズ	なし	
		30～40	シェア&ソフト	SS～4L	ナチュラル，エボニー，タフィー，ウィート	あり	
		34～46	メディプラス		ベージュ，キャメル，ブラック	なし	
			メディフォルテ		キャメル，ブラック		
			メディモンディ		キャメル		
			マキシス マイクロ	SS～5L	ベージュ，ブラック，ブロンズ，サンド	あり/なし	
	片脚ストッキング	18～21	メディプラス	SS～4L	ベージュ，キャメル，ブラック	なし	なし
		23～32	デュオメディ	S～3L	ベージュ，ブラック		
			メディプラス	SS～4L	ベージュ，キャメル，ブラック		
			メディフォルテ		キャメル，ブラック		
			メディモンディ		キャメル		
			マキシス マイクロ	SS～5L	ベージュ，ブラック，ブロンズ，サンド		
		34～46	メディプラス	SS～4L	ベージュ，キャメル，ブラック		
			メディフォルテ		キャメル，ブラック		
			メディモンディ		キャメル		
			マキシス マイクロ	SS～5L	ベージュ，ブラック，ブロンズ，サンド		
予防用	ハイソックス	18	メディトロンベキシン18	SS～3L	ホワイト	あり	あり
	ストッキングタイプ	18	メディトロンベキシン18	SS～LL-W	ホワイト	あり	あり
		21	メディトロンベキシン21	S～L-W	ホワイト	なし	なし

素材：Ny（ナイロン），Pu（ポリウレタン），Pa（ポリアミド），Pe（ポリエステル），Np（ネオプレン），Cot（綿），Nr（天然ゴム），Sy（シリコーン），Mmdl

伸縮性	編み方	長さの種類	シリコントップバンド	フットスリップ	素　材	希望小売価格（円，税抜）	その他の特徴
	丸編み			なし		5,000	透明感のある仕上がり
	丸編み			あり/なし		6,000	コスパに優れている
	丸編み			あり		19,000	オールラウンドタイプ
	丸編み			なし		16,500	エレガントな仕上がり
	丸編み			あり/なし		16,500	履き心地を追求した新感覚の弾性ストッキング
	丸編み			なし		12,000	光沢感，清潔感，ファッション性の高い弾性ストッキング
	丸編み			なし	Ny/Pu	6,000	透明感のある仕上がり
	丸編み			あり/なし		6,000	コスパに優れている
	丸編み			あり		19,000	オールラウンドタイプ
	丸編み			なし		19,500	エレガントな仕上がり
2方向	丸編み	ショート/ロング	なし	あり		24,000	丸編みのなかでもっとも伸び硬度が高い製品
	丸編み			あり/なし		19,500	履き心地を追求した新感覚の弾性ストッキング
	平編み			あり		33,000	平編みの既製品（オーダーメイド対応可）
	丸編み			あり		13,000	マイクロファイバーを使用した柔らかい手触りの弾性ストッキング
	丸編み			なし		13,000	光沢感，清潔感，ファッション性の高い弾性ストッキング
	丸編み			あり	Ny/Pu/Cot	13,000	コットンを組み合わせ，素材の利点を生かした弾性ストッキング
	丸編み			なし		6,500	透明感のある仕上がり
	丸編み					22,000	オールラウンドタイプ
	丸編み			あり	Ny/Pu	27,000	丸編みのなかでもっとも伸び硬度が高い製品
	平編み					35,000	平編みの既製品（オーダーメイド対応可）
	丸編み			あり/なし		14,000	マイクロファイバーを使用した柔らかい手触りの弾性ストッキング
	丸編み					9,600	オールラウンドタイプ
	丸編み					5,500	コスパに優れている
	丸編み					9,600	オールラウンドタイプ
	丸編み					9,600	丸編みのなかでもっとも伸び硬度が高い製品
	平編み					18,000	平編みの既製品（オーダーメイド対応可）
2方向	丸編み	ショート/ロング	なし	あり	Ny/Pu	8,400	マイクロファイバーを使用した柔らかい手触りの弾性ストッキング
	丸編み					10,200	オールラウンドタイプ
	丸編み					10,200	丸編みのなかでもっとも伸び硬度が高い製品
	平編み					20,000	平編みの既製品（オーダーメイド対応可）
	丸編み					8,800	マイクロファイバーを使用した柔らかい手触りの弾性ストッキング

※治療用弾性ストッキングでは，種類・サイズ・色等の組み合わせによっては，一部対応できないものもありますのでご注意ください

2方向	丸編み	なし	なし	なし	Ny/Pu	2,500	高い伸縮性で履かせやすさ，履き心地を追求し，つま先は抗菌加工で清潔・快適
2方向	丸編み	なし	あり	なし	Ny/Pu	3,500	高い伸縮性で履かせやすさ，履き心地を追求し，つま先は抗菌加工で清潔・快適
	丸編み					4,800	正確な圧勾配を実現

（マイクロモダール®）

⑮日本コヴィディエン株式会社　〒163-1034　東京都新宿区西新宿 3-7-1 新宿パークタワー 34 階　TEL：0120-917-205

	種　類	圧迫圧(mmHg)	商品名	サイズ	色	つま先	モニターホール
予防用	ハイソックス	18	T.E.Dサージカルストッキング	S, M, L, XL	白	あり	あり
	ストッキングタイプ	18	T.E.Dサージカルストッキング	S, M, L	白	あり	あり

⑯日本シグマックス株式会社　〒163-6033　東京都新宿区西新宿6-8-1　オークタワー 33階　TEL：03-5326-3200

	種　類	圧迫圧(mmHg)	商品名	サイズ	色	つま先	モニターホール
治療用	ハイソックス	16.0	CVストッキング　ライト　膝下	S, M, L	黒, ベージュ 黒	あり	なし
		21.5	CVストッキング　ノーマル　膝下		黒, ベージュ 黒		
	ストッキングタイプ	16.0	CVストッキング　ライト　膝下	S, M, L	黒, ベージュ	あり	なし
		21.5	CVストッキング　ノーマル　膝下	S, M, L	黒, ベージュ		
予防用	ハイソックス	19	ATストッキング　膝下	SS, S, M, L, LL, 3L	白	あり	あり
	ストッキングタイプ	19	ATストッキング　股下	SS, S, M, L, LL	白	あり	あり

⑰日本メディカルネクスト株式会社　〒541-0042　大阪府大阪市中央区今橋2-5-8　トレードピア淀屋橋10階

	種　類	圧迫圧(mmHg)	商品名	サイズ	色	つま先	モニターホール
予防用	ハイソックス	18	レッグサイエンス	SS, S, M, L, LL	白	あり	あり

⑱福助株式会社　〒590-0065　大阪府堺市堺区永代町3丁1-1　TEL：072-223-2275

	種　類	圧迫圧(mmHg)	商品名	サイズ	色	つま先	モニターホール
予防用	ハイソックス	15～20	福助メディカルラボ弾性ストッキング	SS, S, M, L, LL	ブラック	あり	なし

⑲三ツ星靴下株式会社　〒635-0076　奈良県大和高田市大谷313　TEL：0745-23-1111

	種　類	圧迫圧(mmHg)	商品名	サイズ	色	つま先	モニターホール
予防用	ハイソックス	19～24	エムビーメディカルソックス	SS, S, M, L, LL	白	あり	あり
	ロングタイプ	19～24	エムビーメディカルソックスロングタイプ	SS, S, M, L, LL	白	あり	あり
	フィットタイプ	19～24	エムビーメディカルソックスフィットタイプ	SS, S, M, L, LL	白	あり	あり

素材：Ny（ナイロン）, Pu（ポリウレタン）, Pa（ポリアミド）, Pe（ポリエステル）, Np（ネオプレン）, Cot（綿）, Nr（天然ゴム）, Sy（シリコーン）, Mmdl

http://www.cardinalhealth.jp/　E-mail：G-Medical.Products.Japan@cardinalheaith.com

伸縮性	編み方	長さの種類	シリコントップバンド	フットスリップ	素材	希望小売価格（円，税抜）	その他の特徴
	丸編み	レギュラー/ロング	なし	なし	Ny/Pu	2,200	ふくらはぎ14（mmHg），膝部8（mmHg）段階的圧迫
		ショート/レギュラー/ロング	あり	なし	Ny/Pu/Sy	2,500	ふくらはぎ14（mmHg），膝上10（mmHg），大腿部8（mmHg）段階的圧迫

http://www.sigmax.co.jp/

伸縮性	編み方	長さの種類	シリコントップバンド	フットスリップ	素材	希望小売価格（円，税抜）	その他の特徴
2方向	平編み	なし	なし	あり	Ny/Pu	3,000	靴下タイプ
						3,300	
2方向	平編み	なし	あり	あり	Ny/Pu	3,500	
						3,800	
2方向	平編み	レギュラー/ショート	なし	あり	Ny/Pu	2,000	※SSはレギュラーのみ
2方向	平編み	Xショート/ショート	あり	あり	Ny/Pu	3,000	※SSはレギュラーのみ

TEL：06-6222-6606　http://www.j-mednext.co.jp/　URL：https://www.j-mednext.co.jp/inquiry/

伸縮性	編み方	長さの種類	シリコントップバンド	フットスリップ	素材	希望小売価格（円，税抜）	その他の特徴
2方向	丸編み	なし	なし	なし	Ny/Pu	1,800	国産，SEKマーク取得（抗菌防臭加工），洗濯機洗い可能 はかせやすいポジション・ねじれサインラインあり 蒸れにくい

http://www.fukuske.com/　E-mail：info@fukusuke.com

伸縮性	編み方	長さの種類	シリコントップバンド	フットスリップ	素材	希望小売価格（円，税抜）	その他の特徴
2方向	丸編み	なし	なし	なし	Ny/Pu	1,500	・日本製/LYCRA®使用/抗菌防臭加工 ・災害時の避難所生活や車中泊での足の健康をサポート

http://www.mb-sox.com/　E-mail：y.nakagawa@mb-sox.com

伸縮性	編み方	長さの種類	シリコントップバンド	フットスリップ	素材	希望小売価格（円，税抜）	その他の特徴
2方向	丸編み	なし	なし	なし	Ny/Pe/Pu	1,000	・日本人の体型データを元に設計を行い，国内で製造しています ・三ツ星独自足首マーカー ・抗菌防臭加工付き ・工場直販で低価格が可能
2方向		なし	なし	なし	Ny/Pe/Pu	1,200	
2方向		なし	なし	なし	Ny/Pu	1,500	

（マイクロモダール®）

〈製品一覧２　弾性スリーブ〉

②岡本株式会社　〒635-8550　奈良県北葛城郡広陵町大塚150番地の1　TEL：0120-551975

	種　類	圧迫圧(mmHg)	商品名	サイズ	色	伸縮性	編み方
治療用	アームスリーブ	15～20	岡本メディカル 弾性スリーブ	SS，S，M，L	ホワイト，グレー，ブラック	2方向	丸編み
	グローブ		岡本メディカル 弾性グローブ	フリー 手首周径 15-25cm	ベージュ	2方向	平編み シームレス
	トゥキャップ		岡本メディカル 弾性トゥキャップ	フリー 足背周径 17-27cm	ベージュ	2方向	平編み シームレス

⑤株式会社トップ　〒120-0035　東京都足立区千住中居町19-10　TEL：03-3882-7741　http://www.top-tokyo.co.jp/

	種　類	圧迫圧(mmHg)	商品名	サイズ	色	伸縮性	編み方
治療用	アームスリーブ	18	SOLIDEA Arm Care	S，M，L	ベージュ	2方向	丸編み
		32			ブラウン		

⑥株式会社ベーテル・プラス　〒160-0022 東京都新宿区新宿5丁目18番20号新宿オミビル 3F　TEL：03-6427-6157

	種　類	圧迫圧(mmHg)	商品名	サイズ	色	伸縮性	編み方
治療用	アームスリーブ	20～30 30～40	リンパディーバス スタイリッシュ	S，M，L	ダーリンフェアー他	2方向	丸編み
	ミトン	20～30 30～40	リンパディーバス スタイリッシュ	S，M，L	ダーリンフェアー他	2方向	平編み
	グローブ	20～30 30～40	リンパディーバス スタイリッシュ	S，M，L	ベイシック，オニキス，ホワイト，モカ，フューシャ	2方向	平編み

⑦株式会社メディックス　〒771-1153　徳島県徳島市応神町吉成字西吉成42　TEL：088-683-3456

	種　類	圧迫圧(mmHg)	商品名	サイズ	色	伸縮性	編み方
治療用	アームスリーブ	15～25	メディカルサポート　グロー	SS，S，M，L，LL	ベージュ，ブラック	2方向	丸編み
			メディカルサポート　プリマ		ベージュ		

⑧株式会社リムフィックス　〒113-0033　東京都文京区本郷3-3-12　K'sビル　4F　TEL：03-3818-8493

	種　類	圧迫圧(mmHg)	商品名	サイズ	色	伸縮性	編み方
治療用	スリーブ ミトン付きスリーブ	23～32	テックスキン	SS～LL	ベージュ	2方向	丸編み

素材：Ny（ナイロン），Pu（ポリウレタン），Pa（ポリアミド），Pe（ポリエステル），Np（ネオプレン），Cot（綿），Nr（天然ゴム），Sy（シリコーン），Mmdl

http://www.okamotogroup.com/　E-mail：okyakusama_soudanshitsu@okamotocorp.co.jp

長さの種類	シリコントップバンド	素　材	希望小売価格（円，税抜）	その他の特徴
ー	なし	Pe/Pu/Ny	2,500 1ペア（2本）入り	薄手で通気性がよい UVカット仕様
ー	なし	Ny/Pu	3,600 1枚入り	均一圧設計 縫い目なし
ー	なし	Ny/Pu	2,600 1枚入り	均一圧設計 縫い目なし

長さの種類	シリコントップバンド	素　材	希望小売価格（円，税抜）	その他の特徴
なし	なし	Ny/Pu	9,500 10,100	比較的薄手，肩周囲を包み込み形状，抗菌防臭加工

https://batelplus.jp/　E-mail：info@batelplus.jp

長さの種類	シリコントップバンド	素　材	希望小売価格（円，税抜）	その他の特徴
ショート/ロング	あり/なし	Ny/Pu	13,000	ファッション性に優れる
なし	なし	Ny/Pu	10,000	ファッション性に優れる
なし	なし	Ny/Pu	単色：12,000 柄物：17,000	ファッション性に優れる

https://medicks.jp/　E-mail：info@medicks.jp

長さの種類	シリコントップバンド	素　材	希望小売価格（円，税抜）	その他の特徴
なし	なし※1	Ny/Pu	5,500/1本入り	丸編み（新商品）
	なし		5,000/2本入り	丸編み（従来品）

※1：シリコンではなく，ポリウレタン糸を使用

http://www.limfix.com/　E-mail：info@limfix.com

長さの種類	シリコントップバンド	素　材	希望小売価格（円，税抜）	その他の特徴
ショート	なし	Pu/Pa	8,000	
ショート			10,000	
ノーマル			10,000	

（マイクロモダール®）

⑨九州メディカルサービス株式会社　東京営業所　〒111-0056　東京都台東区小島2-20-7　扶桑御徒町ビル8F

種類		圧迫圧(mmHg)	商品名	サイズ	色	伸縮性	編み方
治療用	スリーブ	14～18	シグバリスアドバンス	XS～XL	ライトベージュ	2方向	丸編み
		20～25					
		23～32	シグバリストラディショナル	S, M, L	ベージュ	2方向	
		23～32	マイナット平編みスリーブ	XXS～XL	ベージュ	2方向	平編み
	ミトン付きスリーブ	14～18	シグバリスアドバンス	XS～XL	ライトベージュ	2方向	丸編み
		20～25					
		23～32	シグバリストラディショナル	S, M, L	ベージュ	2方向	
	ミトン	15～21	マイナットミトン	XXS～XL	ベージュ	2方向	平編み
		23～32					
	グローブ	15～21	マイナット平編みグローブ	XXS～XL	ベージュ	2方向	
		23～32					
		20～24	マイナット丸編みグローブ	XXS～XL	ベージュ	2方向	丸編み

⑩三優メディカル株式会社　〒490-1144　愛知県海部郡大治町西條南井口58番地　TEL：052-526-5017

種類		圧迫圧(mmHg)	商品名	サイズ	色	伸縮性	編み方
治療用	アームスリーブ	20～23	エアボ・ウェーブ	4号, 5号, 6号	ホワイト	多方向 マルチ	平編み

⑪ソルブ株式会社　〒222-0033 神奈川県横浜市港北区新横浜2-2-15　パレアナビル4階　TEL：045-476-3005

種類		圧迫圧(mmHg)	商品名	サイズ	色	伸縮性	編み方
治療用	アームスリーブ	10～20	夜間モビダーム® 標準スリーブ	1～5 1+～5+	ベージュ	1方向	丸編み
	ミトン付きスリーブ	18～30	夜間モビダーム® AUTOFIT ミトン付スリーブ	1～6	ベージュ	1方向	丸編み
	ミトン	10～20	夜間モビダーム®標準ミトン	1～6	ベージュ	1方向	丸編み
	グローブ	10～20	夜間モビダーム® 標準グローブ	1～6	ベージュ	1方向	丸編み

⑫テルモ株式会社　〒151-0072　東京都渋谷区幡ヶ谷2-44-1　TEL：0120-12-8195　http://www.terumo.co.jp/

種類		圧迫圧(mmHg)	商品名	サイズ	色	伸縮性	編み方
治療用	アームスリーブ	20～30	ジョブストベラライト ジョブストベラストロング	S, M, L	ベージュ	2方向	丸編み
	ミトン型グローブ	20～30	ジョブストベラライト	S, M, L	ベージュ	2方向	丸編み
			ジョブストベラストロング	SS, S, M, L, LL			
	指付きグローブ		ジョブストベラストロング	S, M, L, LL			

⑬東レ・メディカル株式会社　〒103-0023　東京都中央区日本橋本町2-4-1　TEL：03-6262-3823

種類		圧迫圧(mmHg)	商品名	サイズ	色	伸縮性	編み方
治療用	アームスリーブ	15～21 23～32	ココフィー プラス	SS, S, M, L, LL	ベージュ	2方向	丸編み

素材：Ny（ナイロン），Pu（ポリウレタン），Pa（ポリアミド），Pe（ポリエステル），Np（ネオプレン），Cot（綿），Nr（天然ゴム），Sy（シリコーン），Mmdl

TEL：03-3863-8028　http://sigvaris.co.jp/　E-mail：shopmaster@kms-shop.co.jp

長さの種類	シリコン トップバンド	素　材	希望小売価格 （円，税抜）	その他の特徴
なし	なし/センシノーバ	Mmdl，Ny/Pu	7,500～8,800	マイクロモダール®を使用，肌触りのよさ
ショート	あり	Ny/Nr	7,800～9,000	サポートストラップ付きあり
ショート/ロング	なし	Ny/Pu	9,000	平編み
なし	なし/センシノーバ	Mmdl/Ny/Pu	8,500～9,800	マイクロモダール®を使用，肌触りのよさ
ショート	あり	Ny/Nr	8,800～10,000	サポートストラップ付きあり
−	−	Ny/Pu	9,000	平編み
−	−	Ny/Pu	11,000	平編み
−	−	Ny/Pu	8,400	丸編みグローブ

http://www.sanyu-medical.com/　E-mail：info@sanyu-medical.com

長さの種類	シリコン トップバンド	素　材	希望小売価格 （円，税抜）	その他の特徴
ショート/ロング	なし	Cot/Pu/Pe	8,000	平編みシームレス 乾燥機もOK

http://www.solve-net.com/　E-mail：info@solve-net.com

長さの種類	シリコン トップバンド	素　材	希望小売価格 （円，税抜）	その他の特徴
ノーマル ロング	なし	Pa/Pu	11,520	内側にモビダーム®（キューブスポンジ）
ノーマル ロング	なし	Pa/Pu	14,800	内側にモビダーム®（キューブスポンジ）
なし	なし	Ny/Pu	5,190	内側にモビダーム®（キューブスポンジ）
なし	なし	Ny/Pu	9,230	内側にモビダーム®（キューブスポンジ）

長さの種類	シリコン トップバンド	素　材	希望小売価格 （円，税抜）	その他の特徴
なし	なし	Pa/Pu	7,000	
			8,000	厚手/伸びにくい生地
なし	なし	Pa/Pu	6,000	
			6,000	厚手/伸びにくい生地
			13,500	平編み

http://www.toray-medical.com/　URL：https://www.toray-medical.com/

長さの種類	シリコン トップバンド	素　材	希望小売価格 （円，税抜）	その他の特徴
なし	なし	Ny/Pu/Pe	7,500	

（マイクロモダール®）

⑭メディ・ジャパン株式会社　〒103-0026　東京都中央区日本橋兜町5-1　兜町第一平和ビル3階

	種　類	圧迫圧(mmHg)	商品名	サイズ	色	伸縮性	編み方
治療用	スリーブ	18～21	メディハーモニー	SS～4L	キャメル, ブラック, メディベージュ	2方向	丸編み
			メディエスプリ	3S～LL	キャメル		平編み
			マキシス スリーブ	SS～LL	サンド		丸編み
		23～32	メディハーモニー	SS～4L	キャメル, ブラック, メディベージュ		丸編み
			メディエスプリ	3S～LL	キャメル		平編み
			マキシス スリーブ	SS～LL	サンド		丸編み
	ミトン付きスリーブ	18～21	メディハーモニー	SS～4L	キャメル, ブラック, メディベージュ	2方向	丸編み
			メディエスプリ	3S～LL	キャメル		平編み
			マキシス スリーブ	SS～LL	サンド		丸編み
		23～32	メディハーモニー	SS～4L	キャメル, ブラック, メディベージュ		丸編み
			メディエスプリ	3S～LL	キャメル		平編み
			マキシス スリーブ	SS～LL	サンド		丸編み
	ミトン	18～21	メディハーモニー	SS～4L	キャメル, ブラック, メディベージュ	2方向	平編み
			マキシス スリーブ	SS～LL	サンド		丸編み
		23～32	メディハーモニー	SS～4L	キャメル, ブラック, メディベージュ		平編み
			マキシス スリーブ	SS～LL	サンド		丸編み
	グローブ	18～21	メディハーモニー	SS～4L	キャメル, ブラック, メディベージュ	2方向	平編み
			メディエスプリ	3S～LL	キャメル		平編み
		23～32	メディハーモニー	SS～4L	キャメル, ブラック, メディベージュ		平編み
			メディエスプリ	3S～LL	キャメル		平編み

素材：Ny（ナイロン）, Pu（ポリウレタン）, Pa（ポリアミド）, Pe（ポリエステル）, Np（ネオプレン）, Cot（綿）, Nr（天然ゴム）, Sy（シリコーン）, Mmdl

TEL：0120-813-788　E-mail：info@medi-japan.co.jp

長さの種類	シリコントップバンド	素　材	希望小売価格（円，税抜）	その他の特徴
スタンダード/ショート	あり/なし	Ny/Pu	8,000～11,000	肘周囲の楕円形加工は屈伸時に生じる負担を軽減します
ショート/ロング			15,000	平編みの既製品（オーダーメイド対応可）
エクストラショート/ショート	なし		5,500～6,500	マイクロファイバーを使用した柔らかい手触りの弾性スリーブ
スタンダード/ショート	あり/なし		8,400～11,400	肘周囲の楕円形加工は屈伸時に生じる負担を軽減します
ショート/ロング			15,000	平編みの既製品（オーダーメイド対応可）
エクストラショート/ショート	なし		5,800～6,800	マイクロファイバーを使用した柔らかい手触りの弾性スリーブ
スタンダード/ショート	あり/なし	Ny/Pu	12,800～15,500	肘周囲の楕円形加工は屈伸時に生じる負担を軽減します
ショート/ロング			20,000	平編みの既製品（オーダーメイド対応可）
エクストラショート/ショート	なし		7,500～8,500	マイクロファイバーを使用した柔らかい手触りの弾性スリーブ
スタンダード/ショート	あり/なし		13,200～16,000	肘周囲の楕円形加工は屈伸時に生じる負担を軽減します
ショート/ロング			20,000	平編みの既製品（オーダーメイド対応可）
エクストラショート/ショート	なし		7,800～8,800	マイクロファイバーを使用した柔らかい手触りの弾性スリーブ
－	なし	Ny/Pu	8,000	シームを薄く仕上げて着け心地を向上
－			5,300	マイクロファイバーを使用した柔らかい手触りのミトン
－			8,000	シームを薄く仕上げて着け心地を向上
－			5,600	マイクロファイバーを使用した柔らかい手触りのミトン
－	なし	Ny/Pu	16,000	シームを薄く仕上げて着け心地を向上
－			18,000	平編みの既製品（オーダーメイド対応可）
－			17,000	シームを薄く仕上げて着け心地を向上
－			18,000	平編みの既製品（オーダーメイド対応可）

（マイクロモダール®）

〈製品一覧３　補助具〉

企業名	種　類	商品名	規格	希望小売価格（円，税抜）	その他の特徴
①アルケア株式会社	ガーターベルト	アンシルク・ガーターベルト（写真1）	M，L	1,500	ストッキングのずり落ちを防ぎ，男性でも使用できるシンプルなデザイン。ウエストサイズや吊り具の長さは調整可能です
⑦株式会社メディックス	つま先なし用（装着用）	フットスリップ	―	1,500	ストッキング着用時に滑りやすくなる着用補助具です
⑨九州メディカルサービス株式会社	パンスト以外の装着用	ドッフン・ドナー（写真2）	―	12,500	介助者がいる場合にとくに有効
	パンスト以外の装着用	サイモン（写真3）	S，M，L	12,000	かがむことができにくい患者さまに有効
	つま先なし用（着用）	イージースライド（写真4）	S，M，L	3,800	つま先なし用
	腕（着用）	イージースライドアーム	M，L	3,800	スリーブの装着用
	脱用	イージーオフ（写真5）	S，M，L	3,900	ストッキングを脱ぐ際に使用
	つま先なし用（着脱用）	シムスライド	M，L	4,950	つま先なしストッキングの着脱両用
	つま先あり用（着用）	マグナイド（写真6）	M，L	5,950	つま先ありストッキングの装着用
	つま先あり用（着脱用）	マグナイドオンオフ（写真7）	M，L	6,950	つま先ありストッキングの着脱両用

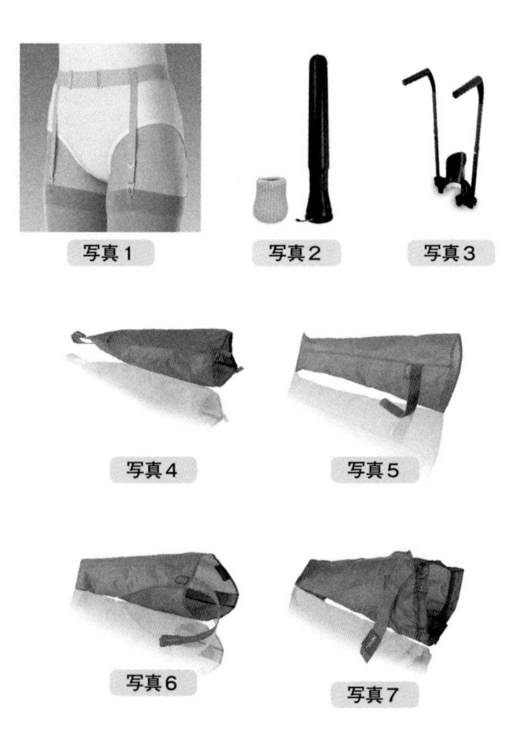
写真１　写真２　写真３

写真４　写真５

写真６　写真７

企業名	種　類	商品名	規格	希望小売価格（円，税抜）	その他の特徴
⑫テルモ株式会社	パンスト以外の装着用	ジョブストストッキングドナー（写真8）	—	3,000	
⑭メディ・ジャパン株式会社	メディバトラー（着用）	エクスポートロングハンドル（写真9）	治療用ストッキング（SS～L）	7,600	装着をサポートするスタンダードモデル
	メディバトラー（着用）	ビックバトラー	治療用ストッキング（LL～4L）	14,000	サイズの大きい方向け
	メディバトラー（着用）	ホスピタルバトラー（写真10）	予防・治療用ストッキング（サイズ調整可）	20,000	介助時の強力な味方
	メディバトラー（脱衣用）	バトラーオフ（写真11）	—	7,600	弾性ストッキング脱衣用
	メディバトラー（着脱用）	2in1（写真12）	—	5,000	履くも脱ぐもこれ1枚（弾性スリーブにも使用可能）
	補助手袋	テキスタイルグローブ（写真13）	S，M，L，LL	1,000	弾性ストッキング着脱時のグリップ力を強化します
	補助手袋	ラバーグローブ	S，M，L	1,000	弾性ストッキング着脱時のグリップ力を強化します
	ガーターベルト	ガーターベルト（写真14）	S，M，L	3,000～4,000	片脚用，両脚用から選べます

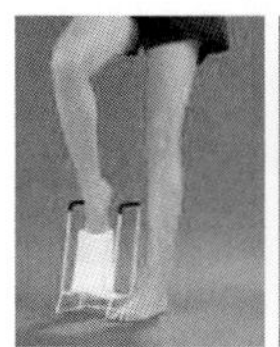
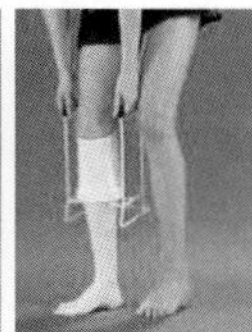

写真8

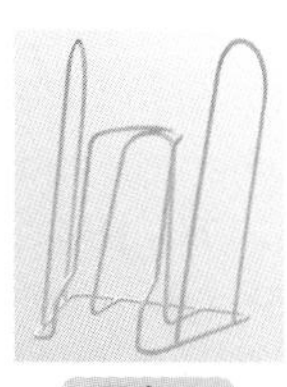
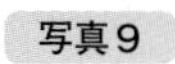

写真9

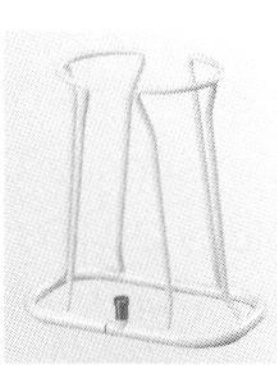

写真10

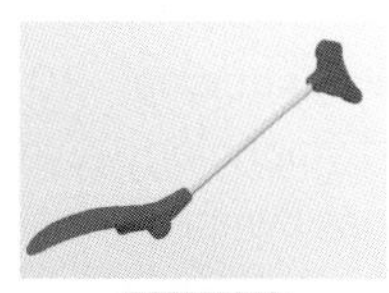

写真11

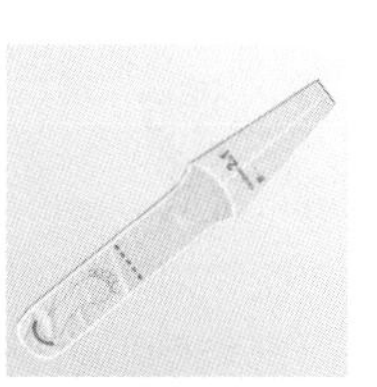

写真12

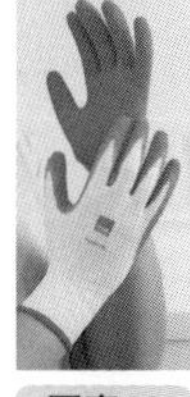

写真13

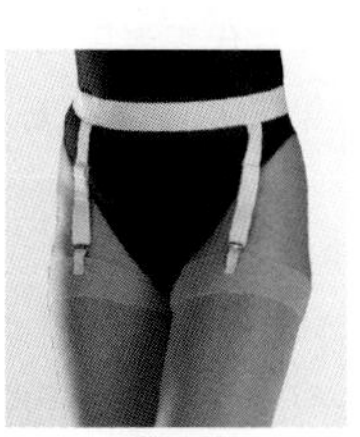

写真14

参考資料

参考図書

1）平井正文：データとケースレポートから見た圧迫療法の基礎と臨床，東京，2013，メディカルトリビューン
2）日本褥瘡学会編：ベストプラクティス　医療関連機器圧迫創傷の予防と管理，東京，2016，日本褥瘡学会
3）星野俊一，平井正文，松尾汎編：静脈疾患診療の実際，東京，1999，文光堂
4）岩井武尚，平井正文，折井正博編：最新テクニック 下肢静脈瘤の診療，東京，2008，中山書店
5）佐藤佳代子編：リンパ浮腫の治療とケア，第2版，東京，2010，医学書院
6）加藤逸夫，小川佳宏，佐藤佳代子編：浮腫疾患に対する圧迫療法；複合的理学療法による治療とケア，東京，2008，文光堂
7）小川佳宏：むくみで困ったときに読む本　1からわかるリンパ浮腫の予防とケア，東京，2009，保健同人社

ガイドラインおよび総説

1）日本循環器学会，2016-2017年度活動：肺血栓塞栓症および深部静脈血栓症の診断，治療，予防に関するガイドライン（2017年改訂版），2018
http://www.j-circ.or.jp/guideline/pdf/JCS2017_ito_h.pdf
2）肺血栓塞栓症/深部静脈血栓症（静脈血栓塞栓症）予防ガイドライン作成委員会：肺血栓塞栓症/深部静脈血栓症（静脈血栓塞栓症）予防ガイドライン，東京，2004，メディカルフロントインターナショナルリミテッド
3）日本リンパ浮腫学会編：リンパ浮腫診療ガイドライン2018年版，第3版，東京，2018，金原出版
4）International Society of Lymphology：The Diagnosis and Treatment of Peripheral Lymphedema：2016 Consensus Document of the International Society of Lymphology. Lymphology 2016；49：170-184
5）International Lymphoedema Framework：Best Practice for the Management of Lymphoedema, International consensus, London, 2006, MEP
6）「難治性血管腫・血管奇形・リンパ管腫・リンパ管腫症および関連疾患についての調査研究」班（研究代表者三村秀文）：血管腫・血管奇形・リンパ管奇形診療ガイドライン2017，第2版，平成26-28年度厚生労働科学研究費補助金難治性疾患等政策研究事業
https://www.marianna-u.ac.jp/va/guidline.html
7）Rabe E, Partsch H, Hafner J, et al：Indications for medical compression stockings in venous and lymphatic disorders：An evidence-based consensus statement. Phlebology 2018；33：163-184

8）Lim SC, Davies AH : Graduated compression stockings. CMAJ 2014 ; 186 : E391-398
https://doi.org/10.1503/cmaj.131281

ホームページ

1）日本静脈学会　弾性ストッキング・圧迫療法コンダクター養成委員会
https://js-phlebology.jp/wp/?page_id=455
（認定制度，講習会情報，圧迫療法の製品情報などが掲載されます）

2）日本静脈学会　災害対策委員会
https://js-phlebology.jp/?page_id=2029
（災害時のエコノミークラス症候群予防に関する情報や現地情報などが掲載されます）

3）International Compression Club
http://www.icc-compressionclub.com/
（国際的な圧迫療法の研究会です。参考になる文献，学術情報が得られます）

4）日本リンパ浮腫治療学会認定 リンパ浮腫療法士
http://jclt.jp/update_rule
（弾性ストッキング・コンダクター講習会は更新認定単位に認められています）

5）International Lymphoedema Framework
https://www.lympho.org/
（国際的なリンパ浮腫の機構です。参考になる文献，学術情報が得られます）

6）血管診療技師認定機構　資格更新制度
http://plaza.umin.ac.jp/cvt/updating.html#02
（弾性ストッキング・コンダクター講習会は更新認定単位に認められています）

欧文索引

和文索引

INDEX

ひ

ふ

へ

ほ

ま

み

む

も

や

ゆ

よ

ら

り

れ

ろ

わ

INDEX

新 弾性ストッキング・コンダクター〔第２版増補版〕
静脈疾患・リンパ浮腫における圧迫療法の基礎と臨床応用

定価（本体価格 3,200 円＋税）

2010年６月10日　第１版第１刷発行
2017年12月11日　第１版第10刷発行
2019年１月10日　第２版第１刷発行
2020年８月31日　第２版第２刷発行
2020年10月12日　第２版第３刷（増補版）発行
2021年５月20日　第２版第４刷（増補版）発行
2024年４月８日　第２版第５刷（増補版）発行

監　修　岩井 武尚
編　集　孟　真／佐久田　斉
発行者　長谷川　潤
発行所　株式会社 へるす出版
〒164-0001　東京都中野区中野 2-2-3
Tel.　03-3384-8035（販売）　03-3384-8155（編集）
振替 00180-7-175971
https://www.herusu-shuppan.co.jp/
印刷所　広研印刷株式会社

ISBN978-4-86719-008-1